基于感知 Hash 的医学体数据鲁棒水印技术

李京兵　黄梦醒　周又玲　著

科学出版社
北京

内 容 简 介

数字水印是近年来信息安全领域的热点问题，本书主要包括以下内容：数字水印概论、基础理论、基于感知 Hash 的医学体数据鲁棒水印算法、基于感知 Hash 的医学体数据多水印算法。

全书详细地介绍了医学图像抗几何攻击的多种水印算法的实现方式，可作为通信与信息类、计算机类、电子工程类及相关专业的本科生、研究生教材或教学参考书，也适合于从事信息安全及知识版权保护工作的学者、技术人员、管理人员及法律工作者阅读。同时，本书还可作为安全系统、文本检索、多媒体通信、图像处理和模式识别等领域科技人员的参考资料。

图书在版编目 (CIP) 数据

基于感知 Hash 的医学体数据鲁棒水印技术 / 李京兵，黄梦醒，周又玲著. —北京：科学出版社，2015.11

ISBN 978-7-03-046293-0

Ⅰ. ①基… Ⅱ. ①李… ②黄… ③周… Ⅲ. ①三维－医学影像－水印－鲁棒设计－研究 Ⅳ. ①R445 ②TP309.7

中国版本图书馆 CIP 数据核字 (2015) 第 268009 号

责任编辑：任 静 / 责任校对：郭瑞芝

责任印制：徐晓晨 / 封面设计：华路天然工作室

科学出版社 出版

北京东黄城根北街 16 号

邮政编码：100717

http://www.sciencep.com

北京教图印刷有限公司 印刷

科学出版社发行 各地新华书店经销

*

2016 年 1 月第 一 版 开本：720×1 000 1/16

2016 年 1 月第一次印刷 印张：10 1/4

字数：200 000

定价：58.00 元

(如有印装质量问题，我社负责调换)

前　言

伴随着数字化信息时代的来临，计算机网络和多媒体技术的迅猛发展，各大医院也开展了信息化建设。同时，医疗信息技术的逐步发展，使得影像存档和通信系统、电子病历和医院信息系统日益普及。医学数字成像技术广泛用于放射医疗、心血管成像，并且在眼科和牙科等其他医学领域得到越来越深入和广泛的应用，原始的胶片图像存储方法正慢慢被数字化医学图像取代。医学数字成像技术和互联网技术的迅速发展，为远程医疗、远程诊断、学术交流带来了便利，有效地解决了医疗资源分布不均的问题。在医疗信息可以更快、更高效地在公共网络上传递的同时，也面临着一些安全问题。数字水印技术为解决这种信息安全问题提供了有效的手段。数字水印技术将标志性数字信息嵌入医学图像中，其特有的鲁棒性和安全性保证了在经历信息交流过程的数据处理后，仍能完整可靠地提取水印标志，使得远程医疗诊断、远程手术所需的相关患者资料在互联网上传输时，可以有效地保护患者的隐私，避免患者的资料被篡改，从而起到鉴别内容真伪、保护版权等作用，在判断病情、手术设计、医患沟通和医学教学等方面具有很高的研究价值。

数字水印技术作为信息隐藏技术的一个重要分支，是目前信息安全领域的前沿课题，其研究涉及信息学、密码学、数学、计算机科学、模式识别等多种学科。数字水印技术自 1993 年提出以来，发展已有二十多年了，各种算法层出不穷，但目前数字水印仍然是一个未成熟的领域，还有许多难题没有解决，特别是在抗几何攻击、多水印等方面还有许多瓶颈问题没有解决。本书针对这些问题，特别是抗几何攻击的医学图像水印算法提出了自己的算法，并成功申请了八项国家发明专利，读者可在此基础上举一反三。

本书以三维医学体数据作为研究对象，根据图像处理理论，从感知 Hash 技术和水印技术的特性出发，通过统计、分析大量的实验数据，在变换域利用体数据的感知 Hash 值，实现了体数据的水印嵌入与提取，这些基于图像(体数据)特征的算法具有抗几何攻击能力，它们将三维变换、混沌置乱和感知 Hash 进行了有机结合。本书提出的水印算法在医学图像抗常规和几何攻击等方面，都有一定的突破，并据此成功申请了多项国家发明专利。这些算法均基于感知 Hash 和变换域。本书使用了感知 Hash、混沌置乱、Arnold 置乱和全局三维离散余弦变换(DCT)、离散傅里叶变换(DFT)、离散小波变换(DWT)以及它们的结合体——小波余弦变换(DWT-DCT)、小波傅里叶变换(DWT-DFT)。创造性的工作如下。

1. 提出了四种基于感知 Hash 的医学体数据鲁棒水印算法

本书共提出了四种基于感知 Hash 的医学体数据鲁棒水印算法，分别为基于三维 DCT 感知 Hash 的医学体数据鲁棒水印算法、基于三维 DFT 感知 Hash 的医学体数据鲁棒水印算法、基于三维 DWT-DCT 感知 Hash 的医学体数据鲁棒水印算法、基于三维 DWT-DFT 感知 Hash 的医学体数据鲁棒水印算法。这些算法都是首先对医学体数据进行全局三维变换，选取低频部分的系数，再进行三维逆变换，然后在逆变换后的系数中提取一个鲁棒的感知 Hash 值，并将水印序列与该感知 Hash 值相关联，利用感知 Hash 值的鲁棒性实现数字水印的抗几何和常规攻击。并且与以往的水印算法相比，这些算法嵌入和提取水印的速度快，并且没有嵌入容量的限制，故有较高的实用价值，为医学水印的研究提供了一条新的途径。

2. 提出了四种基于感知 Hash 的医学体数据多水印算法

提出了四种医学体数据多水印算法，分别为基于三维 DCT 感知 Hash 的医学体数据多水印算法、基于三维 DFT 感知 Hash 的医学体数据多水印算法、基于三维 DWT-DCT 感知 Hash 的医学体数据多水印算法、基于三维 DWT-DFT 感知 Hash 的医学体数据多水印算法。它们都是利用医学体数据感知 Hash 值的鲁棒性进行水印的嵌入与提取，该算法将三维变换、混沌置乱和感知 Hash 有机结合。实验证明这些算法都具有理想的抗几何和常规攻击能力。与常规的医学体数据水印算法相比，这些算法有较高的鲁棒性，并且多水印的嵌入不影响原始体数据的体素数据值，没有嵌入容量的限制，是一种零水印方案，从而较好地保护了三维医学体数据。

总之，本书突破了传统的医学水印嵌入思想，创造性地提出了利用医学图像的感知 Hash 值来进行水印的嵌入与提取。并将感知 Hash、第三方概念、Logistic Map、Tent Map、Arnold 置乱和零水印技术有机结合成一体，较好地解决了医学水印的抗几何攻击、安全性等难题。

本书作为国内第一部关于基于三维变换感知 Hash 的医学体数据数字水印技术的专著，提出了一些基于三维变换感知 Hash 的抗几何攻击的新算法，其内容不但涵盖了图像感知 Hash，还覆盖了更加可视化的三维体数据。这些算法将数字水印、感知 Hash、第三方概念和混沌置乱有机地结合在一起，有效地解决了医学图像水印发展所遇到的一些难题。

本书共 4 章。第 1 章介绍了数字水印的背景知识、发展历史和现状等，介绍了目前研究的医学图像水印算法的发展历史和现状，并概括了基于感知 Hash 的数字水印算法的发展情况；第 2 章介绍了数字水印算法所需要的基础理论；第 3 章内容为基于感知 Hash 的医学体数据鲁棒水印算法；第 4 章内容为基于感知 Hash 的医学体数据多水印算法。附录 A 为数字水印常用名词英汉对照；附录 B 为简写符号对照表；附录 C 为数字水印研究相关网址。

本书可以作为专业课程的指导书，也可作为课程设计和毕业设计指导书，同时还可以作为数字水印研发人员的入门参考书。

本书在编写过程中，参考了国内外出版的大量文献和网站资料(这些资料在本书中已尽量列出，若有遗漏深表歉意)，在此对本书所引用文献的作者深表感谢。

海南大学的李京兵主要负责全书的组织、统稿及第 4 章的撰写；海南大学的黄梦醒和周又玲主要撰写了第 2 章，并负责全书整理；海南软件职业技术学院的韩宝如撰写了第 1 章、第 3 章和附录。

此外海南大学的李雨佳、胡艳芳等参加了本书的编写和整理，特此感谢。

本书的出版得到了海南大学 211 办公室高水平专著出版专项资金、国家自然科学基金(项目编号：61263033)、海南省高等学校科学研究专项项目(Hnkyzx2014-2)、海南省国际科技合作重点项目(KJHZ2015-04，KJHZ2014-16)、海南省高等学校优秀中青年骨干教师基金(2014-129)的资助和海南省自然科学基金(项目编号：614241)的资助。

由于作者水平有限，书中难免出现各种不足之处，欢迎大家批评指正。作者联系方式为Jingbingli2008@hotmail.com。

目　　录

第 1 章 数字水印概述

1.1 背 景

伴随着全球科技日新月异的进步，人们已步入数字化信息时代，在人们的日常生活中，很多东西都已经具有了数字化的意义。特别是随着互联网的发展与普及，人类在互联网上可以自由地遨游，获取人们想要的东西。1996 年，全球互联网用户不到 4000 万，1998 年就达到了 1 亿，2000 年互联网用户超过 2 亿，到 2005 年全球在线的互联网的用户达到了 10 亿，截至 2011 年，全球互联网使用人数已突破 20 亿。与此同时，数字图像、音频、视频等数字媒体也快速发展，人们可以通过 Internet 发布自己的多媒体作品(包括图像、音频、视频、动画等)，传递重要信息。另外，通过互联网进行数字媒体的复制、下载、发布变得非常方便。这给人们的生活和工作提供了便利条件，提高了工作效率。但另一方面，互联网也为数字媒体的盗版提供了方便。一些人在没有获得数字媒体所有者授权的情况下，随意复制和传播有版权保护的数字媒体出版物，并从中牟取巨大的非法利益。例如，有些数字媒体还没有公开发行或刚发行，几乎同时人们在互联网上就可以免费下载、复制。这大大侵犯了数字媒体版权所有人和制作人的利益，抑制了该产业的蓬勃发展。此外，一些政府文件、银行账单和个人的信用资料在网上被恶意篡改，使得电子商务、电子政务不能顺利地推广应用。因此，在互联网时代，数字媒体的版权保护和认证问题变得日益重要，信息安全成为越来越重要的课题。为此，2006 年 3 月 27 日联合国大会通过决议，确定每年的 5 月 17 日为“世界信息社会日”。2006 年的“世界信息社会日”关注网络安全问题，呼吁“让全球网络更安全”。国际电信联盟秘书长赵厚麟指出，“让全球网络更安全”的内涵包括：提升社会各界对信息技术作为推动经济和社会发展的有力工具的认识，宣传误用信息技术可能造成的严重后果，同时建立相关的规章制度来抗击网络犯罪；提高年轻人和老年人的网络安全意识，推动他们积极参与本地区或跨地区的网络安全活动；采取适当的防范措施，防止滥用网络侵犯个人隐私。互联网是一把双刃剑，在给人们提供各种方便的同时，也存在着许多安全隐患，为数字媒体的盗版、侵权提供了方便。在世界各国政府日益重视知识产权的今天，如何在互联网上保护数字媒体的版权，已成为数字世界中一个非常紧迫的课题，并且它还关系到我国能否真正落实保护知识产权的国策，从而鼓励人们去科技创新，实时发明创造、建立创新型社会，获得更多的自主知识产权，以便在国际经济舞台上占有一席之地。

随着计算机技术的发展，基于传统密码学的版权保护技术日益暴露出存在的缺点和不足。首先，随着计算机硬件技术的提高，计算机处理能力不断提升，仅利用增加密钥长度来实现保密的可靠性并不高。更重要的是一旦传输的文件被非法拦截者破解，那么无论被复制、篡改，它将显得无能为力，这样它的安全性无法得到有效的保障；其次，人们在网上发布的图片、文本、音频和视频等数字多媒体信息，通常情况下，除了少数部分内容需要进行保密外，大多数内容都还是以正常的交流为目的，但如果仅为了版权保护，而将信息全部转换成大多数人看不懂的密文，则失去了信息传播和共享的意义；此外，一旦人们获得了密钥，那么就能轻易地破解其中的内容，此时加密的密文在人们面前就完全成为了明文，这样人们同样可以方便地复制和随意地传播，与版权保护的初衷相悖，显然这在现实应用中存在着一定的弊端。

作为信息隐藏学的一个重要分支，近年来发展起来的数字水印技术则为传统密码学技术存在的问题提供了一个有效的解决方案，因此数字水印也成为国际学术界研究的前沿热点。数字水印技术是利用信号处理的方法在多媒体数据中嵌入具有特殊意义的标识信息(也称为水印)，以此来达到版权保护的作用，通常情况下，这种嵌入了标识信息的宿主媒体数据在主观感觉上不会引起明显的质量下降，不易被察觉。人们只有使用专用的检测器才能检测并分析宿主媒体数据中是否存在着水印，并且水印应该具有一定的抗有意或无意攻击能力，也就是嵌入的水印既能满足不可见性，又能很好地达到稳健性的要求，正是由于数字水印具有这些优势，其在人们日常生活中的应用非常广泛，尤其是版权保护方面。虽然数字水印技术并不能完全阻止盗版发生，但它可以有效地对保护的媒体数据进行真伪鉴别，为非法复制导致的版权纠纷提供有效而强有力的证据，并以此为依据打击一些非法盗版者，起到了保护知识产权的重要作用。由此可见，数字水印技术有其非常积极的现实意义和广阔的应用前景。

1.1.1　数字水印技术

数字水印(digital watermarking)是一种有效的数字产品版权保护和数据安全维护技术[1-7]，是信息隐藏技术研究领域的一个重要分支。其在信息隐藏中的位置如图1.1所示[8]。

1. 信息隐藏技术

信息隐藏(information hiding)目前成为国际信息技术研究领域的一个新兴的研究方向[8]，信息隐藏技术是研究如何将某一信息隐藏于另一公开的信息中，然后通过公开信息的传输来传递隐藏的信息。由于含有隐藏信息的媒体发布是公开的，而

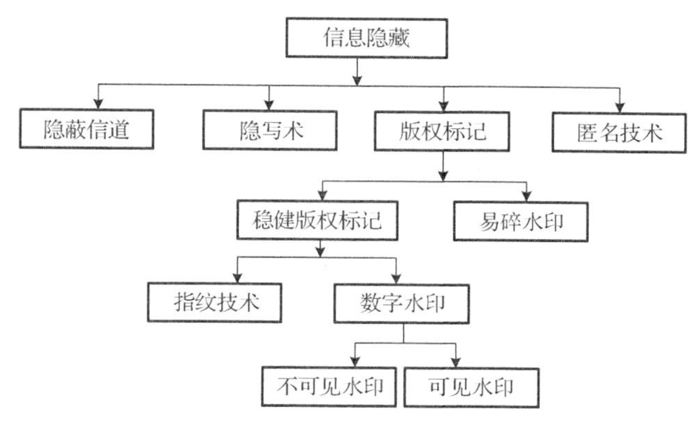

图 1.1　数字水印技术在信息隐藏中的位置

可能的检测者难以从公开的信息中判断隐藏信息是否存在，从而达到保证信息安全的目的。信息隐藏学作为隐蔽通信和知识产权保护等的主要手段正得到广泛的研究与应用。信息隐藏学和传统的密码技术并不完全一样，密码技术主要研究将机密信息(明文)进行特殊的编码，形成不可识别的密码形式(密文)进行传递；而信息隐藏主要研究如何将一个机密信息秘密隐藏于另一公开的信息中，然后通过公开信息的传输来传递机密信息。信息隐藏技术由于其具有的特点和优势，已成为当今多媒体信息安全技术的一大重要研究热点。

信息隐藏技术的一个重要应用是数字水印技术，关于该方面的应用本书将在后面章节中详细介绍，除此之外，还有以下应用。

(1)信息隐藏技术在军事上有重要用途。因为在现代战争中，信息战是不可避免的，那么在信息战中，若用常规的加密技术，密码的内容被加密成编码，形成一些不易识别的密文来进行传输，但这非常容易引起敌方的注意，敌人通过对信号的检测和定位，很快就会对发送装置进行攻击和破坏，但若通过信息隐藏技术，把重要信息隐藏在普通的图像等数字媒体中来发送，就不易引起对方的注意，从而使得发送装置免遭攻击。因此从国防安全的战略角度考虑，信息隐藏技术的研究意义重大。国家安全部门需要深入了解信息隐藏技术的原理，以便检测和跟踪那些对国家安全造成威胁的秘密信息的传递。

(2)互联网犯罪分子在进行网络犯罪时利用这一技术，通过频繁地改变身份和使用代理服务器，并在离线时抹去计算机中留下的踪迹，以防止计算机安全部门的追查。

(3)法律和相应部门需要深入了解信息隐藏技术的原理及其弱点，以便对妨碍国家和公共安全的秘密信息传递和其他行为进行检测和追踪。

信息隐藏主要工作原理如下：待隐藏的信息称为秘密信息，公开信息则称为载体信息(cover message)，而信息隐藏过程一般由密钥(key)来控制，通过嵌入算法将秘密信息隐藏到公开信息中，而隐蔽载体(隐藏有秘密信息的公开信息)则通过信道传递，最后检测器利用密钥从隐蔽载体中恢复/检测出秘密信息[8,9]，信息隐藏模型如图1.2所示。

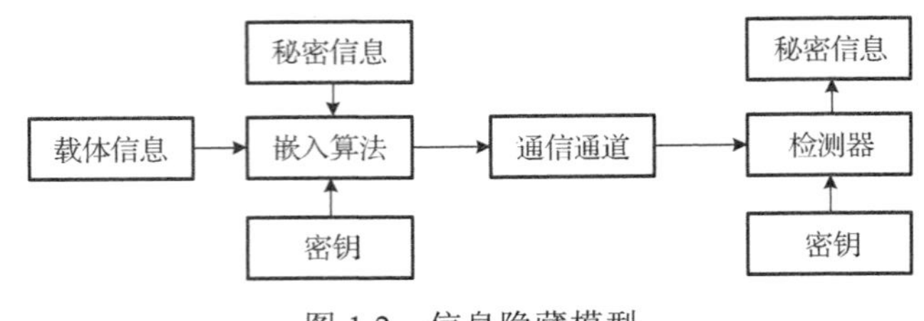

图1.2　信息隐藏模型

此外，需要注意的是，解决信息安全问题，不仅需要加密算法和安全协议等技术手段，而且需要第三方认证等其他保密措施，是一个系统工程。

2. 数字水印技术

数字水印技术是通过一定的算法将一些标志性信息直接嵌入多媒体内容当中，但不影响原内容的价值和使用，并且不能被人的感知系统觉察到，只有通过专用的检测器或阅读器才能提取。这些标志性的水印信息可以是作者的序列号、公司标志、特殊意义的文本等，用来识别文件、图像或音乐制品的来源、版本、原作者、拥有者、发行人、合法使用人对数字产品的拥有权，可作为鉴定、起诉非法侵权的证据。

与加密技术不同，数字水印技术并不能够阻止盗版活动的发生，但它可以判别对象是否受到保护，监视被保护数据的传播，进行真伪鉴别，解决版权纠纷，并为法庭提供证据。

用于版权保护的数字水印的两大主要特性是鲁棒性(稳健性)和不可见性。鲁棒性就是当水印图像受到一定程度的常规和几何攻击后，照样可以提取出相应的水印；不可见性，就是嵌入的水印用肉眼不易发现。

1.1.2　数字水印的历史

一般认为，数字水印起源于古老的水印技术。这里提到的“水印”技术是指传统水印，即印在传统载体上的水印，如纸币上的水印、邮票和股票上的水印等，将它们对着光照，可以看到其中隐藏的图像。这些传统的“水印”用来证明其内容的合法性。

早在1282年，纸水印便在意大利Fabriano镇出现，这些纸水印是通过在纸模中加细线模板制造出来的。纸在存在细线的区域会略微薄一些，更透明一些。到了18世纪，在欧洲和美国制造的产品中，纸水印已经变得相当实用了。水印被用作商标，记录纸张的生产日期，显示原始纸片的尺寸。大约也是这个时期，水印开始用于钱和其他文件的防伪措施。纸水印的存在既不影响美感，也不影响纸张的使用。中国是世界上最早发明造纸术的国家，也是最早使用纸币的国家。宋真宗在位时(公元998—1022年)，四川民间发明了“交子”。交子正面都有持票人的印记，有密码画押，票面金额在使用时填写，可以兑换，也可以流通。可以说，交子上的印文既包含水印技术也包含消隐技术。

伪造促进了水印技术的发展。英国人威廉·康格里夫发明了一种制造有色水印的技术，方法是在造纸过程中把经过染色的物质插入纸币中。由此制成的水印极难伪造，英格兰银行自身也因它们太难制造而拒绝使用这种水印。另一个英国人威廉·亨利·史密斯发明了一种更实用的技术取代了精细线模式。该模式用一种浅的浮雕雕刻制造早期水印，并把水印嵌入纸模中，由此产生的铸模表面的多变性创造出一种具有不用灰度阴影的漂亮水印，这就是今天20美元钞票的杰克逊总统面部上所使用的基本技术。

事实上，正是由于纸水印和消隐技术的特性才真正启发了在数字环境下水印的首次使用。数字水印作为一门技术加以研究可以追溯到1954年，当时Muzak公司的埃米利·希姆布鲁克(Emil Hembrooke)为带有水印的音乐作品填写了一份题为“声音和相似信号的辨别”的专利[10]。此发明被Muzak公司用到了1984年前后。1961年美国专利局这样描述了该项发明[11]，“此发明使得原创音乐的辨认成为可能，从而可以建立一套阻止盗版的方法”。直到20世纪90年代初期，数字水印才作为一个研究课题受到了足够的重视。

1993年，澳大利亚的Tirkel[12]所撰写的《Electronic water mark》一文首次使用了“water mark”这一术语。这一命名标志着数字水印技术作为一门正式研究学科诞生。后来二词合二为一就成为“watermark”，而现在一般都使用“digital watermarking”一词表示“数字水印”。本书后面出现的“水印”一般指的都是数字水印。

数字水印技术自1993年[13]被提出以来，由于其在信息安全和经济上的重要地位，发展较为迅速，世界各国的科研机构、大学和商业集团都积极地参与或投资支持此方面的研究。例如，美国财政部、美国洛斯阿拉莫斯国家实验室、欧洲电信联盟、德国国家信息技术研究中心、日本NTT信息与通信系统研究中心、美国麻省理工学院、美国南加利福尼亚大学、英国剑桥大学、瑞士洛桑联邦理工学院、微软公司、朗讯贝尔实验室等都在进行这方面的研究工作。IBM公司、日立公司、NEC公司、Pioneer公司和Sony公司五家公司还宣布联合研究基于信息隐藏的数字水印。美国的Digimarc公司于1995年率先推出了第一个商用数字水印软件，而后又以插件形式将该软件集成到Adobe公司的Photoshop 4.0以上版本和Corel Draw图像处理软件中，这是一个基于Internet的水印认证系统，网上注册后可以实时地告诉注册用户的版权保护的图像在哪些网站上。Alpha公司是专门从事计算机图形学、图像处理、计算机视觉等专业软件开发的企业，其开发的数字水印产品EIKONAmark较好地解决了多次图像水印问题，可以添加50个以上不同的水印。另外，2001年在瑞士成立的AlpVision公司，推出了Lavellt软件，能够在任何扫描的图片中隐藏若干字符，这些字符标记可以作为原始文件出处的证明和文档的保护与跟踪。MediaSec公司的SysCop用水印技术来保护多媒体内容，欲杜绝非法复制、传播和编辑。

国际学术界陆续发表了许多关于数字水印技术方面的文章。几个有影响的国际会议(如IEEE ICIP、IEEE ISCAS、ACM Multimedia等)和一些国际权威学术期刊也相继出版了数字水印的专辑。1996年5月，国际第一届信息隐藏学术研讨会(International Information Hiding Workshop，IHW)在英国剑桥大学牛顿数学科学研究所召开，至今该研讨会已举办了十一届。在1999年第三届信息隐藏国际学术研讨会上，数字水印成为主旋律，全部33篇文章中有18篇是关于数字水印的研究。1998年的国际图像处理大会(International Conference on Image Processing，ICIP)上，还开辟了两个关于数字水印的专题讨论。我国于1999年12月11日，由北京电子技术应用研究所组织，召开了第一届中国信息隐藏学术研讨会(China Information Hiding Workshop，CIHW)，至今已成功举办了九届，在很大程度上推进了国内水印技术的研究与发展。

另外，数字水印技术也引起了政府和其他一些机构的兴趣并得到了广泛的支持。欧洲的Tailsman计划在视频产品中加入水印，OCTALIS(Offer of Contents through Trusted Access Links)项目的目标是建立具有版权保护功能的机制，Certimark项目则专门研究水印技术。国际标准化组织也在数字水印领域表现了极大的兴趣，如JPEG2000和MPEG4都结合了水印技术。

随着国际间的信息与技术交流，国内的许多研究所和高校也投入到数字水印的研究中[14-18]，如中国科学院自动化研究所、哈尔滨工业大学、中山大学、北京交通大学、湖南大学、北京邮电大学等。虽然国内在这一领域的研究起步稍晚一些，但与国际领先机构的水平相差甚微。

2001年1月，由国家863计划智能计算机专家组织召开了“数字水印技术研讨会”，来自国家自然科学基金委员会、国家信息安全测评认证中心、中国科学院自动化研究所模式识别国家重点实验室、中科院计算所CAD开发实验室、北京大学、浙江大学、上海交通大学、国防科学技术大学、复旦大学等多家科研机构的专家学者和研究人员参加了这次会议，这充分反映了我国对这一领域研究的高度重视[9]。2010年9月1日在成都召开了第九届全国信息隐藏研讨会(CIHW2010)，这些学术会议的召开很大程度地推进了国内水印技术的研究与发展。另外国家对信息安全产业的健康发展也非常重视，在《2006年国家自然科学基金项目指南》中，将“数字媒体内容安全关键技术及评测方法的研究”，特别是“抗几何攻击的安全数字图像/

音频/视频水印、几何造型数字水印”，作为重点支持方向之一。在《2007 年国家自然科学基金项目指南》中，把“文本信息隐藏”的研究作为重点支持方向之一。国家 863 计划、973 计划、国家自然科学基金项目等都对数字水印的研究有项目资金支持[19,20]。

现在，国内也已出现了一些生产水印产品的公司和产品，2005 年 7 月 27 日由华旗研究院研制的爱国者数字水印数码相机，可以在相机拍出的照片存储到存储卡之前嵌入水印信息，这样充分地保护了最初捕获到的图像内容。

虽然数字水印在国内的应用还处于初级阶段，但水印公司的创办使得数字水印技术在国内不仅仅只停留在理论研究的层面上，而是从此走上了实用化和商业化的道路，这样更能推动国内水印技术的蓬勃发展，为国内的信息安全产业提供有效、安全的保障。

1.1.3　数字水印的工作原理

数字水印是近年来出现的数字产品版权保护技术。可以标识作者、所有者、发行者、使用者等，并携带有版权保护信息和认证信息，目的是鉴别出非法复制和盗用的数字产品，作为密码学的加密或置乱技术的补充，保护数字产品的合法复制和传播。

数字水印的工作过程主要由水印的嵌入、提取和检测三部分组成(以下图 1.3 原理图中，媒体以图像为例)。

1. 数字水印的嵌入

通过嵌入水印算法，在密钥(K)控制下，将水印信息嵌入要保护的原始图像中，生成水印图像。数字水印嵌入原理如图 1.3 所示。

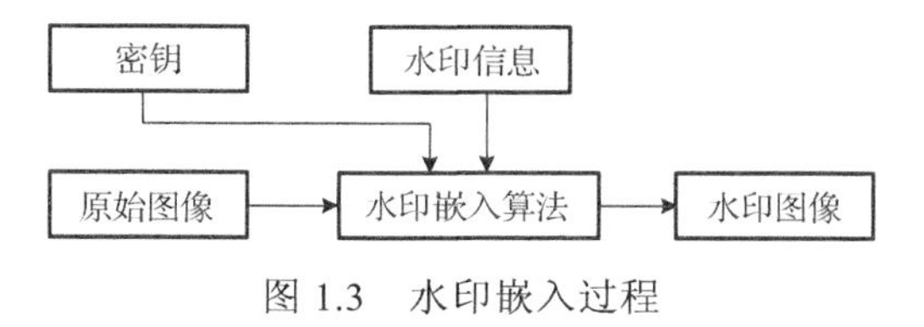

图 1.3　水印嵌入过程

水印嵌入的具体过程就是把水印信号 $W=\{w(k)\}$ 嵌入原始图像 $F=\{x_0(k)\}$ 中，生成含有水印的图像 $X^W=\{x^w(k)\}$。

最常用的嵌入公式如下。

加法准则为

$$x^w(k)=x_0(k)+\alpha x(k) \tag{1.1}$$

乘法准则为

$$x^{w}(k)=x_{0}(k)(1+\alpha x(k)) \tag{1.2}$$

式中，α 是嵌入强度。在图像数字水印中，F 可以是像素值(空间域)，也可以是变换域的系数值(变换域)；数字水印研究之初，水印一般直接加在空间域，但其鲁棒性较差，因此现在水印常常嵌在变换域中，如离散小波变换(Discrete Wavelet Transform，DWT)、离散余弦变换(Discrete Cosine Transform，DCT)和离散傅里叶变换(Discrete Fourier Transform，DFT)的变换系数上，水印算法有较好的鲁棒性。

2. 数字水印的提取

水印的提取过程如图 1.4 所示。

虚线方框表示原始图像在提取水印时不是必需的，根据不同的算法有所取舍，不需要原始图像的提取方法为盲水印法，有较大的实用价值。

3. 数字水印的检测

由于水印图像(隐藏对象)可能受到常规或几何攻击，提取出来的水印信息也会发生一些变化，所以要通过计算嵌入水印与提取出的水印相关度，根据其值的大小来判断待测图像中是否含有水印，水印检测过程如图 1.5 所示。

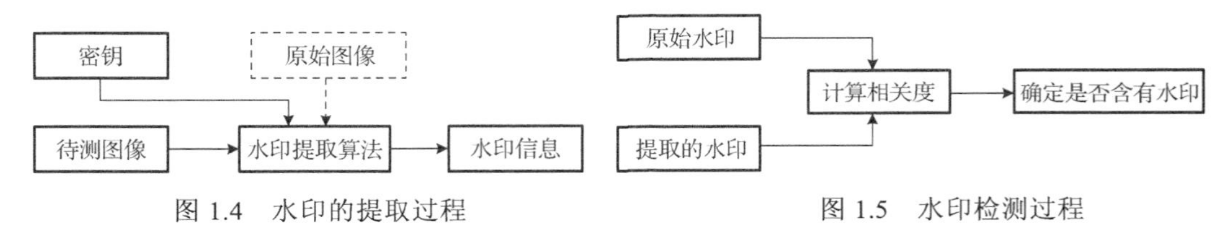

图 1.4　水印的提取过程　　图 1.5　水印检测过程

1.2　数字水印的分类

1. 按数字水印的隐藏位置分类

根据数字水印嵌入的隐藏位置[21,22]，数字水印技术主要分为四类：空间域数字水印、变换域数字水印、分形数字水印和文件结构的冗余部分。

1) 空间域数字水印

空(时)间域数字水印技术通过改变空(时)间域的某些像素的灰度值达到隐藏水印的目的。早期学者通过修改像素的最不重要位(Least Significant Bit，LSB)来嵌入水印信息[23,24]。后来陆续地提出了基于统计、序列扩展等空间域水印方案。空间域方法方便、快速，但安全性不高。

2) 变换域数字水印

变换域数字水印技术通过修改变换域系数来隐藏水印，是目前研究最多的一类水印。变换域数字水印又可分为基于DCT、DFT、DWT三种。

3) 分形数字水印

Puate等[25]首先提出基于图像分形压缩的分形水印。图像分形水印是研究图像分形压缩和编码的基础，通过对图像的旋转、缩放、扭曲和反演等变成另一幅自相似图像。

4) 文件结构的冗余部分

这种方式建立在对数据格式和信道的分析上，如网络模型[26]、PDF或Word格式的文件实际上有很多空闲的保留字节，替代这些空闲字节就可方便地嵌入水印。

2. 按数字水印提取过程分类

根据水印提取时是否需要原始载体[8]，水印技术可以是非盲(non-blind)、半盲(semi-blind)和盲(blind)的。非盲水印在提取时需要原始载体和原始水印的参与；半盲水印不需要原始载体，但需要原始水印；而盲水印既不需要原始载体也不需要原始水印。一般来说，非盲水印的鲁棒性要好一点，实现过程比较简单，但从实用的角度来看，盲水印更符合人们的要求，因为水印的提取过程不需要原始图像的参与，但实现过程比较困难。

3. 按数字水印的鲁棒性分类

按照鲁棒性来分，可分为脆弱水印[27-32]、半脆弱水印[33-36]和鲁棒性水印[37-52]。鲁棒性水印是指对含水印的载体进行信号处理(如压缩、剪切、加噪、滤波等)后仍能从载体中提取出水印。脆弱水印主要用于完整性认证，与鲁棒性水印的要求相反，脆弱水印必须对信号的篡改很敏感，人们根据脆弱水印的状态就可以判断数据是否被篡改过。还有一种水印介于二者之间，称为半脆弱水印，对一些操作鲁棒，但对重要数据特征的修改操作是脆弱的。有些水印系统将鲁棒性水印和脆弱水印结合起来，可以对经过恶劣信道或被恶意处理的信息进行恢复[53]。

4. 按数字水印的嵌入方式分类

根据数字水印提取后是否可以完全恢复原始图像，数字水印技术可以分为不可逆水印(irreversible watermark)和可逆水印(reversible watermark)。其中，可逆水印又称为无损水印(lossless watermark)。可逆水印技术是数字水印领域近年来快速兴起的研究方向之一，是当今水印研究的热点。

5. 按数字水印检测方法分类

按数字水印的检测方法可划分为对称和非对称数字水印。对称数字水印方案在加载数字水印和检测数字水印过程中采用同一密钥，因此，需要在发送和接收双方中间有一个安全通信通道以确保密钥的安全传送。而非对称数字水印则在数字水印的加载和检测过程中采用不同的密钥，由所有者用一个只有其本人知道的密钥加载数字水印，加载了数字水印的通信可由任何知道公开密钥的人来进行检测，也就是说任何人都可以进行数字水印的提取或检测，但只有其所有者可以插入或加载数字水印。

6. 按数字水印载体的种类分类

按照载体来分，数字水印可以分为图像水印、视频水印[54]、音频水印[55-57]和文档水印以及用于三维网格模型的网格水印[58,59]等。作为水印载体的图像可以是灰度图像、彩色图像[60,61]、二值图像[62]、半色调(half-tone)图像[63]、调色板(palette)图像[64]以及医学图像等。

7. 按数字水印的表现形式分类

从数字水印的表现形式可分为可见水印[65,66]和不可见水印。可见水印一般指以某种方式直接插入或覆盖在宿主数据中的标识，这种标识在不影响宿主数据使用的前提下为视觉可见。而不可见水印则是指在一般条件下无法感知水印的存在，并能将其还原出来。

8. 按数字水印的用途分类

不同的应用需求造就了不同的水印技术。按水印的用途[67]，可以将数字水印划分为票据防伪水印、版权保护水印、篡改提示水印和隐藏标识水印。其中版权保护水印是目前研究最多的一类水印，数字作品既是商品又是知识作品，这种双重性决定了版权保护水印主要强调隐蔽性和鲁棒性，而对数据量的要求相对较小；票据防伪水印主要用于打印票据和电子票据的防伪；篡改提示水印是一种脆弱水印，其目的是标识原文件信号的完整性和真实性；隐藏标识水印的目的是将保密信息隐藏起来，限制非法用户对保密信息进行使用。常见的医学图像的保护多属于隐藏标识水印。

9. 按实现方法分类

由于水印的嵌入必须通过修改原始图像数据来实现，所以修改方法的选择十分重要。常用的修改方法[22]可以分为叠加和量化两类。叠加方法是在原始数据上叠加具有扩频特性的伪随机序列，检测时用伪随机序利与待检数据进行相关，恢复出水印信息[68,69]。这种方法在 1 比特水印方案中用得较多，将这种方法重复使用可以隐藏多比特信息[70]。量化方法则是根据水印信息选择量化器对原始数据进行有规律的局部调整，达到隐藏信息的目的[71]。扰动调制也是量化水印的一种[72]。另有少量水印方案采用了一些其他调整方法嵌入水印[73-76]。可逆水印中常用的修改方法可以分为叠加和量化[77-79]两类。

10. 按数字水印的来源分类

从数字水印的来源划分，可分为独立于图像的水印和图像自适应的水印。独立于图像的水印可以是随机产生的也可以是事先给定的，而图像自适应的水印是利用原始图像的特性生成的水印。

11. 按数字水印的内容分类

按内容划分，可以将水印划分为有意义水印和无意义水印两种。有意义水印是指水印本身也是某个数字图像(如商标)或数字音频片段的编码；无意义水印只对应于一个序列号。有意义水印如果由于受到攻击或其他原因致使解码后的水印破损，人们仍然可以通过视觉观察确认是否有水印。但对于无意义水印来说，如果解码后的水印序列有若干码元错误，则只能通过统计决策来确定信号中是否含有水印。

1.3　数字水印的用途

虽然数字水印 20 世纪 90 年代才推出，但由于互联网和多媒体的迅猛发展，数字水印技术有很广阔的应用前景[8-10,80-83]。

1. 版权保护

由数字媒体的所有者产生一个水印，然后将它嵌入原始媒体中，若发生版权争执，从图像中可以提取出版权拥有者的水印信息，就可以利用该水印信息判决所有权问题。目前大部分研究的就是这种水印，但这类水印要求有较好的鲁棒性。

目前用于版权保护的数字水印[83-85]技术已经进入实用化阶段，IBM 公司在其“数字图书馆”软件中就提供了数字水印功能，Adobe 公司也在其著名的 Photoshop 软件中集成了 Digimarc 公司的数字水印插件。

2. 盗版跟踪

为了防止非授权的复制制作和发行，出品人可在每个合法复制中加入不同的 ID

或序列号，即数字指纹(fingerprinting)。一旦发现非授权的复制，就可根据此复制所恢复出来的指纹来确定它的来源。对这种应用领域来说，水印不仅需要很强的鲁棒性，而且还要能抵抗共谋攻击。

例如，DivX 公司所制造的 DVD 播放器中专门设计有水印嵌入线路，以此来跟踪 DVD 的播放，打击盗版。又如，英国 Signum 公司开发的水印产品 SureSign 允许用户嵌入权利人身份和作品身份两种水印信息。

3. 复制保护

这是一种复制保护机制，常用于多媒体发行体系中[8]。例如，没有得到授权的用户不能复制带有“禁止复制”的数字媒体，DVD 播放器不能播放带有“禁止复制”水印的数据[86,87]。

4. 图像认证

在鉴定应用中，使用水印的目标是对数据的修改[89-91]进行检测。通常使用易碎水印(fragile watermark)来实现图像认证。与其他水印相比，认证水印对鲁棒性的要求比较低。

5. 票据防伪

为了在需要时能够追踪伪造票据的打印机，可以在每一个打印机输出的图像中嵌入能够标识打印机的序列号，作为伪造追踪的线索。

6. 标题与注释

将数字作品的标题、注释或限制等以水印形式嵌入作品中，可以对该作品进行辅助说明，而且这种隐式注释不需要额外带宽，且不易丢失。例如，Digimarc 公司的水印插件能在图中标明“成人内容”，以备必要时控制浏览。

7. 篡改提示

在法庭作证、医学、保险、文凭等方面，常常要求确定资料是否被改变，这也属于一种脆弱水印。

8. 隐蔽通信及其对抗

数字水印所依赖的信息隐藏技术提供的非密码安全途径，可以实现网络情报战的革命。网络情报战是信息战的重要组成部分，其核心内容是利用公用网络进行保密数据传送。由于经过加密的文件往往是混乱无序的，容易引起攻击者的注意。数字水印技术利用数字化声像信号相对于人的视觉、听觉冗余，可以进行各种信息隐藏，从而实现隐蔽通信。

1.4 数字水印系统的性能指标

数字水印系统必须满足一些特定的条件才能使其在数字产品版权保护和完整性鉴定方面成为值得信赖的应用体系。衡量一个安全可靠的数字水印系统的好坏，常用如下几个性能指标[8]。

1. 鲁棒性

鲁棒性(robustness)，也称为稳健性，是指在经历多种有意或者无意的信号处理过程后产生一定失真的情况下，仍能够保持数字水印的完整性且仍能够被准确地识别。一般来说，水印应该有如下的鲁棒性：一是水印对常规攻击的鲁棒性(包括滤波、噪声干扰、有损压缩编码等图像处理)；二是水印对几何攻击的鲁棒性(几何攻击包括旋转、缩放、偏移、剪切、非线性局部几何攻击)。一个水印系统的鲁棒性的好坏，就是指它抵抗水印攻击的能力有多强，能否抵抗各种有意或者无意的攻击。应该指出，一个水印系统不可能经受住任意攻击，其抗攻击能力应视实际应用需要而定。目前难以处理的是系统的抗几何攻击能力。在实际应用中水印的鲁棒性由两部分组成：在整体数据出现失真后，其内嵌数字水印仍能够存在；在数据失真后，水印提取算法仍能够检测出水印，并且被正确识别。

2. 不可见性

水印的不可见性(invisibility)，也就是水印的不可感知性，又称为透明性、隐蔽性。即对于一个不可见水印处理系统，水印嵌入算法不应产生可感知的数据修改，也就是水印在通常的视觉条件下应该是不可见的，水印的存在不会影响作品的视觉效果。

3. 数据容量

数据容量(data capacity)是指在一定保真度下，在单位时间内或一个作品中能嵌入水印的比特数。嵌入的水印信息必须足以表示多媒体内容的创建者或所有者的标志信息，或购买者的序列号。这样，在发生版权纠纷时，创建者或所有者的信息用于标识数据的版权所有者，而序列号用于标识违反协议而为盗版提供多媒体数据的用户。

4. 确定性

水印所携带的信息能够被唯一确定地鉴别。即使遭到了一定的破坏，水印仍然能唯一确定地被鉴别。这里的要求比稳健性更强；在有意或无意的，对使用者来说可以接受的破坏下，水印不但应继续存在，并且对它的鉴别不应该出现歧义。

5. 可检测性

对于易损水印系统或者半易损水印系统，要求水印的检测必须是盲检测，即水印的检测不需要原始图像，否则其实际应用会有很大的局限性。

6. 无损性

水印的嵌入不应当损失载体的原有信息。

7. 易恢复性

易恢复性是指只要拥有正确的水印算法和密钥，就能很容易地从载体作品中提取水印信息，而不必耗费大量时间进行水印鉴定。

8. 安全性

安全性指水印算法抵抗恶意攻击的能力，即必须能够抵抗一定程度的人为攻击，而使水印信息不会被删除、破坏或窃取。即使在水印算法或相关知识公开的情况下，也应该保证非授权用户无法检测或破坏水印。

以上这些特征中，鲁棒水印应该具有的最基本的特征是不可见性和鲁棒性。在数字水印技术中，水印的数据量和鲁棒性构成了一对基本矛盾。理想的水印算法应该既能隐藏大量数据，又可以抵抗各种信道噪声和信号变形。然而在实际中这两个指标往往不能同时实现，但是实际应用一般只偏重其中的一个方面。如果是为了隐藏通信，数据量显然是最重要的，由于通信方式极其隐蔽，遭遇敌方篡改攻击的可能性很小，所以对鲁棒性要求不高。但对保证数据安全来说，情况恰恰相反，各种保密的数据随时面临着被盗取和篡改的危险，所以鲁棒性是十分重要的，此时，隐藏数据量的要求居于次要地位。本书提出的算法既达到了视觉的不可见性，又具有很强的鲁棒性。

1.5 数字水印的攻击类型

面向版权保护的鲁棒水印技术是一个具有相当难度的研究领域，到目前为止，还没有一个算法能够真正经得住攻击者的任意进攻。在 Internet 上已经可以得到能够有效攻击某些商用水印系统的软件，如 StirMark。按照对数字水印进行攻击的方式不同，给出以下几种典型的数字水印攻击类型[8]。

1. 常规攻击(common attacks)

这种攻击一般是常用的图像处理操作，如加噪，模/数、数/模转换，重采样，重量化或某种信号(图像的亮度、对比度)的增强等，其破坏大多是全局性的。这种攻击可使水印从图像中消除或者基本消除，从而无法检测到水印，由于该攻击方法最简单、直接，有些文献也称其为简单攻击。

2. 几何攻击(geometric attacks)

几何攻击是指水印图像经历如旋转、缩放、裁剪和平移等几何操作，几何攻击是最为严厉和最难解决的水印攻击方法。它通过轻微的几何变换就可以改变像素灰度值与其坐标之间的对应关系，从而可以严重地破坏图像数据的同步性。同时也极大地影响了图像数据的质量和可靠性，造成了可怕的数据畸变，水印的可检测性大幅度降低。几何攻击的实施非常方便，简单的几何攻击往往就能造成水印的丢失，甚至图像的损坏，对很多水印算法构成了难以估量的威胁，极大地影响着水印技术的有效性，抗几何攻击是目前国际数字图像水印技术研究的重点和难点问题。

3. 多重水印攻击(multiple watermarks attacks)

该攻击是在加有水印的图像中，简单地加入另外一个水印。第二个水印，可以通过覆盖的方法，消除第一个水印。有些专业的水印软件[8,9]已经考虑到这种情况。例如，Adobe Photoshop 中的 PictureMarc 嵌入器，该水印软件由 Digimarc 公司研制，它可以实现在一幅图上拒绝嵌入第二个水印的功能。但可以通过破坏第一个水印的方法，来嵌入第二个水印。

4. 共谋攻击(collusion attack)

共谋攻击是采用几个不同水印的相同载体数据复制进行的攻击。例如，采用统计平均的方法可以产生一个检测不出水印的图像。

5. 密码学攻击

密码学攻击的目的是破坏水印算法中的安全方法，进而找到移去嵌入水印信息或嵌入误导水印的方法。一种技术是类似密码学中解密时使用的穷举法，对嵌入的秘密信息进行强力搜索；另一种技术是 Oracle 攻击，这是一种用于破坏嵌入水印的攻击方法。一般认为这种攻击方法具有非常大的算法复杂性，因为这种攻击方法是利用各种水印检测器来做实验，推出其工作原理，然后对水印进行破坏。

6. 协议攻击

协议攻击的主要目的是使水印在认证过程中无法判定真伪。其中一种类型是 Craver 等提出的解释攻击。其基本思路是目前许多水印算法存在一个缺陷，就是若在一个数字媒体中嵌入多个水印，便无法判别水印嵌入的先后。在法庭上，双方所提出的证据是地位对等的，法庭无法进行正确的裁判。抵御解释攻击的常用方法有两种：一种是采用数字时间戳(Digital Time Stamps，DTS)；另一种就是采用不可逆水印的方法。

1.6 数字水印算法的性能评价

对水印算法的评估主要包括两个方面：水印的鲁棒性和水印的不可见性。一般来说，水印的鲁棒性和不可见性是相互矛盾的，需要对两者直接进行折中。为了能够合理地评估哪种水印算法更好，必须保证水印系统是在可比较的条件下进行测试的，应该在给定视觉可见性的前提下测试。首先介绍影响水印鲁棒性的常见因素。

1. 影响水印鲁棒性的因素[8]

1) 水印嵌入的强度

水印嵌入的强度和水印可见性之间存在着一个折中，增加鲁棒性就要增加水印嵌入强度，相应地也会增加水印的可见性。

2) 嵌入的信息量

这是一个重要的参数，因为它直接影响水印的鲁棒性。对同一个水印方法而言，能嵌入的信息越多，则水印的鲁棒性越强。需要嵌入的信息量依赖于各种不同的应用场合。如果为了增强提取水印信息的准确性而使用纠错编码等技术，则嵌入的比特数还需要增加。

3) 原始图像的大小和特性

图像的尺寸对嵌入的鲁棒性有直接影响。尽管非常小的含有水印的图片没有多少商业价值，但一个实用的水印软件程序应该能够从此图片中恢复出水印，除了图像的尺寸外，图像的特性也对水印的鲁棒性产生重要的影响。

4) 密钥

尽管密钥的数量不直接影响水印的可见性和鲁棒性，但它对系统的安全性起了重要的作用。水印算法中，密钥空间(密钥允许取值的范围)必须足够大，以使穷举攻击法失效，这也要求一种水印算法能嵌入较大的水印容量。

2. 算法性能主要体现的几个方面[92]

1) 数据容量/失真比率

水印嵌入过程都会引起载体的改变，把这种含水印载体和原始载体的差异称为失真。人们总希望一个水印嵌入算法在满足一定失真要求的情况下，能具有尽可能大的数据容量。(数据容量/失真)比率更成为衡量水印性能好坏的一个主要标准，也成为近几年来可逆水印算法研究的一个重点。

严格地说，数据容量指可以通过具体某一个可逆水印算法嵌入宿主媒体中并能够完整提取的水印数据量的大小，通常用每样本嵌入比特数(Bits Per Sample，BPS)表示，对于图像而言，就是每像素嵌入比特数(Bits Per Pixel，BPP)。而失真的计算则采用以欧氏距离为基础的均方误差(Mean Square Error，MSE)，或直接采用以 MSE 为基础的峰值信噪比(Peak Signal Noise Ratio，PSNR)。

按水印算法的一般要求，PSNR 和数据容量(capacity)都越大越好。在后面的仿真实验中，经常使用 PSNR 表示一个算法的失真比率。

2)算法复杂度

算法复杂度主要包含两个方面：其一是算法的时间复杂度，表示水印嵌入和提取恢复过程所需时间长度；其二是算法的空间复杂度，表示水印嵌入和提取过程所需占用的额外存储空间。好的算法时间复杂度低，所利用的额外信息较少甚至不需要占用额外存储空间。

3)算法安全性

算法安全性主要是指可逆水印算法对附加信息的精准的同步要求和存储的位置问题，以及水印嵌入算法的不可检出性(undetectability)，主要涉及隐写性的要求。

3. 水印图像视觉质量的定量描述

图像的视觉质量在评估水印算法的优劣时十分重要。普通像素的失真量度量法是常用的图像质量定量法之一。

基于像素的失真量度量方法，它得到的结果不依赖于主观评估，容许在不同的方法之间进行公平的比较。大部分的视觉处理信息中的失真量度量或质量度量方法都属于差分失真度量(difference distortion metric)。表 1.1 第一部分列出了通用的差分失真度量。它建立在原始的图像与失真图像的差值的基础上。表 1.1 的第二部分是原始图像与失真图像的相关性度量方法。

表 1.1　常用的基于像素的差分失真度量方法

差分失真度量	
最大值	$\mathrm{MD}=\max\limits_{m,n}\left\|I_{m,n}-I'_{m,n}\right\|$
平均绝对差	$\mathrm{AD}=\frac{1}{MN}\left\|I_{m,n}-I'_{m,n}\right\|$
平均绝对差范数	$\mathrm{NAD}=\sum\limits_{m,n}\left\|I_{m,n}-I'_{m,n}\right\|\Big/\sum\limits_{m,n}\left\|I_{m,n}\right\|$
均方误差	$\mathrm{MSE}=\frac{1}{MN}\sum\limits_{m,n}(I_{m,n}-I'_{m,n})^2$

续表

差分失真度量	
归一化均方误差	$\mathrm{NMSE}=\sum_{m,n}(I_{m,n}-I'_{m,n})^2\Big/\sum_{m,n}I_{m,n}^2$
L^p – 范围	$L^p=\left(\frac{1}{MN}\sum_{m,n}\lvert I_{m,n}-I\rvert\right)$
拉普拉斯均方误差	$\mathrm{LMSE}=\sum_{m,n}(\nabla^2 I_{m,n}-\nabla^2 I'_{m,n})^2\Big/\sum_{m,n}(\nabla^2 I_{m,n})^2$ 其中$\nabla^2 I_{m,n}=I_{m+1,n}+I_{m-1,n}+I_{m,n+1}+I_{m,n-1}-4I_{m,n}$
信噪比	$\mathrm{SNR}=\sum_{m,n}I_{m,n}^2\Big/\sum_{m,n}(I_{m,n}-I'_{m,n})^2$
峰值信噪比	$\mathrm{PSNR}=MN\max_{m,n}I_{m,n}^2\Big/\sum_{m,n}(I_{m,n}-I'_{m,n})$
图像保真度	$\mathrm{IF}=1-\sum_{m,n}(I_{m,n}-I'_{m,n})^2\Big/\sum_{m,n}I_{m,n}^2$
相关失真度量	
归一化相关系数	$\mathrm{NC}=\sum_{m,n}I_{m,n}I'_{m,n}\Big/\sum_{m,n}I_{m,n}^2$
相关质量	$\mathrm{CQ}=\sum_{m,n}I_{m,n}I'_{m,n}\Big/\sum_{m,n}I_{m,n}$

注：$I_{m,n}$代表原始图像中坐标为(m,n)的像素点，$I'_{m,n}$代表嵌入水印图像中坐标为(m,n)的像素点，表1.1中的定义，不仅可以用于图像、视频处理中，还可以用在音频等其他数据处理中；在图像处理中使用最多的失真量度量指标是信噪比(Signal to Noise Ratio，SNR)或PSNR，它们的单位是dB；在进行数字水印的检测过程时，使用较多的是归一化相关系数(Normalized Correlation，NC)

1.7　医学图像数字水印算法

随着远程医疗的日益普及，医学图像在互联网上的传输也变得非常方便，但这里就存在一个重要问题，如何保护患者的个人隐私不被泄露，利用数字水印的不可见性和鲁棒性，将患者的个人信息当成水印信息来处理，将其隐藏在二维或三维医学图像中，这样就可以保证其在互联网上传输时，个人的隐私不被泄露。这是医学图像数字水印的基本应用和初始的想法。

1.7.1　医学图像的特点

如果水印技术应用在医学图像上，提取水印信息后不能获得原始图像，这在法律上是会产生纠纷的[93-95]。虽然有研究表明，医生可以容忍一部分信息的损失。Gray等[96]研究了乳腺肿瘤的X光图像究竟能允许损失哪些信息而不影响医生诊疗或判断。然而，由于对不同部位的医学图像，如脑部和胸部的图像，能允许损失的信息有不同的量值，这些量值还没有法律认可的标准。所以，水印技术要应用在医学图像上，必须先解决由于嵌入水印引起的信息失真问题[95]。

医学图像是医生对患者的生理疾病信息获取和诊断病情的一个重要依据，在医学领域，传统上对于用于诊断的医学数据的质量要求非常严格，往往不允许对医学数据进行任何改动。这反映在医生对待用于医学图像的有损压缩算法的态度上，尽管从一般意义上不难看出，图像的有损压缩可以大量节省图像的存储空间，且解压后的图像与原始图像从视觉上看不出有什么差别。但是由于目前还没有一个统一的标准来衡量图像质量的损失对于医生判别图像的影响，一旦出现误诊，很容易引起法律上的纠纷。另外，由于医学图像的获取往往代价相当高，临床上普通的一次计算机断层扫描成像(Computed Tomography，CT)、磁共振成像(Magnetic Resonance Imaging，MRI)、正电子发射成像(Positron Emission Computed Tomography，PET)的检查都要不菲的费用，这些设备的成本都十分高昂。这与普通的数码相机获取的数字图像所需的代价形成迥然的对比。

不难看出，无论从法律上还是从经济成本上考虑，任何可能对医学图像造成损失的操作都是不可取的。

数字水印技术是把水印信息(如认证信息或其他任意信息)直接嵌入在图像(或其他信号)中，在水印信号嵌入过程中，不可避免地会引起原始图像的失真。这种失真对于用于诊断的医学图像是不可接受的。

下面简单介绍几个在医学水印中常见的名词。

1. 病灶区

病灶区指的是医学图像中包含最重要病理信息的感兴趣区域[97](Region of Interest，ROI)。在实际的医疗活动中，病灶区直接决定了医生对患者病情的判断。所以只要在加入水印的时候不改变病灶区的内容，或者说将水印嵌入医学图像的病灶区之外，即非感兴趣区域(Region of Non-Interest，RONI)，将传统有损数字水印技术应用于医学图像就成为可能。将水印嵌入非感兴趣区域，确保感兴趣区域的真实性和完整性，既可避免每次浏览图像都进行水印提取和图像恢复，也可直接将医学图像应用于医学诊断或其他医学应用。既然非感兴趣区域和病灶区是互不相交的，不会影响病情诊断，那么在保证不可见性的条件下，可适度提高水印容量和鲁棒性。

2. 数字医学成像及通信标准

1993 年，美国放射学会(American College of Radiology，ACR)和美国电气制造商协会(National Electrical Manufacturers Association，NEMA)在 ACR-NEMA 标准的基础上联合推出了医学数字成像与通信[98, 99](Digital Imaging and Communications in Medicine)标准，简称 DICOM 3.0 标准。就当前而言，DICOM 标准是医学图像及其相关信息在计算机间传输的国际统一标准。

远程医疗是通过信息处理和通信技术提供异地间的信息存储和处理手段以及传送声音、图像、数据、文件、图片甚至活动彩色图像等医疗活动。目前在许多国家尤其是国外一些发达国家，远程医疗技术已广泛应用于心脏、脑外、放射、精神病、眼科、皮肤科等多种医学专科的诊断治疗和疑难重病的专家会诊。医学图像通信系统是其中重要的组成部分[100,101]。

DICOM 中详细定义了医学影像及其相关信息的组成格式和交换方法，利用这个协议，人们可以在影像设备上建立一个标准接口来完成影像数据的输入/输出工作。

DICOM 是一个可连接及开放式体系，它定义了自己的信息对象模型和网络传输协议，是一个基于消息传递机制的面向对象标准。DICOM 已经成为事实上的工业标准，绝大多数医疗设备生产商关于医学影像方面的产品都遵循 DICOM 标准，也就是说，采用这些设备生成的医学图像都使用的是 DICOM 文件中定义的图像格式，形成了行业的统一。

DICOM 标准关于患者隐私的保护是通过“基本应用程序级机密概要”进行的。该概要分为去标识符和恢复标识符两部分。DICOM 标准对医学图像的安全保护进行了全面的规定，但在 Internet 上传输医学图像时，DICOM 医学图像的安全传输仍然依赖于 Internet 上的实时通信协议，因此远程医疗图像通信系统除了要遵守 DICOM 的安全规定外，还必须在 Internet 的不同层次上使用相应的安全技术。DICOM 标准的制定，为影像存档与通信系统的发展提供了强有力的支持[102]。

3. 影像存档与通信系统

影像存档与通信系统[103,104] (Picture Archiving and Communication System，PACS) 应是医学图像信息管理的重要组成部分，它对医学图像的采集、显示、存储、交换和输出进行数字化处理、数字化存档管理和传输，实现了医学图像在医院内外的高速传递和分发，使医生或患者随时随地都能获取需要的医学图像，有助于实现医疗数据共享与远程专家会诊，促进医院信息化、现代化发展。

PACS 以数据技术为基础，用电子技术取代传统的硬拷贝形式，利用计算机网络在图像采集设备、工作站和图像管理服务器之间进行数据传输，促进了图像的共享、交流；对所有图像进行 DICOM 标准化处理，便于图像的管理、存档；采用访问控制原理、加密体制和数字签名来保证 PACS 的安全和稳定。

1.7.2 数字水印在医学中的分类

为了加强医疗信息的机密性保护，实现医学图像的有效管理、真实性认证和医学图像检索，按照在医学图像中实现的不同功能[105, 106]，可将水印划分为以下几类。

1. 认证水印

认证水印的主要功能是用来进行真实性认证，确保图像来源可靠。水印信息主要包括图片所属医院、拍摄时间、患者信息和主治医生信息以及图片的重要描述信息，如病灶区的消息认证码、诊疗报告的消息认证码等。

2. 诠释水印

诠释水印的主要目的是将医生的诊疗报告信息嵌入图像中。每一份诊疗报告都是来之不易的，特别是有的诊疗报告是专家会诊的成果。将诊疗报告嵌入相应图像中，实现了诊疗报告与图像的永久性绑定，保持了数据的一致性，防止图像和诊疗报告错乱的现象。而且，当图像数据库遇到故障时，诠释水印可以作为一种维持正常医疗活动的辅助手段。

3. 索引水印

索引水印的引入可实现基于数字水印的图像检索[107]。索引信息包括从诊疗报告中提取的关键字和图像特征信息。

4. 参考水印

参考水印指的是用于进行完整性认证的水印。在原始医学图像中嵌入参考水印，通过提取、认证图像中的水印信息，确保医学图像的完整性认证得以实现。

根据不同功能的水印本身的特点，对鲁棒性和容量有着不同程度的要求。对于认证水印来说，最重要的是鲁棒性，因为1比特数据的错误都有可能导致真实性认证失败，将不能作为法律实施过程中的重要参考或者实际证据，这也就失去了认证水印本身最重要的意义和作用。另一方面，诠释水印和索引水印对鲁棒性的要求相对比较低，但这些水印携带的信息量比较大，包括检索关键字、检索特征值、患者私人信息和诊疗报告等，所以它们尤其是诠释水印对水印容量的要求会比较高。

1.7.3 数字水印在医学中的用途

通过归纳总结文献资料，关于数字水印在医学图像中的应用研究主要集中于下面几个方面[95,108]。

1. 医学图像完整性控制

如果患者的电子病历分发到各处，经过不同的服务，进行各种治疗，文件会发生不同的变化，因而需要有一种机制来确保原始图像的完整性。数字水印技术非常适合于对图像进行完整性认证[109]。基于数字水印技术的医学图像完整性控制是发展较为成熟的一个应用领域。

2. 认证和追踪

医学图像通常要经过各科医生不同的处理和附言，这些内容与包括患者的一些其他的检查数据，通常都记录在附着在图像的文档里。如果能把这些数据嵌入图像本身，就能确保在同时处理图像和历史记录过程中不会发生差错。服务器通过自动处理嵌入在图像中的水印信息，将它与数据库的记录进行比较，为医学信息系统提供了一种新的认证手段[110]。

3. 病患信息的隐蔽性

将隐私信息和诊疗信息嵌入图像[111]当中，不但节省了带宽，隐私信息不容易被截获而泄露，加强了传输过程的安全性和隐蔽性，而且实现了患者信息、诊疗信息与图像的永久性绑定，能保持诊断数据的一致性，防止遗失错乱现象。

4. 医学图像检索

基于数字水印的图像检索实际上是变形的文本检索系统[112]。嵌入图像中的水印信息被认为是图像的第三维特征。当用户提出检索请求的时候，服务器通过提取图像中的水印信息与用户请求信息进行比较判断。为了达到比较好的检索效率，设计这类数字水印时，要考虑到水印提取的速度[113, 114]。

5. 法律凭证

数字水印可以作为最终的安全性证明。利用易碎水印，能够对篡改进行定位。例如，当发生医疗纠纷时，图像数据是否被篡改，可以由嵌入在图像中用于完整性认证的水印信号来证明。

1.7.4 医学图像数字水印概况

伴随着数字化信息时代的来临、计算机网络和多媒体技术的迅猛发展，各大医院也开展了信息化建设。同时，医疗信息技术的逐步发展，使得 PACS、电子病历(Electronic Patient Records，EPR)和医院信息系统(Hospital Information Systems，HIS)日益普及[95]。医学数字成像技术广泛用于放射医疗、心血管成像，并且在眼科和牙科等其他医学领域得到越来越深入广泛的应用，原始的胶片图像存储方法正慢慢被数字化医学图像取代。医学数字成像技术和互联网技术的迅速发展，为远程医疗、远程诊断、学术交流带来了便利，有效地解决了医疗资源分布不均的问题[115]。在医疗信息可以更快更高效地在公共网络上传递的同时，也面临着一些安全问题。通过网络进行患者的医用图像传输时，医疗信息的拦截和篡改也变得更加简单，存在泄露患者隐私的风险。因此，如何保证医用图像在网上传输的安全，这一问题也随着网络的普及变得日益严峻[116-119]。

医学图像数字水印技术(Medical Image Watermarking，MIW)，是解决这一难题的一种有效方法[93,116,120]。数字水印技术最初用于互联网上数字媒体的版权保护[120,121]，现在利用数字水印的不可见性、鲁棒性[122,123]等特点，将患者信息当成水印信息隐藏在医学图像中，以保证它在互联网上的传输安全，从而起到保护患者个人隐私的作用[124-127]。医学图像水印的使用，在远程医疗诊断、远程手术时保护了患者的隐私，并避免了患者的信息被篡改。

目前，MIW 的研究对象大部分是二维的平面图像，对医用体数据水印算法的研究较少[128]。然而，现有的大部分医用图像都是三维体数据，尤其是新一代医疗设备所生成的，如 CT、MRI、超声成像(Ultrasonography，US)等成像设备[95,129]，生成的数字化图像中 80%都为三维体数据。因此，研究医用体数据水印算法意义重大。

目前大部分医学图像水印算法的研究以二维图像为主[16,130]，根据所需嵌入的容量、鲁棒程度来选择不同的水印算法[42]。鉴于对医学图像病灶区保护的特殊要求，其嵌入的水印不能影响医生的诊断，不能明显改变医学图像的内容，特别是不能改变图像的感兴趣区域[116]，医学图像中的感兴趣区域指的是包含重要病理特征或诊疗信息的病灶区。一般算法中常选择将水印信息嵌入图像的非感兴趣区域[93,131]，但由于非感兴趣区域基本上是黑色的，所以其嵌入的水印容量受到限制。往往人们在寻找感兴趣区域时，要花费很长的时间和精力，并且一旦选择有误，可能会干扰医生的诊断。

医学图像水印算法难以解决的问题有两个：一是鲁棒性，特别是抗几何攻击能力；二是如何提高嵌入的容量。对于抵抗攻击，常见的数字水印算法解决方式有如下几种。

1. 基于空间域的水印算法研究

针对医学图像，最常用的空间域水印算法为 LSB 算法。LSB 是 Schyndel 等[132]在 1994 年提出的第一个数字水印算法，是一种典型的空间域信息隐藏算法。其不可见性很好，但是算法的鲁棒性较差。Kong 等在文献[133]中分别采用了 Patchwork、LSB 和量化三种空间域水印算法，在脑电图中嵌入水印，并分析了三种水印算法的性能。为了保证水印的嵌入不影响原始医学图像的质量，Trichili 等[134]提出给图像加一个虚拟边框，然后将水印嵌入虚拟变换的 LSB 上。文献[135]将加密后的包含患者病历的文本文档嵌入医学图像灰度值的 LSB 上。Zhou[136]采用图像中随机选取的像素的 LSB 位序列进行压缩，然后利用节约出来的空间嵌入整个图像的数字签名。该算法的鲁棒性虽然得到了提高，但是由于压缩比特率的限制而限定了嵌入水印数据量的大小。基于空间域的方法，容易实现、原理简单直观，但数字水印的鲁棒性较差难以解决。

2. 基于变换域的水印算法研究

目前水印算法的研究大部分集中在变换域，其中与 DCT、DFT 或 DWT 相结合的算法较多。

DCT 域水印因其计算量较小，且与国际数据压缩标准(JPEG、MPEG、H261/263)兼容，是目前研究较多的一种数字水印。文献[137]～文献[139]提出了一种先对医学图像进行 DCT，然后将电子病历相关的数据作为水印嵌入在量化的 DCT 系数上的方法。文献[128]通过 DCT 和扩频通信的结合提出了一种抗几何攻击的体数据水印，但是该水印不是盲水印，在水印提取过程中需要原始体数据。针对三维医用体数据，文献[140]提出了一种基于三维 DCT 嵌入体数据数字水印的方法，该方法能抵抗一定的加噪、滤波攻击，但对旋转攻击的抵抗力较差。

傅里叶变换是一种经典而有效的数学工具，DFT 域的算法有利于实现水印的仿射不变性，且可利用变换后的相位信息嵌入水印。文献[39]将具有圆对称性的水印嵌入 DFT 域，该算法具有良好的抗几何攻击能力。文献[141]提出一种基于极坐标变换和 DFT 相结合的水印算法，该算法可抵抗旋转、剪切和平移攻击。文献[142]和文献[143]提出了一种在量化的 DFT 系数上嵌入水印的算法。研究表明，基于 DFT 的水印算法所实现的水印方案，具有水印容量大、抗几何攻击性好的特点，但是 DFT 域的方法计算比较复杂、效率低下。

小波变换作为近年来发展起来的新兴技术，由于其具有良好的时频分布特性，它在很多领域都得到了良好的应用，尤其是针对图像处理方面。文献[144]通过对医学图像进行整数小波变换，分别在四个矩形区域的高频系数上嵌入一定的水印信息，对篡改具有一定的定位能力，是一种易碎水印技术，但是水印的嵌入会对医学图像的质量产生一定的影响。文献[145]提出了一种基于小波变换的水印技术来对心电图信号进行认证。文献[146]通过先对图像进行 DWT，然后对小波系数进行相应的量化来实现在医学图像中水印的嵌入。文献[147]通过多小波变换提取图像特征向量，从而嵌入水印，增强水印的鲁棒性。文献[148]结合 JPEG2000 的 ROI 技术，将水印信息依次嵌入 ROI 重要小波系数的 LSB，通过小波变换系数和 LSB 结合嵌入水印，增强水印的鲁棒性，但是也限制了水印嵌入的容量。

基于统计的分析方法也慢慢应用于水印算法的研究中，主要用于医学图像的特征提取，以实现零水印技术。文献[149]提出了对医学图像使用分块主成分分析(Principal Component Analysis，PCA)，提取出图像的主成分，并结合量化索引调制(Quantization Index Modulation，QIM)嵌入水印，该水印是一种盲水印。文献[150]以牙齿的医学图像为例，提出了一种基于独立主成分分析(Independent Component Analysis，ICA)的水印方法，该方法通过 ICA 提取了图像的特征，并以患者的信息的 ASCII 码为水印嵌入医学图像中。通过大量阅读相关文献，可以发现基于统计分析的水印方法多与其他数学变换相结合，很少单独使用。

考虑到各种变换的不同特性，可以通过结合不同变换来增强水印的特性。文献[129]和文献[151]提出了 DWT-DCT 两种变换相结合的水印算法，实验结果证明该算法的鲁棒性比单一变换要好。文献[152]提出了一种 PCA 与 DWT 相结合的彩色医学图像水印算法，通过 PCA 提取图像的主成分后对主成分进行小波变换，将水印嵌入小波变换的低频子带上，是一种盲水印算法，水印具有不可见性且不影响原始医学图像，但是水印的抗攻击能力较差。Li 等[153]提出了结合 DWT 和 DFT 的三维体数据水印算法，水印的鲁棒性得到了提升，同时也增加了水印嵌入的容量。

1.8　基于感知 Hash 的数字水印算法

2001 年 Kalker 等[154]在一篇关于数字水印的文章中首次提及“感知 Hash”，在此之前，Fridrich 等[155]提出了一种感知 Hash 水印算法，利用 DCT 提取图像特征用于水印算法。感知 Hash 得到的 Hash 值可作为嵌入和提取水印的辅助信息，可以将依赖于图像内容的 Hash 值作为密钥来生成水印[156]。基于数字图像处理的丰富研究成果，图像感知 Hash 值的提取方法多种多样，包括图像块直方图[157]、奇异值分解[158]、非负矩阵分解[159,160]、图像 DCT 系数相互关系[161]等。

文献[162]将小波变换的均值和方差作为特征，通过量化得到感知 Hash 值，该算法对压缩、中值滤波处理具有鲁棒性，但对噪声处理效果不佳。文献[163]和文献[164]也提出了一种结合 DWT 和感知 Hash 的水印算法。Haitsma 等提出了两种基于感知 Hash 的音频水印算法[165,166]，具有良好的效果。文献[167]提出了一种基于全图的 DCT 系数的感知 Hash 水印算法，并提出了基于最大似然估计的水印检测器。文献[168]提出通过感知 Hash 提取二维图像的特征向量进行水印的嵌入，算法抗几何攻击能力较佳。文献[169]提出的视频水印算法是一种基于矩阵奇异值分解(Singular Value Decomposition，SVD)的感知 Hash 视频水印算法，可以抵挡一些常规攻击。文献[170]提出了一种感知 Hash 算法用于在基于点的图片中嵌入水印，算法对喷墨攻击、几何攻击表现出良好的鲁棒性。文献[171]通过对每帧进行一级小波变换，并对所得的低频子图进行 8×8 分块，对其中一半分块后的系数进行 SVD 和量化处理后得到加密后的感知 Hash 值作为水印信息，嵌入剩下另一半分块系数中，最后通过逆 DWT 得到包含水印的视频。该水印算法对常规攻击表现出较好的鲁棒性。

感知 Hash 算法作为一个新兴研究方向，技术还远未成熟，缺乏完备的理论框架和概念体系，但其研究目标和基本概念是清晰的，具有广阔的发展前景。

1.9　医学水印所要研究的主要问题

总结国内外对医学水印的研究现状，可以看出，数字医学水印技术的研究尚处于初级阶段，其中还有很多问题尚待研究，这些问题主要包括以下几点。

(1) 如何增加隐藏信息的容量,这样可以把较多的患者个人信息和医生的诊断信息隐藏在医学图像中。

(2) 如何增加医学图像的鲁棒性,使得隐藏的水印不仅对常规攻击有较强的鲁棒性，而且对几何攻击也有较强的鲁棒性。

(3) 如何在医学图像中嵌入多水印。

(4) 如何优化嵌入水印的算法。

第2章 基础理论

2.1 置　乱

2.1.1 Logistic Map 混沌映射

图像置乱技术是一种重要的图像加密技术，它的作用就是将图像信元的次序打乱，消除信元流中的各个图像信息间的相关性，实现图像的保密。图像置乱可分为基于图像位置空间、基于图像色彩空间和基于图像频域空间的置乱。目前，常见的数字图像置乱技术主要有基于幻方、骑士巡游置乱变换，Hilbert 曲线，Tangram 算法，迭代函数系统(Iterated Function System，IFS)模型，Fibonacci 变换，Gray 码变换，广义 Gray 变换等方法。虽然这些方法能很好地隐藏图像，达到保密的目的。但是，它们对图像大小有限制，变化少，容易被破解。

混沌现象是美国气象学家 Lorenz 于 1963 年在研究模拟天气预报时发现的[172,173]。他把大气的动态方程简化成了三阶非线性方程(后来称为 Lorenz 方程)，发现这个确定性方程的动力学演化具有类似随机的性质，发现了著名的 Lorenz 吸引子，因而推断出长期的天气预报是不可能的结论(即著名的“蝴蝶效应”)。混沌运动是自然界中客观存在的有界的、不规则的、复杂的运动形式，是决定性动力学系统中出现的一种貌似随机的运动，其本质是系统的长期行为对初始条件的敏感性，称其为混沌[174]。当给定其最初大小和参量时，混沌系统就能够生成。Logistic Map 是最典型、最著名、应用最广的一种混沌系统[175-177]。它是一个典型的一维混沌系统，因其组成结构比较简单，在实现方面比较方便，所以被广泛地研究与使用，也称为虫口模型。Logistic Map 是由下面的公式给出的非线性映射，即

$$x_{n+1} = \mu x_n (1 - x_n) \tag{2.1}$$

式中，$0 < \mu \leqslant 4$ 称为分支参数；$x_n \in (0,1)$ 为系统变量，迭代次数是 n。在 $3.5699456\cdots < \mu \leqslant 4$ 的情况下，该系统会呈现混沌形式。也就是说，给定的初始值 x_0 在 Logistic Map 混沌系统中产生的是 $\{x_n, n = 1,2,3,\cdots\}$ 这样的序列，其十分容易受到最初数大小的影响。在 $(0,1)$ 中选择任何数记为 x_0，在计算机中进行迭代运算，从迭代数据的第 200 次开始绘制 x_n 的轨迹，在 $2.8 < \mu \leqslant 4$ 时绘制的图形如图 2.1 所示。从 $\mu = 3$ 开始，单线分为两条，即出现了 2 周期点。在 μ 由 3 增加到 $1+\sqrt{6}$ 的期间，为

2 周期窗口。当 $\mu=1+\sqrt{6}$ 时出现了 4 周期。按此流程，最终当 $\mu>3.569945672\cdots$ 时，Logistic Map 系统将进入混沌区。这就是倍周期通向混沌的整个过程，由倍周期分支可以得到大部分的混沌。

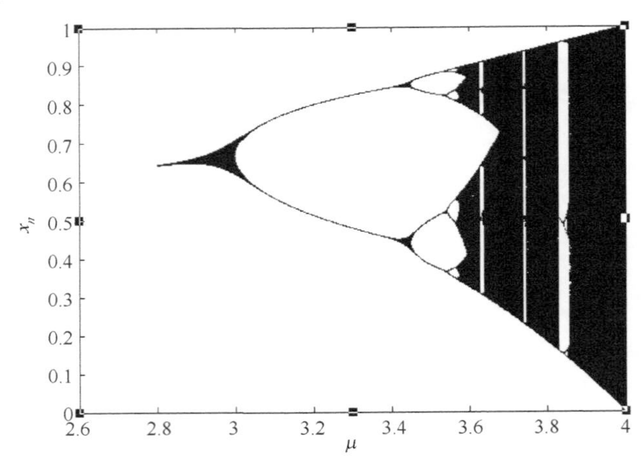

图 2.1　Logistic Map 混沌映射分支图

2.1.2　Tent Map 混沌映射

Tent Map 又称为帐篷映射，其定义由以下公式给出

$$x_{n+1}=\begin{cases}\dfrac{x_n}{\alpha}, & 0\leqslant x_n\leqslant\alpha\\ \dfrac{1-x_n}{1-\alpha}, & \alpha\leqslant x_n\leqslant 1\end{cases}\tag{2.2}$$

当 $\alpha\in(0,1)$ 时，该映射处于混沌状态，具有在 $[0,1]$ 上的均匀分布函数，用该映射产生的混沌序列具有良好的统计性质[178,179]。

取参数 $\alpha=\dfrac{1}{2}$，相应的迭代公式为

$$x_{n+1}=\begin{cases}2x_n, & 0\leqslant x_n\leqslant\dfrac{1}{2}\\ 2(1-x_n), & \dfrac{1}{2}\leqslant x_n\leqslant 1\end{cases}\tag{2.3}$$

此时的 Tent Map 为著名的三角帐篷映射。

在 $(0,1)$ 中选择任何数记为 x_0，在计算机中进行迭代运算，在 $\dfrac{1}{2}\leqslant\alpha<1$ 时绘制的图形如图 2.2 所示。

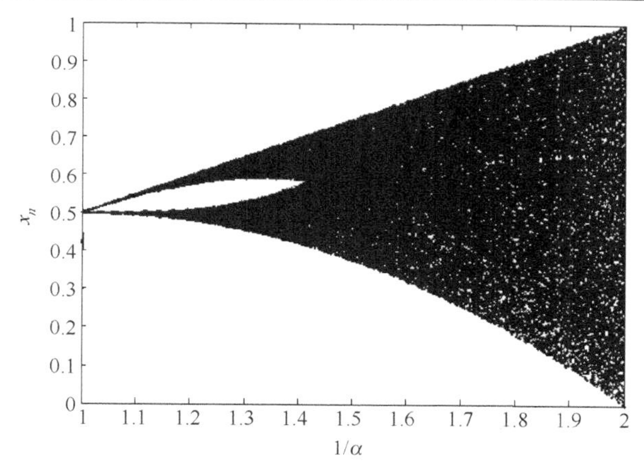

图 2.2 Tent Map 混沌映射分支图

$\alpha=\dfrac{1}{2}$时的Tent Map与$\mu=4$时的Logsitic Map是拓扑共轭的[178]，且文献[178]～文献[180]指出 Tent Map 比 Logisitc Map 具有更快的迭代速度和更好的遍历均匀性。

2.1.3 Arnold 置乱技术

随着数字水印技术的兴起，置乱技术在通过置乱来分散错误比特的分布从而提高数字水印的鲁棒性方面又有了新的应用。其中 Arnold 置乱算法简单且具有周期性，所以在数字水印方面得到了很好的应用。

Arnold 置乱是 Arnold 在研究环面上的自同态时提出的，后来把它应用到数字图像上。Arnold 置乱的周期性是一个很好的性质，当反复应用 Arnold 置乱时，在某一时刻就能恢复原图。因为 Arnold 置乱的周期性与图像大小有关，可以利用它的周期性来恢复原图，势必要等很长时间。一般图像阶数与 Arnold 变换的周期并不成正比。

Arnold 置乱实际上就是图像的加密，将置乱的图像作为秘密信息再进行隐藏，可以很大程度地提高隐蔽载体的鲁棒性，所以图像置乱是信息隐藏中常用的一项技术[181]，核心思想如下。

首先，将一幅有意义的数字水印图像置乱，置乱就是将图像的信息次序打乱，将 a 像素移动到 b 像素的位置上，b 像素移动到 c 像素的位置上……最终得到一幅杂乱无章的图像，这个图像无色彩、无纹理、无形状，从中无法读取任何信息，那么，将这样一幅图像嵌入另一幅普通图像时就不易引起那幅图像色彩、纹理、形状的太大改变，甚至不会发生改变，这样人眼就不易识别，从而逃出了第三方的视线。

其次，由于秘密图像是置乱后的图像，根据上述图像的“三无”特征，第三方根本不可能对其进行色彩、纹理、形状等的统计分析，即便截取到了秘密图像，也无能为力。

而且，如果第三方企图对秘密图像进行反置乱，这也是不可能的，由于图像置乱有很多种方法，每种方法又可以使用不同的置乱模板算法，设置不同的参数，使用者有很大的自由度，他可以根据自己的想法得到不同的结果，相反，这给企图截获秘密信息的第三方带来了很大的困难，使他们需要耗费巨大的计算量来穷举测试各种可能性。

最后，可以抵抗第三方的恶意攻击。这是因为对秘密图像进行反置换的过程，就使得第三方在图像上所涂、画的信息分散到画面的各个地方，形成了点状的随机噪声，对视觉影响的程度不大。当然，为了使提取的信息更为清晰，最好对破坏严重的图像进行边界保持的中值滤波等方面的处理，以去除随机噪声。

二维 Arnold 置乱变换，简称猫映射，定义如下

$$\begin{bmatrix} x_{n+1} \\ y_{n+1} \end{bmatrix} = \begin{bmatrix} 1 & 1 \\ 1 & 2 \end{bmatrix} \cdot \begin{bmatrix} x_n \\ y_n \end{bmatrix} \bmod 1 = C \begin{bmatrix} x_n \\ y_n \end{bmatrix} \bmod 1$$

式中，mod1 说明只读取小数部分。(x_n, y_n) 的相空间限制在单位正方形 $[0,1]\times[0,1]$ 内，$|C|=1$，因此，广义猫映射是一个保面映射(没有吸引子)，同时也是一个单向映射，下面为相应的映射定义

$$\begin{bmatrix} x_{n+1} \\ y_{n+1} \end{bmatrix} = \begin{bmatrix} a & b \\ c & d \end{bmatrix} \cdot \begin{bmatrix} x_n \\ y_n \end{bmatrix} \bmod N = C \begin{bmatrix} x_n \\ y_n \end{bmatrix} \bmod N$$

$$|c| = \begin{bmatrix} a & b \\ c & d \end{bmatrix} = ad - bc = 1$$

相空间为 $[0,1,2,\cdots,N-1]\times[0,1,2,\cdots,N-1]$，其逆映射为

$$\begin{bmatrix} x_n \\ y_n \end{bmatrix} = \begin{bmatrix} d & -b \\ -c & a \end{bmatrix} \cdot \begin{bmatrix} x_{n+1} \\ y_{n+1} \end{bmatrix} \bmod N$$

Arnold 变换的周期性与图像的大小有关系，但是不成正比，如像素大小为 128×128 的图像的 Arnold 变换的周期为 96，大小为 240×240 的图像的 Arnold 变换的周期为 60，大小为 64×64 的图像的 Arnold 变换的周期为 48，Dyson 和 Falk 分析了离散 Arnold 变换的周期性，给出了对于任意 $N>2$，Arnold 变换的周期 $T\leqslant N^2/2$。若对一幅图像进行过 k 次($k\in[1,m]$) Arnold 置乱变换，m 为置乱周期，只需对其继续进行 $m-k$ 次 Arnold 置乱，即可得到与原图一模一样的图像，在置乱变换中，周期和迭代次数可以作为私钥存在。与此同时，置乱变换的迭代次数也应根据不同图像所需要的置乱和恢复的效果进行相应的改变。

以一幅 64×64 的二值图像为例，分别对它进行迭代次数 n = 23 和 27 的置乱并

还原，如图 2.3 所示，发现不同的迭代次数，置乱的效果也不一样，但最终都能将图像还原。

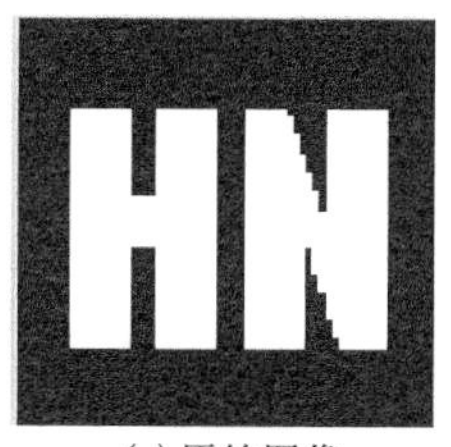
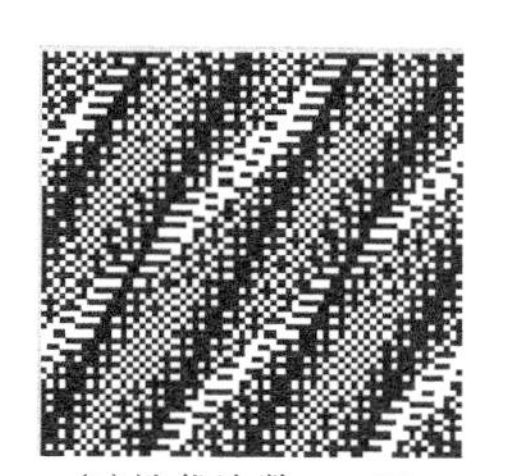
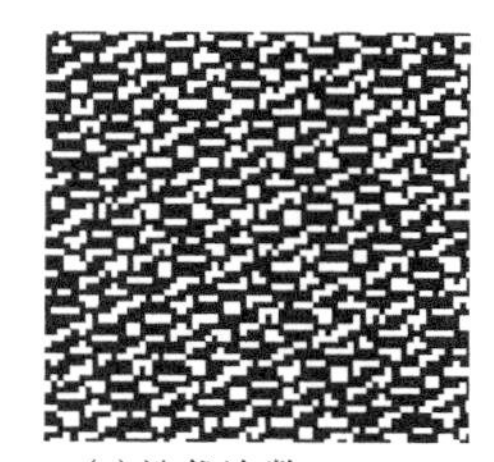
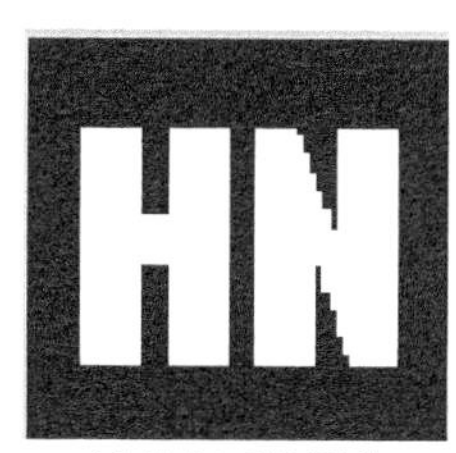
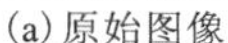

(a) 原始图像　(b) 迭代次数 $n=23$　(c) 迭代次数 $n=27$　(d) 恢复后的图像

图 2.3　图像的置乱效果图

2.2　离散余弦变换

DCT 不仅具有较快的运算速度、较高的精度，且在数字信号处理器中很容易实现，它在提取特征成分方面和运算速度方面有着最佳的平衡，在图像处理阶段具有十分重要的地位。

1) 一维 DCT 及其逆变换

$f(x)$ 的 DCT 公式为

$$F(k)=c(u)\sum_{n=0}^{N-1}f(n)\cos\frac{\pi(2n+1)k}{2N},\qquad k=0,1,\cdots,N-1 \tag{2.4}$$

逆变换公式为

$$f(n)=\sum_{k=0}^{N-1}c(u)F(k)\cos\frac{\pi(2n+1)k}{2N},\qquad n=0,1,\cdots,N-1 \tag{2.5}$$

$$u=0,1,\cdots,N-1,\quad c(u)=\begin{cases}\sqrt{1/N}, & u=0\\ \sqrt{2/N}, & u=1,2,\cdots,N-1\end{cases}$$

2) 二维 DCT 及其逆变换

二维 DCT(2D-DCT) 公式为

$$F(u,v)=c(u)c(v)\sum_{x=0}^{M-1}\sum_{y=0}^{N-1}f(x,y)\cos\frac{\pi(2x+1)u}{2M}\cos\frac{\pi(2y+1)v}{2N} \tag{2.6}$$

$$u=0,1,\cdots,M-1;\ v=0,1,\cdots,N-1$$

$$c(u)=\begin{cases}\sqrt{1/M}, & u=0\\ \sqrt{2/N}, & u=1,2,\cdots,M-1\end{cases};\qquad c(v)=\begin{cases}\sqrt{1/M}, & v=0\\ \sqrt{2/N}, & v=1,2,\cdots,N-1\end{cases}$$

逆变换公式为

$$f(x,y)=\sum_{u=0}^{M-1}\sum_{v=0}^{N-1}c(u)c(v)F(u,v)\cos\frac{\pi(2x+1)u}{2M}\cos\frac{\pi(2y+1)v}{2N} \tag{2.7}$$

$$x=0,1,\cdots,M-1;\ y=0,1,\cdots,N-1$$

参照上述发现，DCT 的系数符号和分量的相位有关。

图 2.4 是 Lena 进行 DCT 后的结果。仔细观察图 2.4 可以看出，其左上角区域较亮，很好地验证了能量大部分存在于低频的结论，即应该将水印嵌入在此部分。

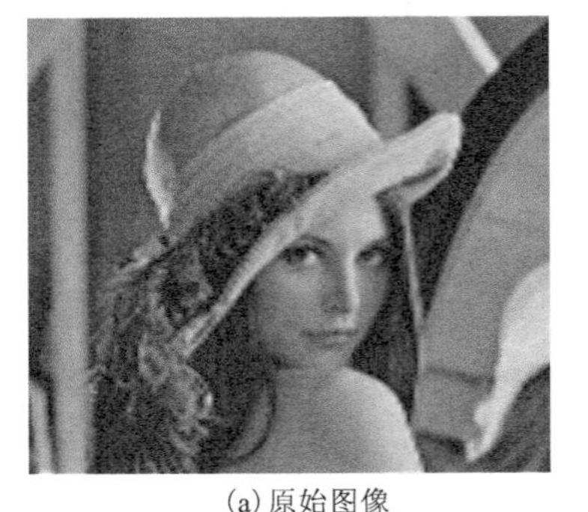

(a) 原始图像

→

(b) 频域图像

图 2.4 图像的 DCT

3) 三维 DCT 及其逆变换

三维 DCT (3D-DCT) 为

$$F(u,v,w)=c(u)c(v)c(w)\cdot\left[\sum_{x=0}^{M-1}\sum_{y=0}^{N-1}\sum_{w=0}^{P-1}f(x,y,z)\cdot\cos\frac{(2x+1)u\pi}{2M}\cos\frac{(2y+1)v\pi}{2N}\cos\frac{(2z+1)w\pi}{2P}\right] \tag{2.8}$$

$$u=0,1,\cdots,M-1;\ v=0,1,\cdots,N-1;\ w=0,1,\cdots,P-1$$

式中

$$c(u)=\begin{cases}\sqrt{1/M}, & u=0\\ \sqrt{1/N}, & u=1,2,\cdots,M-1\end{cases}$$

$$c(v)=\begin{cases}\sqrt{1/M}, & v=0\\ \sqrt{1/N}, & v=1,2,\cdots,N-1\end{cases}$$

$$c(w)=\begin{cases}\sqrt{1/P}, & w=0\\ \sqrt{1/P}, & w=1,2,\cdots,P-1\end{cases}$$

三维 DCT 逆变换(3D-IDCT)公式为

$$f(x,y,z)=\sum_{x=0}^{M-1}\sum_{y=0}^{N-1}\sum_{p=0}^{P-1}\left[c(u)c(v)c(w)F(u,u,w)\cos\frac{(2x+1)u\pi}{2M}\cos\frac{(2y+1)v\pi}{2N}\cos\frac{(2z+1)w\pi}{2P}\right] \tag{2.9}$$

$$x=0,1,\cdots,M-1;\ y=0,1,\cdots,N-1;\ z=0,1,\cdots,P-1$$

2.3 离散傅里叶变换

标准傅里叶变换于 1807 年，被法国数学家和物理学家傅里叶提出，它将信号的分析由时间域转换到了频率域。频域反映了图像在空域灰度变化的剧烈程度，也就是图像灰度的变化速度，即图像的梯度大小，在频域中，频率越大说明原始信号变化速度越快；频率越小说明原始信号越平缓，当频率为 0 时，表示直流信号，没有变化，因此，频率的大小反映了信号的变化快慢。高频分量解释信号的突变部分，某些情况下指图像边缘信息，某些情况下又指噪声，更多是指两者的混合；而低频分量决定信号的整体形象，指图像变化平缓的部分，也就是图像轮廓信息。也就是说，傅里叶变换提供另外一个角度来观察图像，可以将图像从灰度分布转化到频率分布上来观察图像的特征。

1) 一维 DFT 及其逆变换

设 $f(x)$ 为 x 的函数，如果 $f(x)$ 满足狄利克雷条件：有限个间断点；有限个极点；绝对可积。那么，$f(x)$ 的傅里叶变换公式为

$$F(u)=\sum_{x=0}^{N-1}f(x)\mathrm{e}^{-\mathrm{j}2\pi ux/N},\qquad u=0,1,\cdots,N-1 \tag{2.10}$$

DFT 逆变换(IDFT)公式为

$$f(x)=\frac{1}{N}\sum_{u=0}^{N-1}F(u)\mathrm{e}^{\mathrm{j}2\pi ux/N},\qquad x=0,1,\cdots,N-1 \tag{2.11}$$

式中，x 为时域变量；u 为频域变量。

2) 二维 DFT 及其逆变换

若 $f(x,y)$ 满足狄利克雷条件，则二维 DFT(2D-DFT)公式为

$$F(u,v)=\sum_{x=0}^{M-1}\sum_{y=0}^{N-1}f(x,y)\mathrm{e}^{-\mathrm{j}(2\pi/M)xu}\mathrm{e}^{-\mathrm{j}(2\pi/N)yv} \tag{2.12}$$

$$u=0,1,\cdots,M-1;\ v=0,1,\cdots,N-1$$

逆变换公式为

$$f(x,y)=\frac{1}{MN}\sum_{u=0}^{M-1}\sum_{v=0}^{N-1}F(u,v)\mathrm{e}^{\mathrm{j}(2\pi/M)xu}\mathrm{e}^{\mathrm{j}(2\pi/N)yv} \tag{2.13}$$

$$x=0,1,\cdots,M-1;\ y=0,1,\cdots,N-1$$

$F(u,v)$ 称为 $f(x,y)$ 的 2D-DFT 系数。

为了进一步理解二维 DFT 后频域成分的分布情况，以 Lena 图像为例，MATLAB 仿真实验效果图如图 2.5 所示。

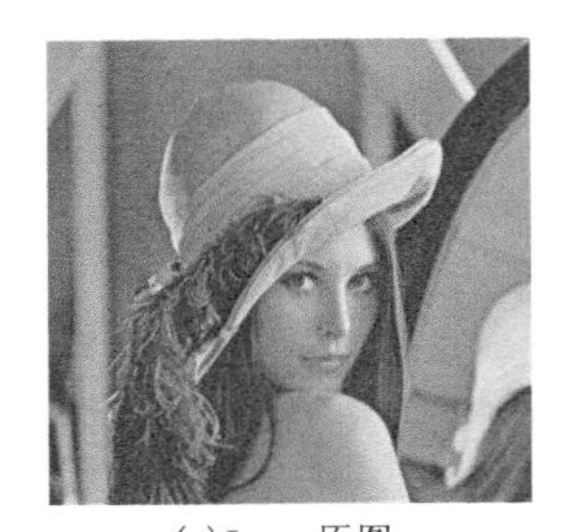

(a) Lena 原图

(b) 变换后的图像

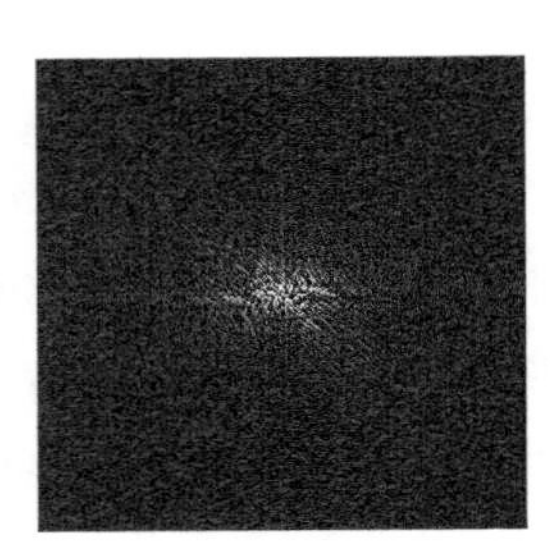

(c) 换位后的图像

图 2.5　二维 DFT 的实验效果图

在分析图像信号的频率特性时，对于一幅图像，直流分量表示预想的平均灰度，低频分量代表了大面积背景区域和缓慢变化部分，高频部分代表了它的边缘、细节、跳跃部分和颗粒噪声。

3) 三维 DFT 及其逆变换

设 $f(x,y,z)$ 为离散空间的一个三维函数，且满足狄利克雷条件，则三维 DFT (3D-DFT) 公式为

$$F(u,v,w)=\sum_{x=0}^{M-1}\sum_{y=0}^{N-1}\sum_{z=0}^{P-1}f(x,y,z)\mathrm{e}^{-\mathrm{j}(2\pi/M)xu}\mathrm{e}^{-\mathrm{j}(2\pi/N)yv}\mathrm{e}^{-\mathrm{j}(2\pi/P)zw} \tag{2.14}$$

$$u=0,1,\cdots,M-1;\ v=0,1,\cdots,N-1;\ w=0,1,\cdots,P-1$$

3D-DFT 逆变换 (3D-IDFT) 公式为

$$f(x,y,z)=\frac{1}{MNP}\sum_{u=0}^{M-1}\sum_{v=0}^{N-1}\sum_{w=0}^{P-1}F(u,v,w)\mathrm{e}^{\mathrm{j}(2\pi/M)xu}\mathrm{e}^{\mathrm{j}(2\pi/N)yv}\mathrm{e}^{\mathrm{j}(2\pi/P)zw} \tag{2.15}$$

$$x=0,1,\cdots,M-1;\ y=0,1,\cdots,N-1;\ z=0,1,\cdots,P-1$$

$F(u,v,w)$ 是 $f(x,y,z)$ 的 DFT 系数。

DFT 的很多特性便于用来处理图像。表 2.1 给出了它的一些主要性质。

表 2.1 DFT 主要特性

性质	空域	频域
加法定理	$f(x,y)+g(x,y)$	$F(u,v)+G(u,v)$
位移定理	$f(x-a,y-b)$	$\mathrm{e}^{-\mathrm{j}2\pi(au+bv)}F(u,v)$
相似性定理	$f(ax,by)$	$\frac{1}{\lvert ab\rvert}F\left(\frac{u}{a},\frac{v}{b}\right)$
可分离乘积	$f(x)g(y)$	$F(u)G(v)$
微分	$\left(\frac{\partial}{\partial x}\right)^m\left(\frac{\partial}{\partial y}\right)^n f(x,y)$	$(\mathrm{j}2\pi u)^m(\mathrm{j}2\pi v)^n F(u,v)$
旋转	$f(x\cos\theta+y\sin\theta,-x\sin\theta+y\cos\theta)$	$F(u\cos\theta+v\sin\theta,-u\sin\theta+v\cos\theta)$
拉普拉斯变换	$\nabla^2 f(x,y)=\frac{\partial^2}{\partial x^2}+\frac{\partial^2}{\partial y^2}f(x,y)$	$-4\pi^2(u^2+v^2)F(u,v)$

2.4 离散小波变换

小波变换[182-184]是一门新兴学科，自 1986 年以来，小波分析理论、方法与应用的研究一直处于快速发展中。

对于任意 $x(t),x_1(t),x_2(t)\in L^2(\mathbf{R})$，有下列性质。

(1) 线性。

设 $x(t)$ 的小波变换是 $\mathrm{WT}_x(a,b)$， $y(t)$ 的小波变换是 $\mathrm{WT}_y(a,b)$，有

$$Ax(t)+By(t)=A_x\mathrm{WT}(a,b)+B\mathrm{WT}_y(a,b) \tag{2.16}$$

式中， A 、 B 为任意的实常数。

(2) 移位不变性。

设 $x(t)$ 的小波变换是 $\mathrm{WT}_x(a,b)$，那么

$$x(t-b_0)\Leftrightarrow \mathrm{WT}_x(a,b-b_0) \tag{2.17}$$

(3) 尺度变换性。

设 $x(t)$ 的小波变换是 $\mathrm{WT}_x(a,b)$，那么

$$\frac{1}{\sqrt{\lambda}}x\left(\frac{1}{\lambda}\right)\Leftrightarrow \mathrm{WT}_x\left(\frac{a}{\lambda},\frac{b}{\lambda}\right) \tag{2.18}$$

式中， $1/\sqrt{\lambda}$ 的作用是维持信号能量不变性。

(4) 能量守恒定律。

$$\int_{-\infty}^{+\infty}\lvert x(t)\rvert^2\mathrm{d}t=\frac{1}{C_\psi}\int_{-\infty}^{+\infty}\int_{-\infty}^{+\infty}\lvert\mathrm{WT}_x(a,b)\rvert^2\frac{\mathrm{d}a\mathrm{d}b}{a^2} \tag{2.19}$$

若有 $y(t)\in L^2(\mathbf{R})$ 和 $\mathrm{WT}_y(a,b)$，那么

$$\int_{-\infty}^{+\infty} x^*(t)y(t)\mathrm{d}t = \frac{1}{C_\psi}\int_{-\infty}^{+\infty}\int_{-\infty}^{+\infty} \mathrm{WT}_x^*(a,b)\mathrm{WT}_y(a,b)\frac{\mathrm{d}a\mathrm{d}b}{a^2} \tag{2.20}$$

(5) 相似性与消失矩。

通过伸缩参数和平移参数，一个小波能够得到一个小波族，且它们彼此自相似，这通常要求小波有消失矩的特性，即

$$\int_{-\infty}^{+\infty} tk\psi(t)\mathrm{d}t = 0,\ k=0,\ 有\int_{-\infty}^{+\infty}\psi(t)\mathrm{d}t = 0 \tag{2.21}$$

1) 小波的多分辨分析与 Mallat 算法

其具备以下条件。

一致单调性：$V_j \subset V_{j+1}$，$j\in\mathbf{Z}$。

渐近完全性：$\bigcap_{j\in\mathbf{Z}} V_j = \{0\}$，$\bigcup_{j\in\mathbf{Z}} V_j = L^2(\mathbf{R})$。

伸缩性：$x(t)\in V_j \Leftrightarrow x(2t)\in V_{j+1}$，$j\in\mathbf{Z}$。

平移不变性：$x(t)\in V_j \Leftrightarrow x(t-k)\in V_j$，$j,k\in\mathbf{Z}$。

Reisz 基存在性：存在 $\phi(t)\in V_0$，使得 $\{\phi(t-k)\}_{k\in\mathbf{Z}}$ 是 V_0 的 Reisz 基，即

$$V_0 = \mathrm{span}\{\phi(t-k), k\in\mathbf{Z}\} \tag{2.22}$$

且有 $0 < A \leqslant B < +\infty$，对任意序列 $\{a_n\}_{n\in\mathbf{Z}} \in l^2$，有

$$A\sum_n |a_n|^2 \leqslant \left\|\sum_n a_n\phi(t-n)\right\|^2 \leqslant B\sum_n |a_n|^2 \tag{2.23}$$

Mallat 分解算法公式为

$$c_{j+1,k} = \sum_{n\in\mathbf{Z}} c_{j,n}\bar{h}_{n-2k},\qquad k\in\mathbf{Z} \tag{2.24}$$

$$d_{j+1,k} = \sum_{n\in\mathbf{Z}} c_{j,n}\bar{g}_{n-2k},\qquad k\in\mathbf{Z}$$

Mallat 重构算法公式为

$$c_{j,k} = \sum_{n\in\mathbf{Z}} c_{j+1,n}h_{k-2n} + \sum_{n\in\mathbf{Z}} d_{j+1,n}g_{k-2n},\qquad k\in\mathbf{Z} \tag{2.25}$$

2) 二维 DWT

对图像进行小波变换，即把其变换为空间和频率均有差异的下列频带，即低频子带、水平子带、垂直子带、斜角子带，分别表示为 LL、HL、LH 和 HH。如果要进行多层次的分解，则将是在低频子带 LL 上重复进行此变换。Lena 图像经过两级分解后的结果如图 2.6 所示。

仔细观察发现，Lena图进行小波分解后，其很大部分的能量集中在LL中，因此称其为逼近子图。

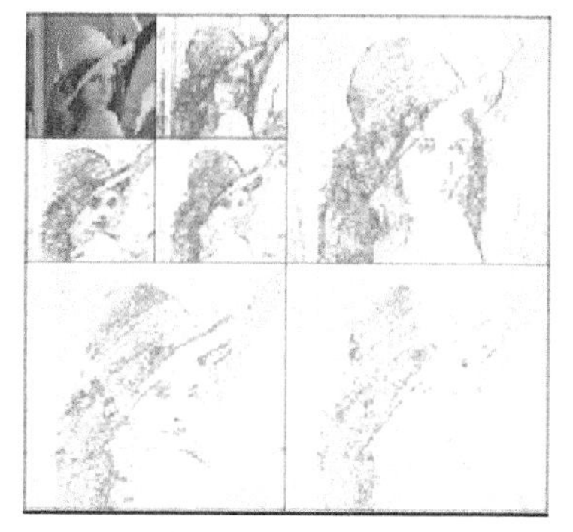

(a) Lena图的小波图像

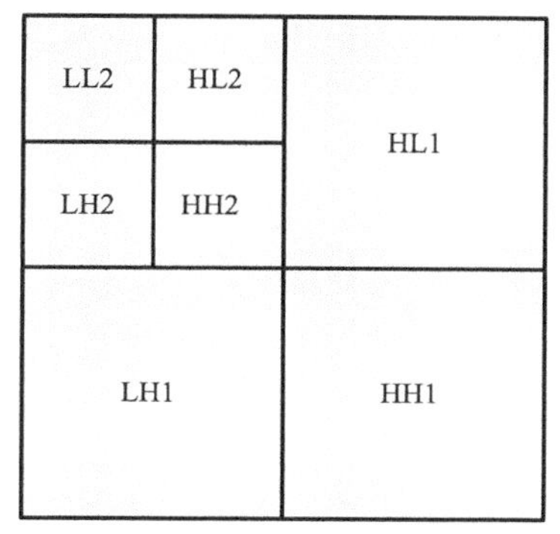

(b) 子带结构

图2.6 Lena图的两级小波分解

3) 三维DWT

图2.7所示为三维DWT的一层分解过程，序列在经过低频和高频滤波后得到的低频和高频成分用L、H来分别表示。通过进行三维DWT(3D-DWT)，体数据被分解成低频三维子带和高频三维子带，前者是代表体数据低频特性的"近似系数"LLL_1，后者是代表此体数据高频信息的"细节系数"，其中，下标"1"用来表示此为DWT的第一层分解。体数据的一个切片如图2.8(a)所示，此时的体数据三维成像如图2.8(b)所示，图2.8(c)所呈现的是体数据的三维小波变换(这里为两层)。

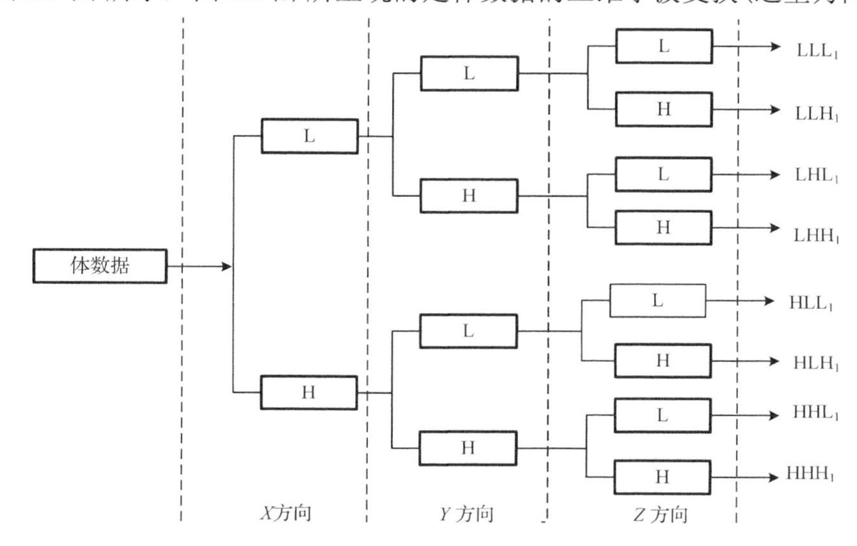

图2.7 三维DWT的一层分解过程

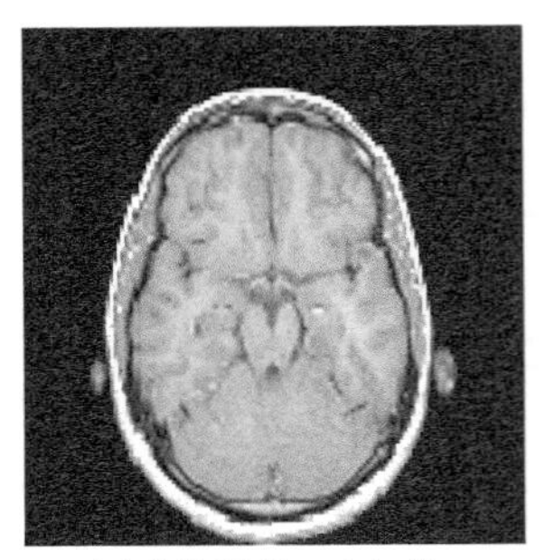
(a) 体数据的一个切片

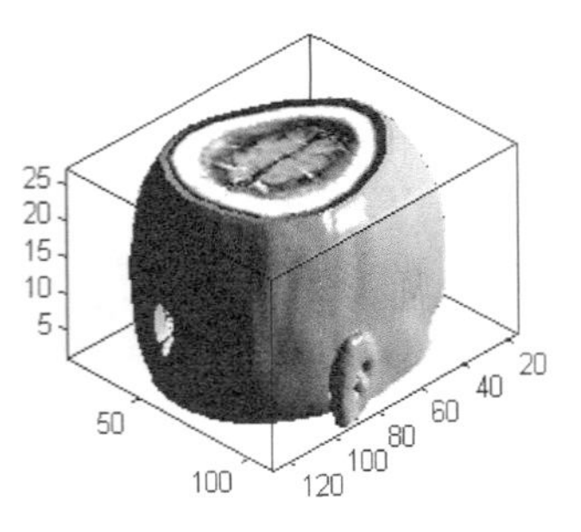

(b) 体数据的三维成像

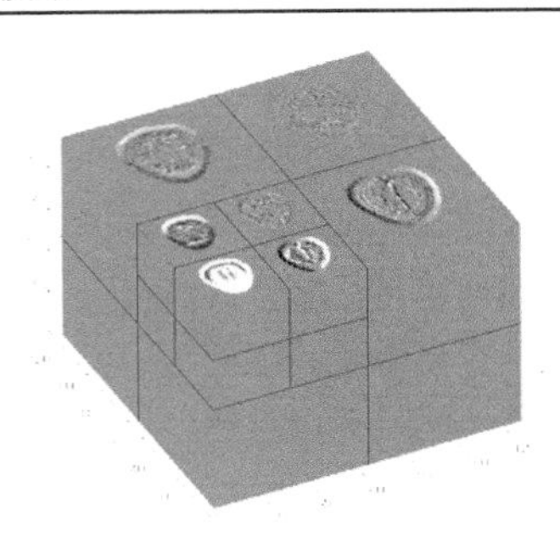
(c) 体数据的小波分解

图 2.8　体数据进行两级 DWT

2.5　感　知　Hash

感知 Hash (perceptual hashing)，是对媒体数据集到感知摘要集的一类单向映射，即将具有相同感知内容的多媒体数据表示唯一地映射为一段数字摘要，并满足感知鲁棒性和安全性[185]。感知 Hash 的研究起源于数字图像水印技术，其中参考了多媒体认证领域与传统密码学 Hash 的概念和理论[186]，为多媒体数字内容的标识、检索、认证等应用提供了安全可靠的技术支撑[187]，并逐渐成为多媒体信号处理与多媒体安全及相关领域的研究热点，已经在近几年成为一个新兴的热门方向[185]。感知 Hash 与传统 Hash 的本质区别在于两点：第一，感知 Hash 融入了人的主观感知，因此它不是完全客观的，而是带有人的主观感觉；第二，感知 Hash 允许一定的失真，因此不具有传统 Hash 函数的高敏感性，感知 Hash 为多媒体内容和版权保护提供了可靠的技术支撑。

2001 年 Kalker 等[188]在一篇关于数字水印的文章中首次提及“感知 Hash”，运用“感知”来强调感知 Hash 关注的是感知相似性，并明确指出感知 Hash 函数的特征：感知 Hash 能够将大数据量的多媒体对象映射为长度较小的比特序列，并将感知相近的媒体对象映射成数学相近的 Hash 值。现有的感知 Hash 算法大多遵循一个三步流程[189]，其中最具有挑战性的一个环节就是特征提取[190]，具体过程如图 2.9 所示。

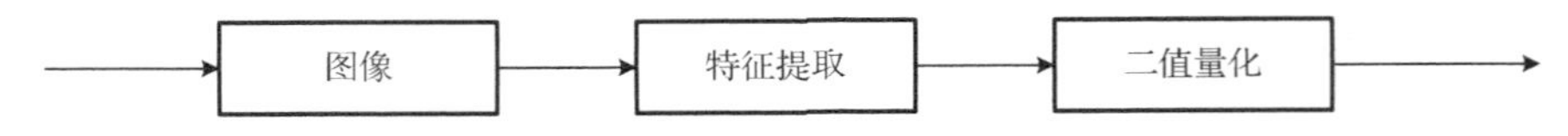

图 2.9　感知 Hash 值生产的过程图

与传统 Hash 技术相比较，感知 Hash 技术在性能特征及其应用上具有几个方面的优势：感知鲁棒性、摘要性、单向性、抗碰撞性等[191]。根据文献[192]和文献[193]，分别对感知 Hash 的一些性能进行了如下描述。

设 I 表示的是一幅图像，I_{sim} 表示的是一幅与 I 相似的图像，I_{dif} 表示的是感知内容与 I 不同的图像；h 表示由图像 I 所提取的长度为 q 位的二进制感知 Hash 值，其获取公式为 $h=\text{PH}(I)$；$\Pr(\ )$ 表示求取概率；给定两个参数值 θ_1 和 θ_2，且满足 $0<\theta_1,\theta_2<1$。则感知 Hash 主要特性表示如下。

(1) 感知鲁棒性：感知内容相同或相近的图像应该可以映射出相同或相近的感知 Hash 值，即

$$\Pr(\text{PH}(I)=\text{PH}(I_{\text{sim}}))\geqslant 1-\theta_1 \tag{2.26}$$

(2) 抗碰撞性：感知内容不同的图像应该不能映射出相同或相近的感知 Hash 值。这表示感知 Hash 算法具有区分感知内容差别的能力，即

$$\Pr(\text{PH}(I)\neq \text{PH}(I_{\text{dif}}))\geqslant 1-\theta_2 \tag{2.27}$$

(3) 单向性：由图像可以算出感知 Hash 值，但是由感知 Hash 值不能反推出图像的感知内容，即 $I\Rightarrow h$，但是

$$\Pr(\text{PH}(I)=v)\approx\frac{1}{2^q},\quad \forall v\in\{0,1\}^q \tag{2.28}$$

(4) 摘要性：在满足以上特性的前提条件下，感知 Hash 值 q 的长度应该尽量小。

每张图片都可以看作一个二维信号，它包含了不同频率的成分，亮度变化小的区域是低频成分，它描述大范围的信息；而亮度变化剧烈的区域(如物体的边缘)就是高频成分，它描述具体的细节，或者说高频可以提供图片详细的信息，而低频可以提供一个框架。一张大的且详细的图片有很高的频率，而小图片缺乏图像细节，所以都是低频的，平时缩小图片的过程，实际上是损失高频信息的过程。

图像感知技术因其具有的优点，将在多媒体信息的安全、检索和认证研究中越来越受到重视。图像感知 Hash 的生成算法一般划分成四大类：基于统计特性、基于图像的粗略表示、基于变换系数的关系、基于图像底层特征关系。图像 Hash 技术可以将任意分辨率的图像数据转化为几百或几千比特的二值序列，对于大量数据库的图像检索来说，这就意味着极大地减少了搜索的时间，也降低了存储图像的介质成本，其鲁棒性的特点保证了它可以抵抗多种不同的攻击，可以应用于图像的检索和认证，为图像版权的保护提供了可能[194]。

感知 Hash 算法主要是利用图片的低频信息，其主要步骤如下[195]。

(1) 缩小尺寸。只保留 64 像素，这一步的作用是通过缩小尺寸，来最快地去除高频和细节，只保留结构、明暗等基本信息，同时减少各种图片尺寸和图片比例的差异。

(2) 转为灰度图片。将缩小后的图片，转为 64 级灰度图片。

(3) 计算灰度平均值。计算图片中所有像素的灰度平均值。

(4) 比较像素灰度。以像素的均值为标准，令每像素一一与标准值进行比较，大于或等于均值时，标记为1，反之为0。

(5) 计算Hash值。将第(4)步所得出的0或1值相结合，便构成了一个64位的二值序列，于是便产生了图片的指纹，即Hash值，处理过程中组合的次序可以随意，但必须保证每张图片都按照同一次序。

(6) 对比图片指纹。得到图片的指纹后，就可以对比不同图片的指纹，计算出64位中有多少位是不一样的。如果不相同的数据位数不超过5，就说明两张图片很相似，如果大于10，则说明它们是两张不同的图片。

感知Hash算法的优点是，无论改变图片的高宽、亮度甚至颜色，都不会改变Hash值，即图片的指纹，最关键的是运算速度很快。

2.6 小结

本章首先介绍了置乱、余弦变换、傅里叶变换和小波变换，包括它们的离散变换公式及其性质，并从定义和特性两个角度介绍了感知Hash。本章为医学数字水印算法的设计和分析奠定了理论基础。

第 3 章　基于感知 Hash 的医学体数据鲁棒水印算法

3.1　引　　言

随着医疗信息技术的发展，新的健康体系逐渐形成，电子病历系统和医疗信息系统也日益普及。医学数字成像和通信广泛用于放射医疗、心血管成像以及放射诊断设备(X 射线、CT、磁共振、超声等)，并且在眼科和牙科等其他医学领域得到越来越深入广泛的应用。同时，私密性和安全性问题也日益显著，至少 80%的人担心自己的健康资料会被窃取、骗走，或被滥用于商业目的[196]。而且，远程医疗、远程诊断通过互联网传输患者医用图像时，黑客可以拦截或篡改医疗信息并泄露患者的个人信息。医学图像数字水印技术可以有效解决这一问题，人们通过数字水印技术可以解决互联网上的数字媒体的版权保护问题，现在也可以利用数字水印的不可见性和鲁棒性等特性，将患者的隐秘资料作为水印隐藏在医学图像中，以保证其在互联网上传输的安全性。

目前，医学图像数字水印技术的研究对象大部分是二维平面图像，对三维医学体数据水印算法的研究较少，然而，现有的大部分医学图像都是三维体数据，因此研究体数据水印意义重大。本章内容提出了四种基于感知 Hash 的医学体数据鲁棒水印算法，这些算法通过结合三维变换、感知 Hash 和零水印技术[197,198]，进而解决私密性和安全性问题。因为采用了零水印技术，所以医学体数据的质量不会改变，且不会影响医生的诊断。最后，通过实验验证，该算法不论是对常规攻击还是几何攻击都具有良好的鲁棒性。

3.2　基于三维 DCT 感知 Hash 的医学体数据鲁棒水印算法

3.2.1　水印的嵌入与提取算法

1. 三维离散余弦变换

三维离散余弦变换(3D-DCT)公式如下

$$F(u,v,w)=c(u)c(v)c(w)\left[\sum_{x=0}^{M-1}\sum_{y=0}^{N-1}\sum_{p=0}^{P-1}f(x,y,z)\cdot\cos\frac{(2x+1)u\pi}{2M}\cos\frac{(2y+1)v\pi}{2N}\cos\frac{(2z+1)w\pi}{2P}\right]\quad(3.1)$$

$$u=0,1,\cdots,M-1;\ v=0,1,\cdots,N-1;\ w=0,1,\cdots,P-1$$

式中

$$c(u)=\begin{cases}\sqrt{1/M}, & u=0\\ \sqrt{2/M}, & u=1,2,\cdots,M-1\end{cases}$$

$$c(v)=\begin{cases}\sqrt{1/N}, & v=0\\ \sqrt{2/N}, & v=1,2,\cdots,N-1\end{cases}$$

$$c(w)=\begin{cases}\sqrt{1/P}, & w=0\\ \sqrt{2/P}, & w=1,2,\cdots,P-1\end{cases}$$

这里 $f(x,y,z)$ 是体数据 V 在 (x,y,z) 处的体素（voxel）数据值，$F(u,v,w)$ 是该体素数据对应的 3D-DCT 系数。

三维离散余弦逆变换（3D-IDCT）公式如下

$$f(x,y,z)=\sum_{u=0}^{M-1}\sum_{v=0}^{N-1}\sum_{w=0}^{P-1}\left[c(u)c(v)c(w)F(u,v,w)\cos\frac{(2x+1)u\pi}{2M}\cos\frac{(2y+1)v\pi}{2N}\cos\frac{(2z+1)w\pi}{2P}\right] \tag{3.2}$$

$$x=0,1,\cdots,M-1;\ y=0,1,\cdots,N-1;\ z=0,1,\cdots,P-1$$

式中，(x,y,z) 为空间域采样值；(u,v,w) 为频率域采样值，医学体数据的获得可通过 CT 和 MRI 技术，体数据是由许多层的切片（slice）组成的，每个切片是一个二维医学图像，大小为 $M\times N$ 像素，切片的层数为 P。

2. 体数据的一个感知 Hash 函数的选取方法

感知 Hash 值可以由一个体数据的特征向量经过量化后得到。目前大部分水印算法抗几何攻击能力差的主要原因是：人们将数字水印嵌入在体素或变换系数中，体数据的轻微几何变换，常常会导致体素数据值或变换系数值的突然的较大变化。这样嵌入在体数据中的水印便被轻易攻击了。如果能够找到一个反映体数据几何特点的感知 Hash 值，当体数据发生小的几何变换时，该 Hash 值不会发生明显的突变，然后把要嵌入的数字水印和该体数据的感知 Hash 相关联，那么嵌入的数字水印就有较好的抗几何攻击能力。

这里选取一些常规攻击和几何攻击的实验数据，如表 3.1 所示。表 3.1 中用作测试的原图是图 3.1（a），是 MATLAB 中自带的一个 MRI 体数据的一个切片（取第十个），表 3.1 中“第 1 列”显示的是体数据受到攻击的类型，受到常规攻击后该切片的图像如图 3.1（b）～图 3.1（d）所示，常规攻击对应的三维成像如图 3.1（f）～图 3.1（h）所示；受到几何攻击后的切片图像如图 3.2（a）～图 3.2（d）所示，其对应的三维成像如图 3.2(e)～图 3.2(h)所示。表 3.1 的“第 2 列”表示的是体数据受到攻击后的 PSNR；表 3.1 的“第 3 列”～“第 10 列”，是 DCT 逆变换后的三维体数据中任意选取的 $F(1,1,4)$、$F(1,2,1)$等八个像素值。表 3.1 的“第 11 列”是 DCT 感知 Hash 算法二值量化处理求出的平均像素值。对于常规攻击，这些像素值 $F(1,1,4)$、$F(1,2,1)$等可能发生一些变换，但是它与平均像素值的大小比较仍然不变，将大于或等于平均值，记为 1；小于平均值，记为 0，那么对于原始体数据来说，像素值 $F(1,1,4)$、$F(1,2,1)$等对应的 Hash 值序列为 00010101，具体见表 3.1 的“第 12 列”，观察该列可以发现，无论常规攻击还是几何攻击，受攻击的体数据的感知 Hash 序列和原始体数据的感知 Hash 序列保持相似，与原始体数据归一化相关系数都较大，这符合感知 Hash 函数的鲁棒性特点，对于相似的图像，其感知函数相似，它们的相关系数较大，见表 3.1 的“第 13 列”。

表 3.1　体数据 DCT 和感知 Hash 处理后部分系数受不同攻击后的变化值

	第1列	第2列	第3列	第4列	第5列	第6列	第7列	第8列	第9列	第10列	第11列	第12列	第13列
	图像操作	PSNR/dB	$F(1,1,4)$	$F(1,2,1)$	$F(2,1,4)$	$F(2,2,1)$	$F(3,1,4)$	$F(3,2,1)$	$F(4,1,4)$	$F(4,2,1)$	均值	序列	相关度
常规攻击	原图	—	−4.28	76.32	0.04	479.05	76.58	461.83	3.43	288.09	181.37	00010101	1.0
	高斯干扰(10%)	3.32	266.90	307.98	268.06	586.24	319.44	567.23	276.83	451.18	383.86	00010101	1.0
	JPEG 压缩(2%)	16.57	4.06	83.36	8.63	484.56	85.50	463.96	12.47	295.90	189.48	00010101	1.0
	中值滤波[5×5]	18.69	−4.10	73.97	−2.14	492.03	76.15	461.71	3.75	289.50	181.34	00010101	1.0
几何攻击	旋转(顺时 20°)	12.44	−6.67	76.80	19.16	462.21	144.15	495.47	10.19	313.82	181.35	00010101	1.0
	MRI 缩放 0.5 倍	—	−2.15	38.55	0.15	239.99	38.63	230.94	1.78	144.42	90.95	00010101	1.0
	MRI 缩放 2 倍	—	−8.58	153.37	0.26	959.23	153.82	923.84	6.97	577.08	363.38	00010101	1.0
	垂直下移 10%	10.85	2.03	−4.16	−18.01	367.45	63.45	481.06	29.39	413.57	174.93	00010101	1.0
	Z 轴剪切 10%	—	−0.93	44.29	−13.30	445.11	70.75	425.71	24.94	397.36	183.28	00010101	1.0
	X 轴剪切 10%	—	−3.72	49.83	−5.05	410.36	52.08	409.24	−0.78	215.57	191.35	00010101	1.0
	Y 轴剪切 10%	—	−6.17	68.56	12.53	450.97	100.27	435.15	9.20	267.37	178.17	00010101	1.0

注：DCT 系数单位为 1×10^{1}

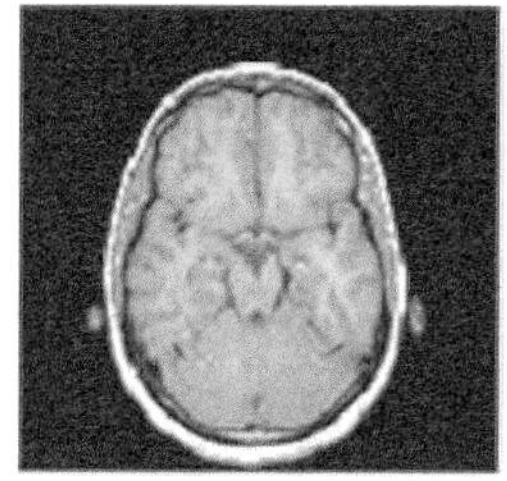
(a)原始体数据切片

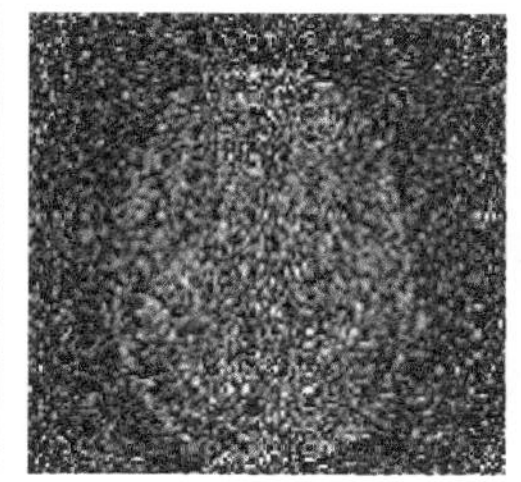
(b)加噪声后的切片

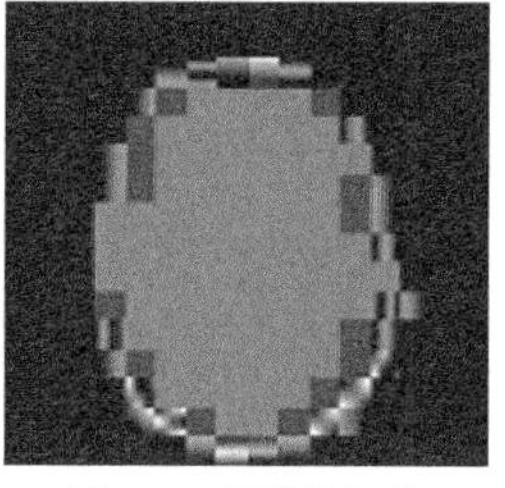
(c)JPEG 压缩的切片

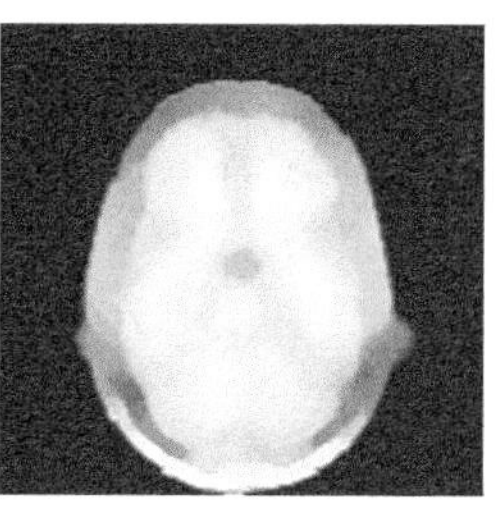
(d)中值滤波的切片

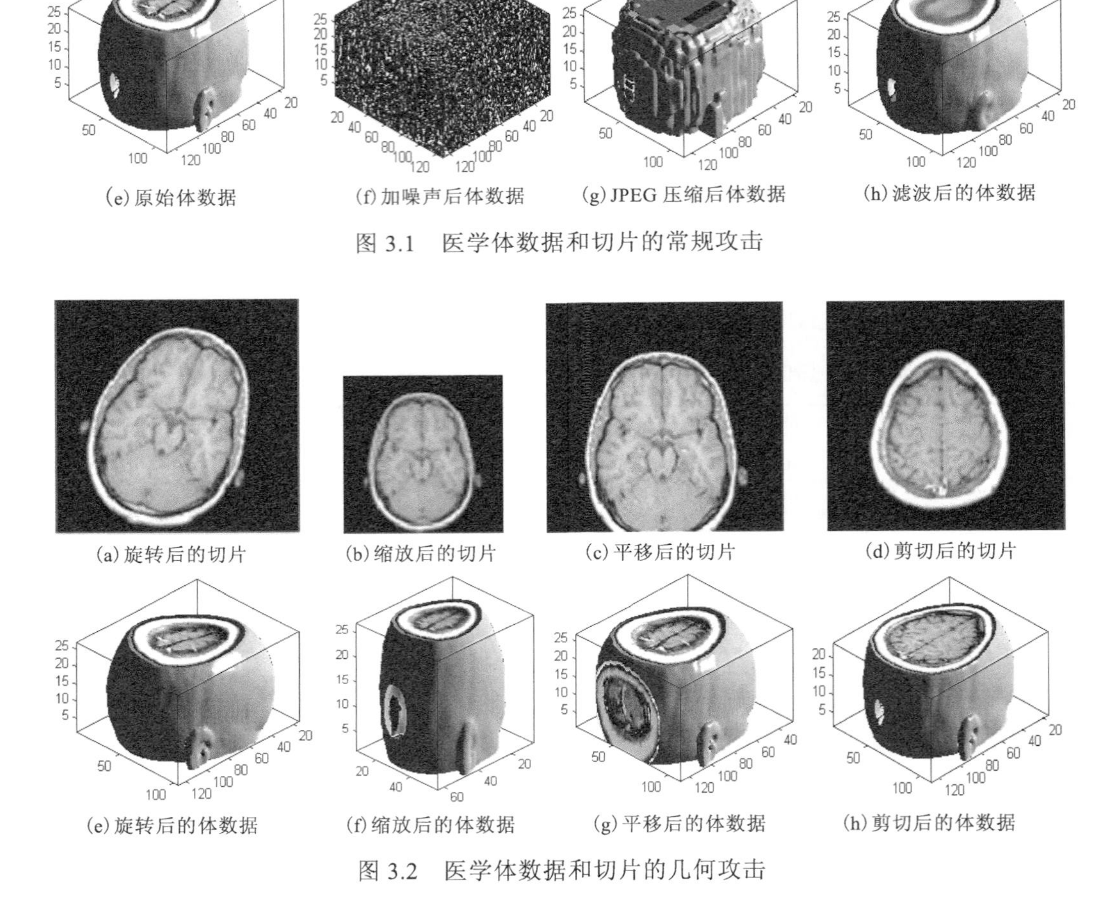

(e) 原始体数据　(f) 加噪声后体数据　(g) JPEG 压缩后体数据　(h) 滤波后的体数据

图 3.1　医学体数据和切片的常规攻击

(a) 旋转后的切片　(b) 缩放后的切片　(c) 平移后的切片　(d) 剪切后的切片

(e) 旋转后的体数据　(f) 缩放后的体数据　(g) 平移后的体数据　(h) 剪切后的体数据

图 3.2　医学体数据和切片的几何攻击

鲁棒性和不可感知性是感知 Hash 函数的两个主要特性。为了进一步证明按上述方法提取的是该体数据的一个感知 Hash 函数，对其不可碰撞性进行检测，即对于不同的体数据，其感知 Hash 值是不同的；它们之间的相关系数的值较小；这里把不同的测试对象(见图 3.3(a)～图 3.3(g))进行实验，通过三维 DCT 感知 Hash 算法对它们

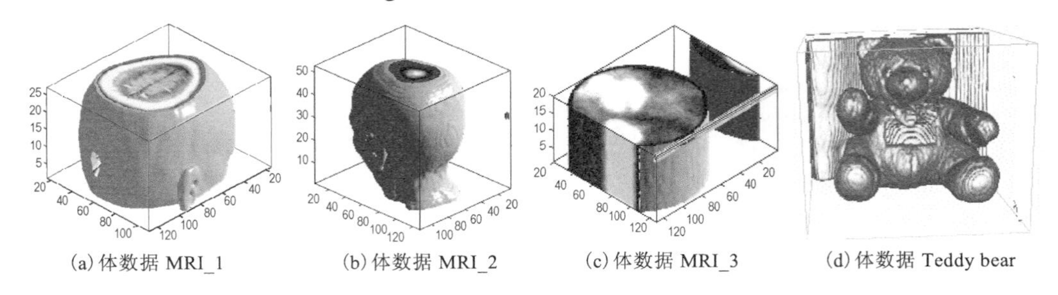

(a) 体数据 MRI_1　(b) 体数据 MRI_2　(c) 体数据 MRI_3　(d) 体数据 Teddy bear

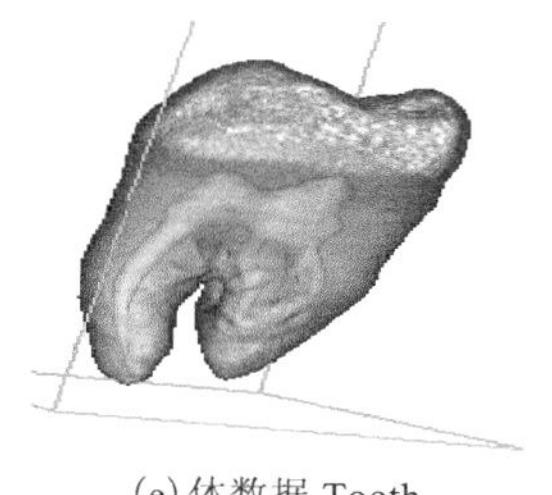

(e) 体数据 Tooth

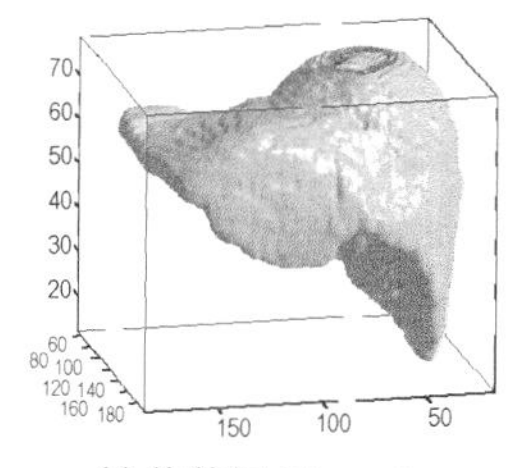

(f) 体数据 Liver_1

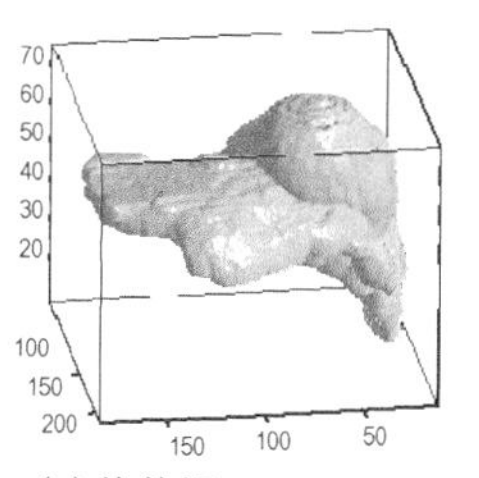

(g) 体数据 Liver_2

图 3.3　不同的医学体数据

进行处理。从统计学角度，这里取了前 8×8×4 个，即 256 个 DCT 系数。并且求出每个体数据的感知 Hash 值相互之间的相关系数，计算结果如表 3.2 所示，Ha、Hb、Hc、Hd、He、Hf、Hg 分别代表图 3.3(a)～图 3.3(g) 的医学体数据。

表 3.2　不同体数据感知 Hash 值之间的相关系数(向量长度为 256bit)

	Ha	Hb	Hc	Hd	He	Hf	Hg
Ha	1.00	0.58	0.46	−0.09	−0.53	0.11	0.15
Hb	0.58	1.00	0.28	0.12	−0.49	0.19	0.19
Hc	0.46	0.28	1.00	0.01	−0.30	−0.07	−0.05
Hd	−0.09	0.12	0.01	1.00	−0.07	0.14	0.14
He	−0.53	−0.49	−0.30	−0.07	1.00	−0.23	−0.21
Hf	0.11	0.19	−0.07	0.14	−0.23	1.00	0.74
Hg	0.15	0.19	−0.05	0.14	−0.21	0.74	1.00

从表 3.2 可以看出，首先，体数据自身之间的相关系数最大，为 1.00；其次，图 3.3(f) 和图 3.3(g) 之间的相关系数也较大，为 0.74，而这两个图是形状相似的两个肝的体数据；图 3.3(a) 和图 3.3(b)，相关系数为 0.58，也较大，在表中为第三大相关系数，而这两个图都是人体的头部，也比较相似。其他感知 Hash 值之间的相关系数值较小，这与人眼实际观察到的相符合，说明按该算法提取的感知 Hash 值，反映了体数据的主要外形特征，体数据越相似，感知 Hash 值的相似程度越高。

根据人类视觉系统(Human Visual System，HVS)，低中频信号对人的视觉影响较大，对于二维图像是图像轮廓，对于三维图像就是体数据的外形轮廓。因此，在对体数据选取适当系数时选取体数据的低中频系数，低中频系数的个数选择与进行全局三维 DCT 的原始体数据的大小，以及一次性嵌入的信息量和要求的鲁棒性有关，选取的感知 Hash 值的长度 L 越小，一次性嵌入的信息量越少，但鲁棒性越高。综合考虑后面的实验，在具体实验时选取 L 的长度为 64。

3. 可抗常规和几何攻击的水印算法

1) 水印的嵌入算法

首先选取一个有意义的二值序列作为要嵌入医学体数据的水印，记为

$W=\{w(j)\mid w(j)=0,1;1\leqslant j\leqslant L\}$；同时，选取 MATLAB 中自带的一个 MRI 体数据作为原始医学体数据，表示为 $F=\{f(i,j,k)\mid f(i,j,k)\in\mathbf{R};1\leqslant i\leqslant M,1\leqslant j\leqslant N,1\leqslant k\leqslant P\}$。其中，$f(i,j,k)$ 表示原始医学体数据的体素数据值，类似于二维图像中的像素灰度值，为了方便起见，算法中假设 $M=N$。

(1) 对原始医学体数据进行 DCT 感知 Hash 处理，提取体数据的感知 Hash 值 $\mathrm{PH}(j)$。

首先，对原始医学体数据 $F(i,j,k)$ 实施三维 DCT 处理，得到三维 DCT 处理后的系数矩阵 $\mathrm{FD}(i,j,k)$，在系数矩阵 $\mathrm{FD}(i,j,k)$ 中选取前 4×4×4 个系数 $\mathrm{FD}_4(i,j,k)$，然后对选取出的系数矩阵 $\mathrm{FD}_4(i,j,k)$ 进行三维 DCT 逆变换，得到 DCT 逆变换后的体数据 $\mathrm{FID}(i,j,k)$；最后，通过将逆变换系数与其平均值进行比较和二值量化处理，得到体数据的感知 Hash 值 $\mathrm{PH}(j)$，具体过程如下

$$\mathrm{FD}_4(i,j,k)=\mathrm{DCT3}(F(i,j,k)) \tag{3.3}$$

$$\mathrm{FID}(i,j,k)=\mathrm{IDCT3}(\mathrm{FD}_4(i,j,k)) \tag{3.4}$$

$$\mathrm{PH}(j)=\mathrm{BINARY}(\mathrm{FID}(i,j,k)) \tag{3.5}$$

(2) 利用经典密码学中的 Hash 函数，将水印嵌入，并获取密钥 $\mathrm{Key}(j)$

$$\mathrm{Key}(j)=\mathrm{PH}(j)\oplus W(j) \tag{3.6}$$

$\mathrm{Key}(j)$ 是由原始医学体数据的感知 Hash 值 $\mathrm{PH}(j)$ 和水印序列 $W(j)$ 通过经典密码学中的 Hash 函数生成的，可将密钥 $\mathrm{Key}(j)$ 保存于第三方，便于使用者获得原始医学体数据的所有权和使用权，而且可以达到一定的版权保护的目的。

以上为具体水印嵌入步骤，根据上述两个步骤可以画出水印嵌入算法的步骤图，如图 3.4 所示。

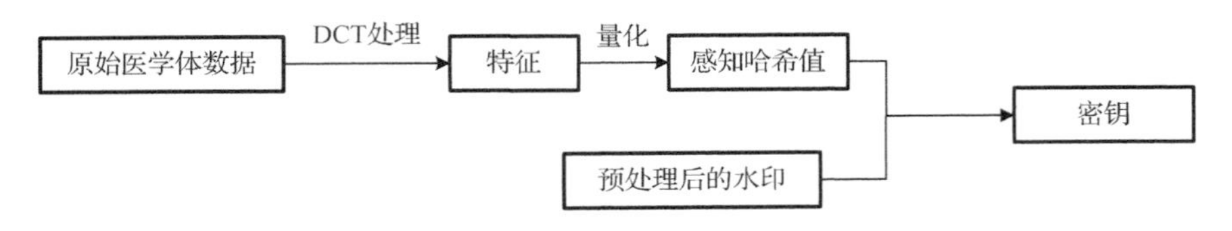

图 3.4 DCT 感知 Hash 医学体数据水印嵌入步骤

2) 水印的提取算法

在远程医疗、视频手术、远程诊断等情况下，可通过对接收方接收到的待测医学体数据进行相关处理，提取出其中的水印信息。

(1) 对待测医学体数据进行 DCT 感知 Hash 处理，提取出待测医学体数据的感知 Hash 值 $\mathrm{PH}'(j)$。

接收到的待测体数据用 $F'(i,j,k)$ 表示，按照水印嵌入算法中的第 (1) 步方法，对

待测医学体数据进行 DCT 感知 Hash 处理，求出待测医学体数据的感知 Hash 值 $\mathrm{PH}'(j)$，具体步骤描述如下

$$\mathrm{FD}_4'(i,j,k)=\mathrm{DCT3}(F'(i,j,k)) \tag{3.7}$$

$$\mathrm{FID}'(i,j,k)=\mathrm{IDCT3}(\mathrm{FD}_4'(i,j,k)) \tag{3.8}$$

$$\mathrm{PH}'(j)=\mathrm{BINARY}(\mathrm{FID}'(i,j,k)) \tag{3.9}$$

(2)提取出待测医学体数据中的水印。根据第(1)步中得到的待测医学体数据的感知 Hash 值 $\mathrm{PH}'(j)$ 和水印嵌入算法中第(2)步得到的密钥 $\mathrm{Key}(j)$，同样使用经典密码学中的 Hash 函数，提取出待测医学体数据中的水印 $W'(j)$，即

$$W'(j)=\mathrm{Key}(j)\oplus \mathrm{PH}'(j) \tag{3.10}$$

上述为具体水印提取的步骤，根据上述步骤可以画出水印提取算法的步骤图，如图 3.5 所示。

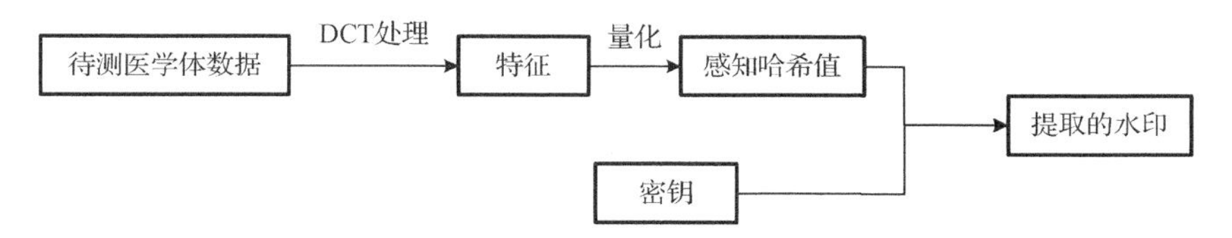

图 3.5　DCT 感知 Hash 医学体数据水印提取步骤

3)水印的检测算法

使用 PSNR 客观评价受攻击后的待测医学体数据的质量。通过原始嵌入的水印序列和提取出的水印序列之间的 NC 值的大小，可以对原始医学体数据中是否嵌入水印和是否能够提取出原始水印进行评估。

(1)PSNR。MSE 就是求取攻击后图像与原图像像素灰度值差值的平均值，若原始图像的尺寸为 $M\times N$，$I(i,j)$ 为原始图像的像素灰度值，$J(i,j)$ 为攻击处理后图像的像素灰度值，则 MSE 可表示为

$$\mathrm{MSE}=\frac{1}{M\times N}\sum_{i=0}^{M-1}\sum_{j=0}^{N-1}(I(i,j)-J(i,j))^2 \tag{3.11}$$

PSNR 是最普遍的表示信号最大强度和信号最大噪声的比值，是当前使用最广泛的图像质量客观评价方法，若 M 为图像的像素的最大灰度值(通常情况下为 255)，PSNR 表达式可描述为

$$\mathrm{PSNR}=10\lg\frac{M^2}{\mathrm{MSE}} \tag{3.12}$$

(2)NC。通过原始嵌入的水印序列和提取出的水印序列之间的 NC 值的大小，

可对原始医学体数据中是否嵌入水印和是否能够提取出原始水印进行评估。其中，NC 值越大，意味着提取出来的水印序列和原始嵌入的水印序列之间的相关性越大。归一化相关系数的求取公式定义如下

$$\mathrm{NC}=\frac{\sum_{j} w(j)w'(j)}{\sum_{j} w(j)w(j)} \tag{3.13}$$

水印检测算法的步骤，如图 3.6 所示。

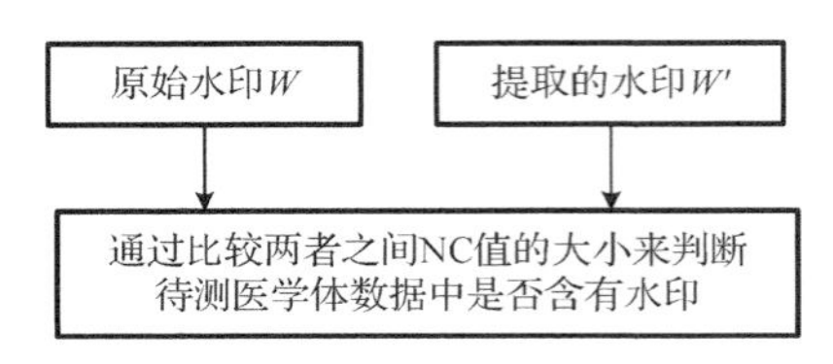

图 3.6　DCT 感知 Hash 医学体数据水印检测步骤

本算法与现有的医学水印技术比较有以下优点。

首先，由于本算法是基于三维 DCT 感知 Hash 算法的数字水印技术，通过后面的实验数据证实，该水印不仅有较强的抗常规攻击能力，而且有较强的抗几何攻击能力；并且，水印的嵌入不影响原始体数据的体素数据值，是一种零水印技术，更好地保护了医学体数据。这个特性，尤其是在医学图像处理等方面具有很高的实用价值，使用范围广。

3.2.2　实验结果

仿真软件采用 MATLAB，实验所用的原始医学体数据为一个 MRI 大脑体数据，大小为 128×128×27 像素。在实验中产生 1000 组独立的二值随机序列(取值为+1 或–1)，并任命第 500 组作为嵌入的原始水印序列，然后把经过 DCT 感知 Hash 算法提取出的水印序列与这 1000 组序列进行归一化相关系数检测，检测两者之间的相似度，依相似度大小来判断该医学体数据水印算法的鲁棒性。其中水印检测器的横坐标表示的是 1000 组取值为+1 或–1 的随机序列，第 500 组为原始水印，水印检测器的纵坐标表示的是相似度检测值。实验规定，水印检测器的响应，即相似度检测值 $\mathrm{NC}\geqslant 0.5$，则可以判断为有水印的存在，也就是说如果在第 500 组处的相似度值明显高于其他位置的相似度检测值，则可以判断为有水印的存在。

图 3.7(a)是不加任何干扰时水印医学体数据的一个切片；图 3.7(b)为不加干扰时嵌入原始水印序列的三维医学体数据，从图中可以明显看到嵌入水印的待测医学体数据和原始医学体数据一模一样，没有发生任何改变，这表明水印的嵌入对医学体数据从视觉上没有任何影响；图 3.7(c)为不加任何干扰时水印检测器的响应，由图可以发现，$\mathrm{NC}=1$，DCT 感知 Hash 算法可以检测出水印的存在，能够准确地获取到水印。

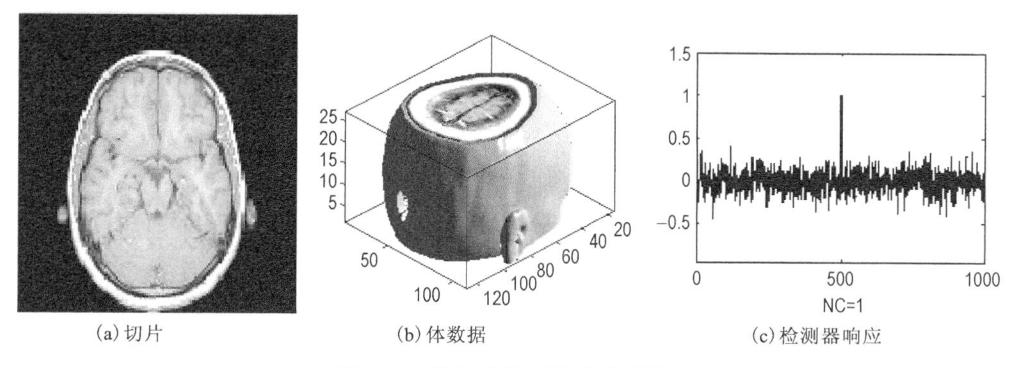

(a) 切片　(b) 体数据　(c) 检测器响应

图 3.7　不加干扰时的水印检测

为了进一步验证 DCT 感知 Hash 三维医学体数据水印算法的鲁棒性，可通过实验对水印医学体数据进行常规和几何处理。

1．常规攻击

一般来说，常规攻击也就是对图像进行常规图像处理。例如，加入高斯噪声、模/数变换或数/模变换、量化、JPEG 处理、中值滤波等攻击。

1) 加高斯噪声

通过程序向水印医学体数据中加入高斯噪声，再通过 DCT 感知 Hash 处理后，检测待测医学体数据中是否含有水印，用以验证水印算法抵抗高斯噪声干扰的能力。选取均值为 0、方差为 0.03 的高斯噪声对水印医学体数据进行处理，图 3.8(a) 所示为高斯噪声干扰后医学体数据的第十个切片图像，视觉上很容易发现此体数据的三维轮廓变得不清晰，切片图像变得模糊，处理后的体数据如图 3.8(b) 所示，图 3.8(c) 所示为水印检测器，通过检测器的响应，发现在第 500 组处的相似度值明显高于其他位置的相似度检测值，NC=1，说明在高斯噪声干扰后的医学体数据中仍然能够检测出水印。

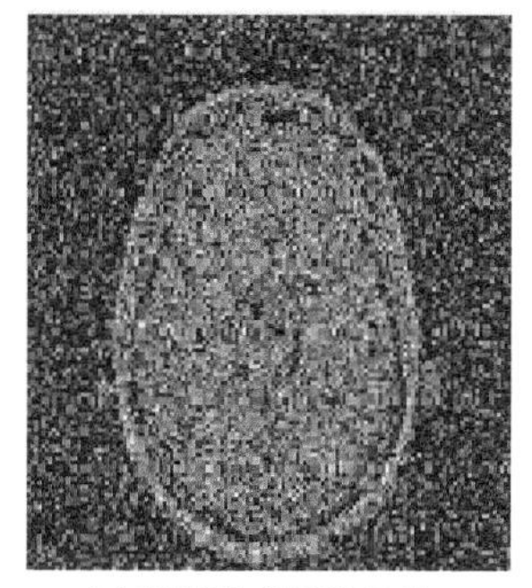

(a) 高斯噪声下的切片

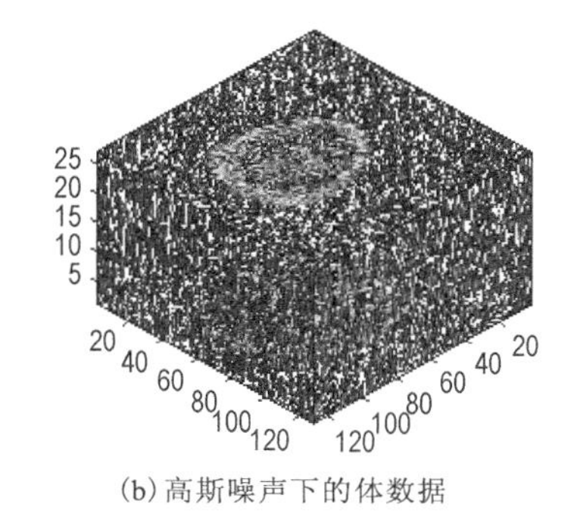

(b) 高斯噪声下的体数据

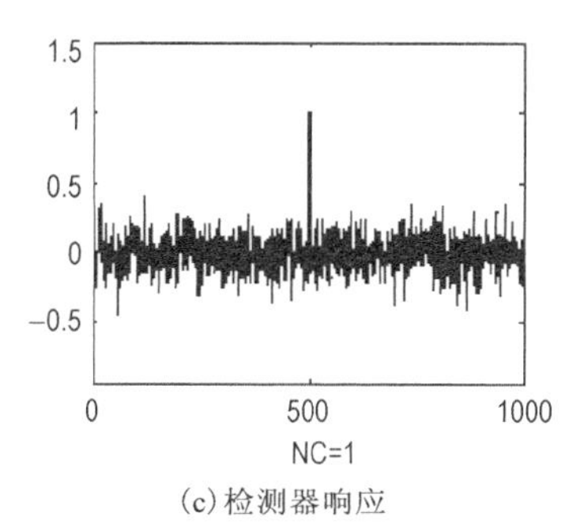

(c) 检测器响应

图 3.8　高斯噪声攻击下的实验结果

表 3.3 是加入不同强度的高斯噪声干扰的情况下，水印检测器的响应情况。依照这些具体数据，不难发现，在均值为 0、方差为 0.05 的高斯噪声干扰下，水印检测器仍能够检测出水印。因此，DCT 感知 Hash 医学体数据水印算法对高斯噪声干扰具有鲁棒性。

表 3.3　高斯噪声攻击下的实验数据

噪声方差值	0.01	0.02	0.03	0.04	0.05
PSNR/dB	12.53	9.78	8.03	6.92	6.03
NC	1.00	1.00	1.00	1.00	1.00

2) JPEG 压缩

对含有水印的医学体数据进行 JPEG 压缩，通过水印提取算法提取水印，依照水印检测器的响应判断是否含有水印，使用检测器中相似度检测值的大小来验证水印算法抵抗 JPEG 压缩的能力。向含有水印的医学体数据实施压缩质量因素为 5 时的 JPEG 压缩攻击，得到的体数据如图 3.9(b)所示，图 3.9(a)为其第十个切片的图像，可以发现，此时的水印医学体数据和切片图像都已经出现方块效应。但是通过图 3.9(c)显示，相应的水印检测器响应，此时在第 500 组处的相似度值明显高于其他位置的相似度检测值，NC=1，说明在 JPEG 压缩下能够检测到水印的存在。

表 3.4 是不同压缩质量下水印检测器的响应情况。依照这些具体数据，在实施因素为 2 的 JPEG 压缩情况下，PSNR=16.57dB，在第 500 组处的相似度值明显高于其他位置的相似度检测值，NC=1，说明水印检测器仍能够检测出水印。因此，DCT 感知 Hash 医学体数据水印算法对 JPEG 压缩具有鲁棒性。

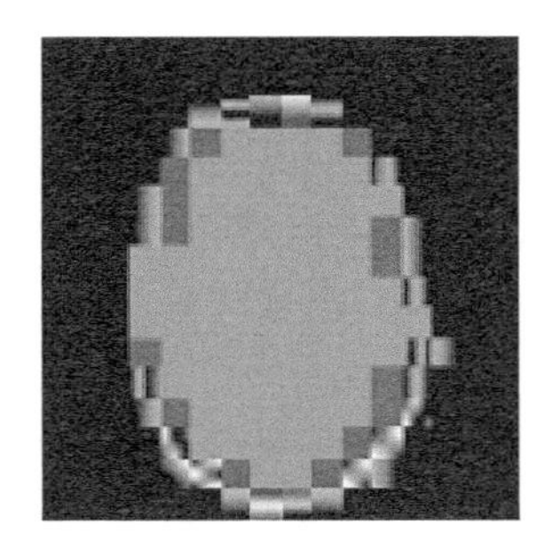

(a) JPEG 压缩后的切片

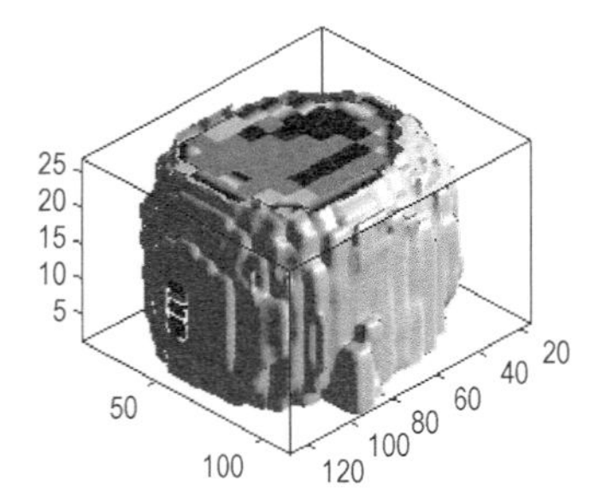

(b) JPEG 压缩后的体数据

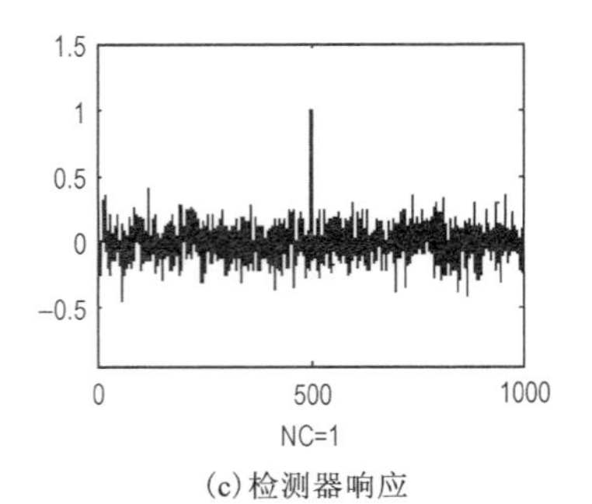

(c) 检测器响应

图 3.9　JPEG 压缩攻击下的实验结果

表 3.4　JPEG 压缩攻击下的实验数据

压缩质量因素	2	4	8	10	20	40	60	80
PSNR/dB	16.57	17.82	20.21	21.20	23.10	25.06	26.61	29.31
NC	1.00	1.00	1.00	1.00	1.00	1.00	1.00	1.00

3) 中值滤波

中值滤波是一种非线性平滑技术，分别对含有水印的医学体数据实施窗口大小为3×3、5×5、7×7的中值滤波处理，然后再在处理后的医学体数据中提取水印，根据水印检测器的响应判断体数据中是否含有水印，以此来验证DCT感知Hash医学体数据水印算法对于抵抗中值滤波的能力。对水印体数据进行窗口大小为5×5、滤波次数为10次的中值滤波处理，图3.10(a)显示的是中值滤波处理后体数据的第十个切片图像，图像的边缘轮廓已经不分明了，处理后的体数据如图3.10(b)所示，水印体数据的外部轮廓已经有了模糊迹象，PSNR = 18.69dB，图3.10(c)显示的是水印检测器的响应，通过观察发现，在第500组处的相似度值明显高于其他位置的相似度检测值，NC=1，说明该水印算法能够在中值滤波的情况下检测出水印信息。

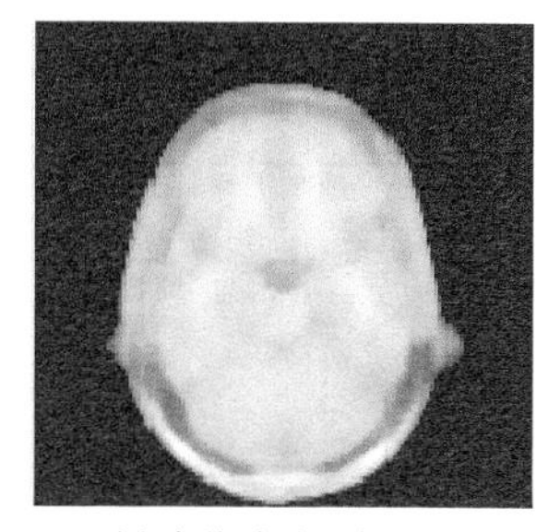

(a) 中值滤波后的切片

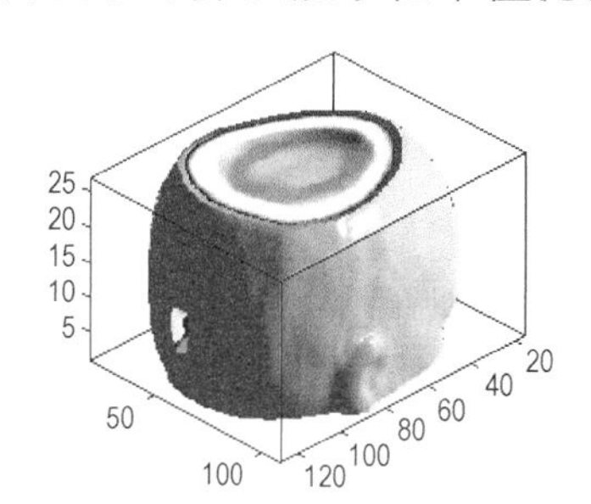

(b) 中值滤波后的体数据

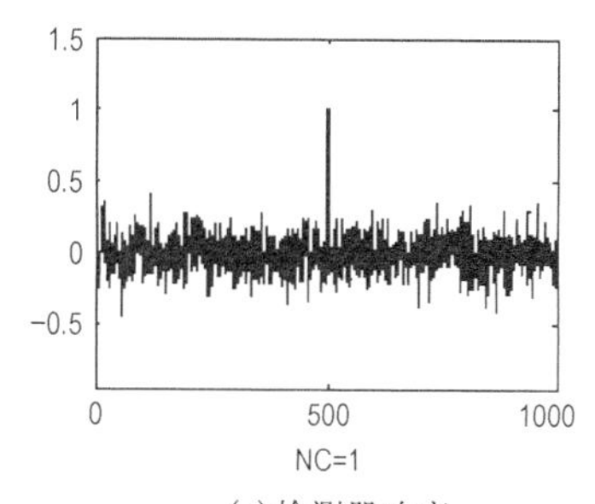

(c) 检测器响应

图3.10　中值滤波攻击下的实验结果

表3.5展示的是对水印体数据实施不同参数的中值滤波处理后水印检测器响应情况，在窗口大小为7×7、进行多达20次的该项攻击时，PSNR =16.58dB，NC =1，仍能够检测到水印的存在。因此，DCT感知Hash医学体数据水印算法对中值滤波具有鲁棒性。

表3.5　中值滤波攻击下的实验数据

参数	3×3			5×5			7×7		
次数	1	10	20	1	10	20	1	10	20
PSNR/dB	24.65	22.46	21.97	21.14	18.69	18.07	18.91	16.98	16.58
NC	1.00	1.00	1.00	1.00	1.00	1.00	1.00	1.00	1.00

2. 几何攻击

几何攻击是目前水印算法较难解决的问题，几何攻击指的是对水印体数据进行旋转、缩放、平移等处理。对体数据实施几何攻击相对比较容易，但是简单的几何攻击往往会导致水印难以检测。因此，水印算法的抗几何攻击的能力将反映水印算法的有效性。

1) 旋转变换

图 3.11(a)是旋转变换后体数据的第十个切片图像，图 3.11(b)是水印体数据按照顺时针方向旋转 20° 的三维成像，PSNR = 12.44dB，图 3.11(c)是水印检测器的响应，从水印检测器的响应可以看到在第 500 组处的相似度值明显高于其他位置的相似度检测值，NC ≈ 0.93，说明该水印算法能够在进行过旋转变换的情况下检测出水印信息。

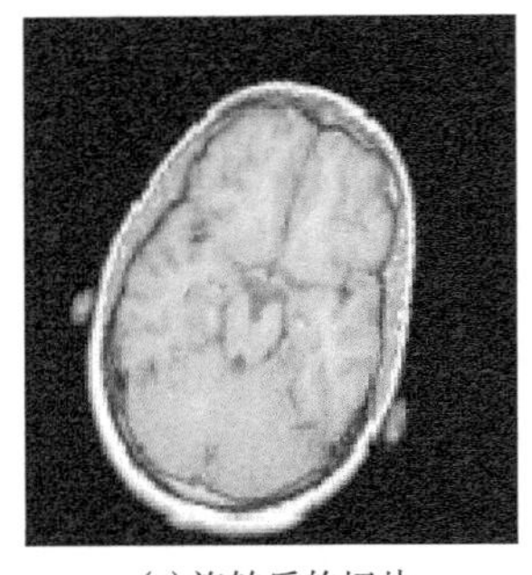

(a) 旋转后的切片

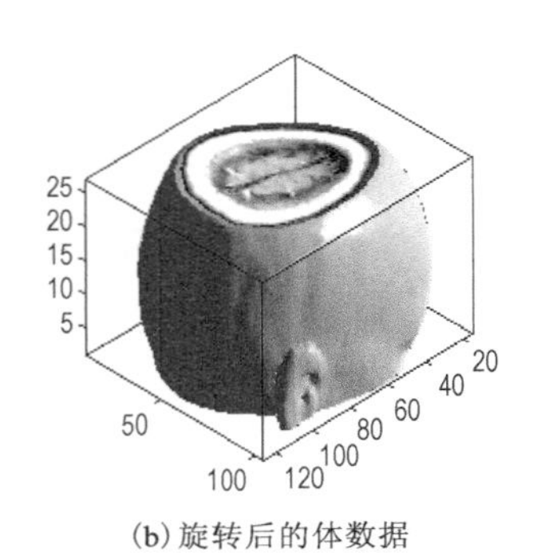

(b) 旋转后的体数据

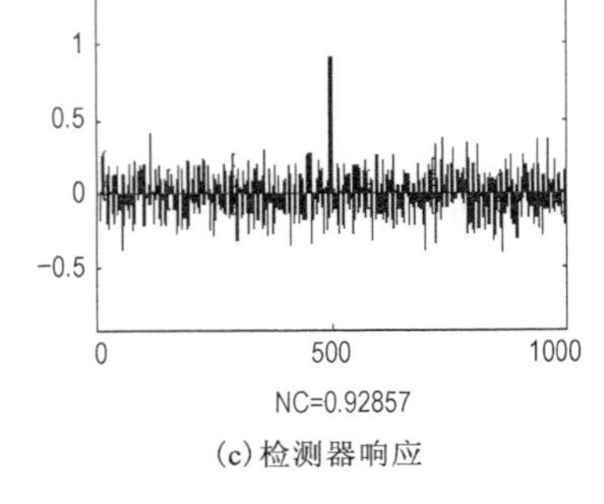

(c) 检测器响应

图 3.11　旋转攻击下的实验结果

表 3.6 中的数据展现的是水印体数据在实施旋转变换实验后，水印检测器的响应情况。可以看出，当对水印体数据实施高达 35° 的旋转变换实验后，PSNR = 11.33dB，但是水印检测器显示的相似度值 NC = 0.77，大于 0.5，即仍能够有效地检测出水印的存在。由此可得，DCT 感知 Hash 医学体数据水印算法对旋转变换具有鲁棒性。

表 3.6　旋转攻击下的实验数据

顺时旋转/(°)	5	10	15	20	25	30	35
PSNR/dB	16.54	13.97	12.98	12.44	12.04	11.68	11.33
NC	1.00	1.00	0.96	0.93	0.84	0.80	0.77

2) 缩放变换

对含有水印的医学体数据进行缩放变换，通过水印提取算法提取水印，依照水印检测器的响应判断是否含有水印，使用检测器中相似度检测值的大小来验证水印算法抵抗缩放变换的能力。将含有水印信息的医学体数据缩小到原来的 0.5 倍，缩小后体数据的第十个切片图像如图 3.12(a)所示，其体数据如图 3.12(b)所示，但从水印检测器的响应来看，如图 3.12(c)所示，在第 500 组处的相似度值明显高于其他位置的相似度检测值，NC = 1，说明该水印算法能够在进行过缩放的情况下检测出水印信息。

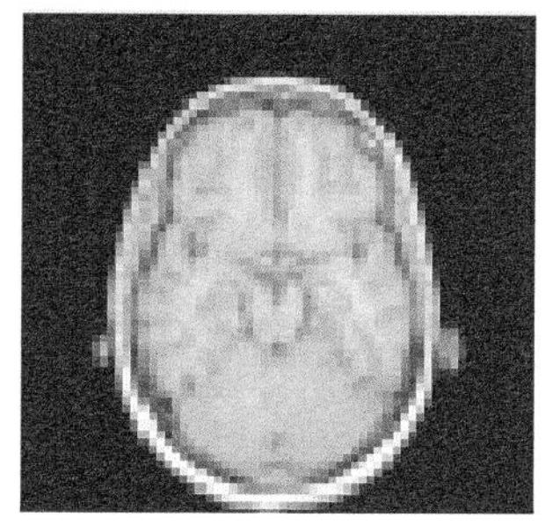

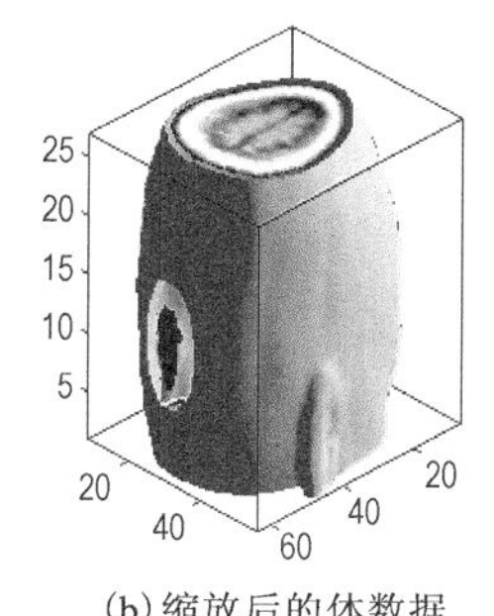

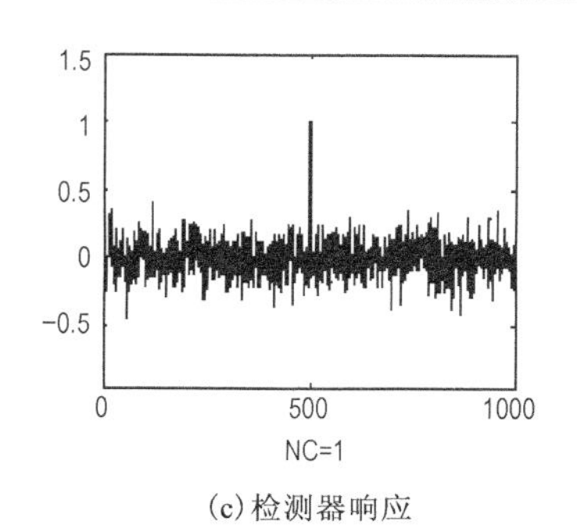

(a) 缩放后的切片　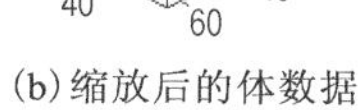(b) 缩放后的体数据　(c) 检测器响应

图 3.12　缩放攻击下的实验结果

对水印体数据实施缩放变换实验后，水印检测器的响应情况如表 3.7 所示。观察表中数据，可以发现无论对水印体数据实施放大还是缩小，水印检测器显示的相似度值 NC=1，即仍能够有效地检测出水印的存在。由此可得，DCT 感知 Hash 医学体数据水印算法对缩放变换具有鲁棒性。

表 3.7　缩放攻击下的实验数据

缩放因子	0.2	0.5	0.8	1.0	1.2	2.0	4.0
NC	1.00	1.00	1.00	1.00	1.00	1.00	1.00

3) 平移变换

图 3.13(a) 显示的是向下移动 5%后体数据的第十个切片图像，图 3.13(b) 是对水印体数据在 Y 轴方向上实施向下移动 5%攻击之后的三维成像，图 3.13(c) 是水印检测器响应，观察检测器的响应可以发现在第 500 组处的相似度值明显高于其他位置的相似度检测值， NC = 0.86667 ，说明该水印算法能够在进行过平移的情况下检测出水印信息。

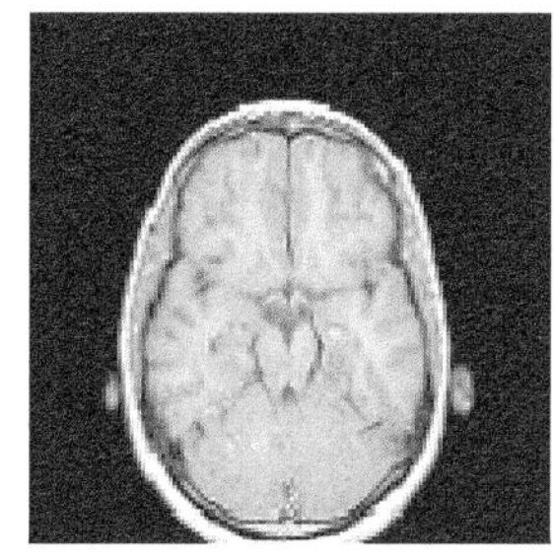

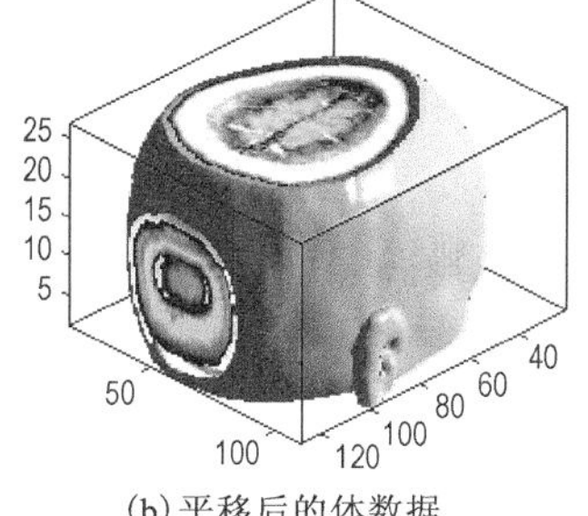

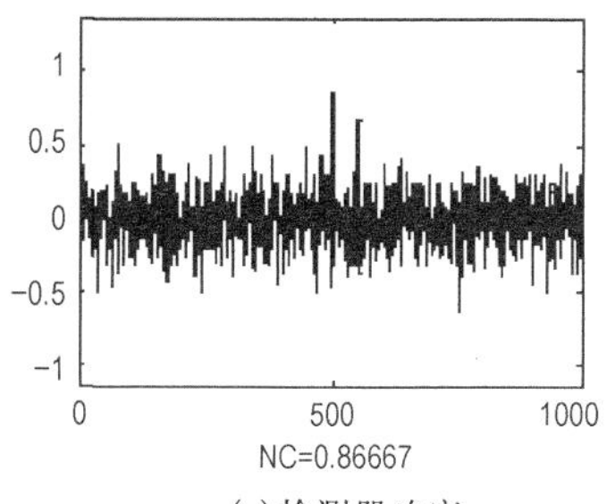

(a) 平移后的切片　(b) 平移后的体数据　(c) 检测器响应

图 3.13　平移攻击下的实验结果

对水印体数据分别实施 X 轴方向水平向左和 Y 轴方向垂直向下的平移，具体水印检测器的响应如表 3.8 所示。从表中的数据很容易发现该方法无论在水平移动还

是垂直移动的情况下，水印检测器的相似度值NC都大于0.5，表明都能检测到水印的存在，即DCT感知Hash医学体数据水印算法对平移变换具有鲁棒性。

表 3.8 平移攻击下的实验数据

	*X*轴方向水平左移				*Y*轴方向垂直下移			
移动距离/%	2	4	6	8	2	4	6	8
PSNR/dB	13.02	11.38	10.90	10.21	15.65	12.40	11.66	11.09
NC	0.93	0.71	0.68	0.56	0.93	0.93	0.81	0.52

4) 扭曲攻击

图3.14(a)是扭曲攻击后的切片图像(扭曲因子为13)，图3.14(b)是扭曲攻击后对应的体数据三维成像，PSNR = 9.83dB，信噪比较低，图3.14(c)是提取的水印，NC≈0.90，可以较为准确地提取水印。表3.9为水印抗扭曲攻击实验数据，扭曲参数为扭曲因子，扭曲因子越大，表示扭曲的频率越高，并且从表3.9中发现，当扭曲因子较低时，对体数据的低频特性影响较大，所以NC值较小；而当扭曲因子较大时，对体数据的高频特性影响较大，即对体数据的外部轮廓影响较小，所以NC值较大，表3.9中的数据与前面对体数据的中低频系数的分析一致。

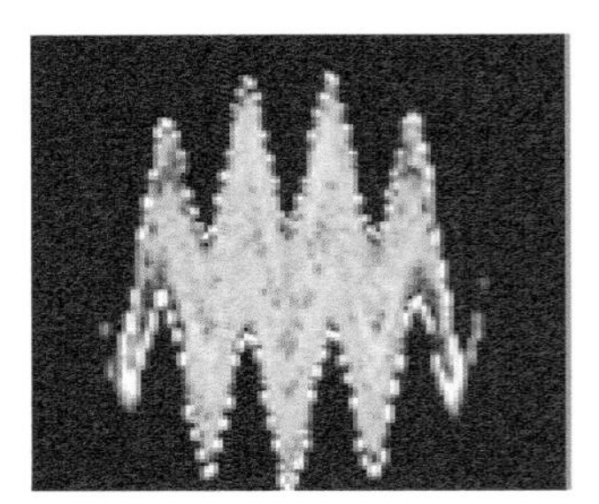

(a) 扭曲后的切片

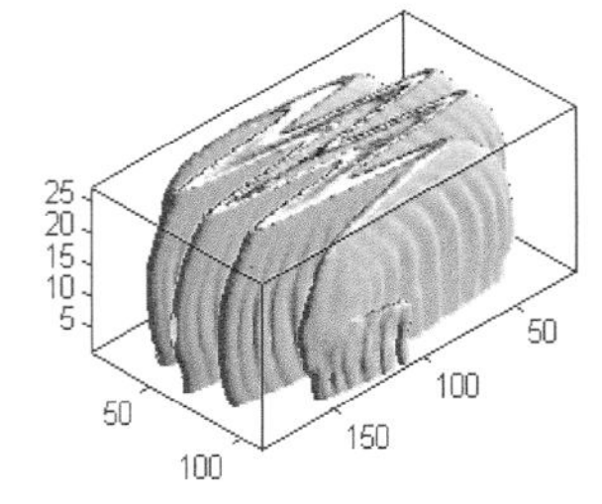

(b) 扭曲后的体数据

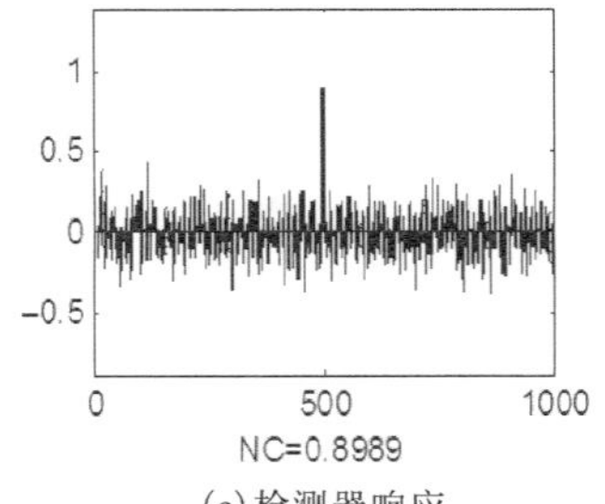

(c) 检测器响应

图 3.14 扭曲攻击下的实验结果

表 3.9 扭曲攻击下的实验数据

扭曲频率因子	2	3	5	7	9	13
PSNR/dB	10.12	10.13	10.16	9.89	9.58	9.83
NC	0.87	0.78	0.93	0.90	0.90	0.90

3.2.3 算法比较

为了进一步证明该体数据水印算法的鲁棒性，本节将DCT医学体数据水印算法[132]与DCT感知Hash医学体数据水印算法进行比较。

常规攻击下，DCT医学体数据水印算法的检测器响应情况如图3.15(a)～图3.15(c)所示，而DCT感知Hash医学体数据水印算法的检测器响应情况如图3.15(d)～

图 3.15(f)所示。其中图 3.15(a)和图 3.15(d)表示在均值为 0、方差为 0.05 的高斯噪声干扰下，DCT 医学体数据水印算法的水印检测器响应和 DCT 感知 Hash 医学体数据水印算法的水印检测器响应。同样地，图 3.15(b)和图 3.15(e)表示压缩质量为 5 时的 JPEG 压缩下，两种医学体数据水印算法的响应情况；图 3.15(c)和图 3.15(f)表示中值滤波窗口大小为 5×5、滤波次数为 10 次的条件下两种医学体数据水印算法的响应情况。通过对图像进行观察、对比可知，在相同的攻击条件下，DCT 感知 Hash 水印算法的响应情况明显比 DCT 水印算法良好。因此，对于常规攻击，本节所提出的体数据水印算法具有更理想的效果。

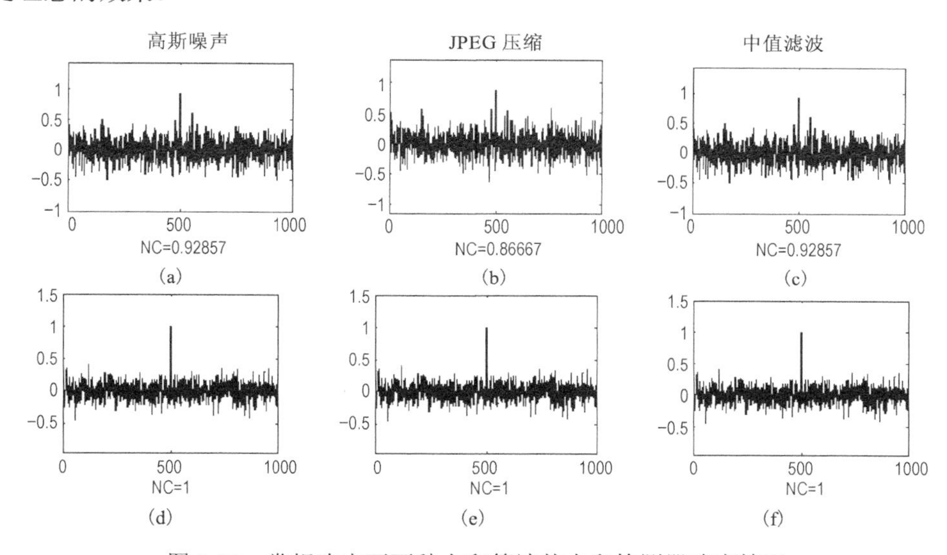

图 3.15　常规攻击下两种水印算法的水印检测器响应情况

几何攻击下，DCT 医学体数据水印算法的水印检测器响应情况如图 3.16(a)～图 3.16(c)所示，而 DCT 感知 Hash 医学体数据水印算法的水印检测器响应情况如图 3.16(e)～图 3.16(f)所示。其中图 3.16(a)表示待测医学体数据旋转 10° 时 DCT 医学体数据水印算法的水印检测器响应情况，图 3.16(d)表示待测医学体数据旋转 10° 时 DCT 感知 Hash 医学体数据水印算法的水印检测器响应情况。类似地，图 3.16(b)和

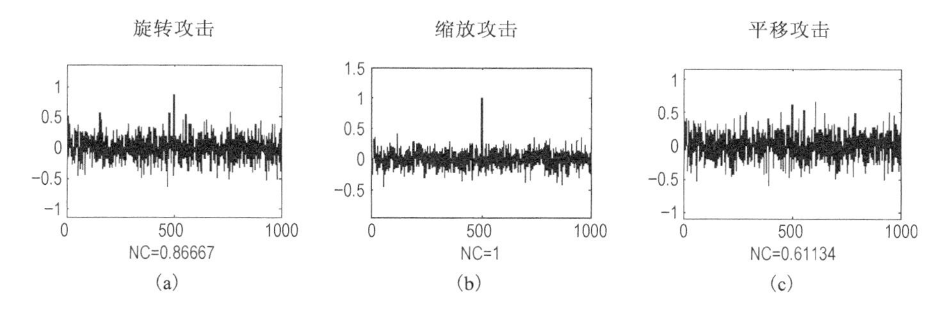

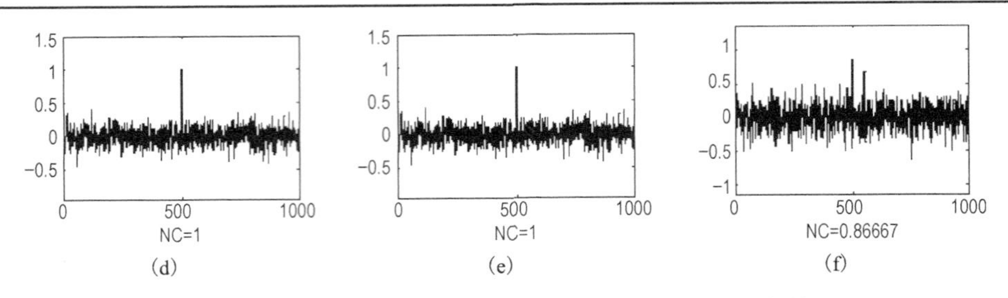

图 3.16　几何攻击下两种水印算法的水印检测器响应情况

图 3.16(e)分别表示待测医学体数据缩小到原来 0.5 倍时两种水印算法的响应情况；图 3.16(c)和图 3.16(f)分别表示待测医学体数据向下平移 5%时两种水印算法的响应情况。

通过观察这几幅图像，对检测器响应进行对比，可以明显发现 DCT 感知 Hash 医学体数据鲁棒水印算法表现出更好的抗攻击能力。

3.3　基于三维 DFT 感知 Hash 的医学体数据鲁棒水印算法

3.3.1　水印的嵌入与提取算法

1. 三维 DFT(3D-DFT)和 Logistic Map

1) 三维 DFT

三维 DFT 变换公式如下。

对应大小为 $M\times N\times P$ 的体数据 $f(x,y,z)$，其三维 DFT 公式如下

$$F(u,v,w)=\sum_{x=0}^{M-1}\sum_{y=0}^{N-1}\sum_{z=0}^{P-1}f(x,y,z)\cdot \mathrm{e}^{-\mathrm{j}2\pi xu/M}\mathrm{e}^{-\mathrm{j}2\pi yv/N}\mathrm{e}^{-\mathrm{j}2\pi zw/P} \tag{3.14}$$

$$u=0,1,\cdots,M-1;\quad v=0,1,\cdots,N-1;\quad w=0,1,\cdots,P-1$$

式中，$f(x,y,z)$是体数据 V 在 $f(x,y,z)$处的体素数据值；$F(u,v,w)$是该体素数据对应的三维 DFT 系数。

三维离散傅里叶逆变换(IDFT)公式如下

$$f(x,y,z)=\frac{1}{MNP}\sum_{u=0}^{M-1}\sum_{v=0}^{N-1}\sum_{w=0}^{P-1}F(u,v,w)\mathrm{e}^{\mathrm{j}2\pi xu/M}\mathrm{e}^{\mathrm{j}2\pi yv/N}\mathrm{e}^{\mathrm{j}2\pi zw/P} \tag{3.15}$$

$$x=0,1,\cdots,M-1;\quad y=0,1,\cdots,N-1;\quad z=0,1,\cdots,P-1$$

式中，$f(x,y,z)$为空间域采样值；$F(u,v,w)$为频率域采样值。医学体数据可通过 CT

和MRI获得，体数据(volume data)是由许多层的切片组成的，每个切片是一个二维图像，大小为$M \times N$，切片的层数为P。

2) Logistic Map

混沌是一种貌似无规则的运动，指在确定性系统中出现的类似随机的过程，有了初始值和参数，就能够生成这个混沌系统。Logistic Map是最著名的一种混沌系统，它是由以下公式给出的非线性映射

$$x_{n+1} = \mu x_n (1 - x_n) \tag{3.16}$$

式中，$0 \leqslant \mu \leqslant 4$为增长参数；$x_n \in (0,1)$为系统变量，$n$是迭代次数。混沌动力系统的研究工作指出，当增长参数$3.569945 \leqslant \mu \leqslant 4$时，Logistic Map工作于混沌状态。若初始值有一个微小的不同，将会导致混沌序列的显著差异。因此，以上序列是一个理想的密钥序列。本书中设定$\mu = 4$，混沌序列由不同的初始值x_0产生。

2. 体数据的一个感知Hash函数的选取方法

感知Hash值可以由一个体数据的特征向量经过量化后得到。目前大部分水印算法抗几何攻击能力差的主要原因是：人们将数字水印嵌入在体素或变换系数中，体数据的轻微几何变换，常常会导致体素数据值或变换系数值的突然的较大变化。这样嵌入在体数据中的水印便被轻易攻击。如果能够找到一个反映体数据几何特点的感知Hash值，当体数据发生小的几何变换时，该Hash值不会发生明显的突变，然后把要嵌入的数字水印和该体数据的感知Hash相关联，那么嵌入的数字水印就有较好的抗几何攻击能力。

下面选取一些常规攻击和几何攻击的实验数据，如表3.10所示。表3.10中用作测试的原图为图3.1(a)，是MATLAB中自带的一个MRI体数据的一个切片(取第十个)，表3.10中“第1列”显示的是体数据受到攻击的类型，受到常规攻击后的该切片图像如图3.1(b)～图3.1(d)所示，常规攻击对应的三维成像如图3.1(f)～图3.1(h)所示；受到几何攻击后的切片图像如图3.2(a)～图3.2(d)所示，其对应的三维成像如图3.2(e)～图3.2(h)所示。表3.10的“第2列”表示的是体数据受到攻击后的PSNR；表3.10的“第3列”～“第10列”表示的是从DFT逆变换后变换系数的实部中任意选取$F(1,3,4)$、$F(1,4,1)$等八个系数值。表3.10的“第11列”是DFT感知Hash算法二值量化处理求出来的平均值。对于常规攻击或几何攻击，这些系数值$F(1,3,4)$、$F(1,4,1)$等可能发生一些变换，但是它与平均值的大小比较仍然不变，将大于或等于平均值的，记为1；小于平均值的，记为0，那么对于原始体数据来说，系数值$F(1,3,4)$、$F(1,4,1)$等对应的Hash值序列为00101110，具体见表3.10的“第12列”，观察该列可以发现，无论常规攻击还是几何攻击，受攻击的体数据的感知Hash序列和原始体数据的感知Hash序列保持相似，与原始体数据归一化相关系数都较大，为1.0，见表3.10“第13列”(方便起见这里取了8个三维DFT逆变换系数的实部)。

表 3.10　体数据 DFT 与感知 Hash 处理后部分系数受不同攻击后的变化值

	第1列	第2列	第3列	第4列	第5列	第6列	第7列	第8列	第9列	第10列	第11列	第12列	第13列
	图像操作	PSNR /dB	$F(1,3,4)$	$F(1,4,1)$	$F(2,3,4)$	$F(2,4,1)$	$F(3,3,4)$	$F(3,4,1)$	$F(4,3,4)$	$F(4,4,1)$	均值	序列	相关度
常规攻击	原图	—	1.194	0.463	2.445	1.466	2.760	2.093	2.882	1.262	1.508	00101110	1.0
	高斯干扰(10%)	3.31	3.031	2.506	3.778	3.139	3.978	3.587	4.076	3.028	3.195	00101110	1.0
	JPEG 压缩(5%)	17.61	1.590	0.946	2.671	1.802	2.973	2.379	3.205	1.602	1.867	00101110	1.0
	中值滤波[5×5]	21.14	1.177	0.463	2.478	1.474	2.756	2.139	2.911	1.212	1.508	00101110	1.0
几何攻击	旋转(顺时 10°)	13.97	1.039	0.475	2.470	1.415	2.813	1.987	2.954	1.066	1.508	00101110	1.0
	MRI 缩放 0.5 倍	—	0.290	0.113	0.613	0.368	0.695	0.514	0.726	0.304	0.378	00101110	1.0
	垂直下移 3%	14.00	1.400	0.469	2.356	1.340	2.687	2.100	2.828	1.373	1.507	00101110	1.0
	Z 轴剪切 3%	—	1.232	0.423	2.412	1.431	2.669	2.044	2.818	1.290	1.476	00101110	1.0
	X 轴剪切 3%	—	1.462	0.481	2.393	1.399	2.648	2.053	2.758	1.348	1.504	00101110	1.0
	Y 轴剪切 3%	—	1.203	0.531	2.396	1.529	2.689	2.249	2.781	1.471	1.508	00101110	1.0

注：DFT 系数单位为 1×10^5

感知 Hash 函数具有鲁棒性和不可碰撞性，鲁棒性表示对于相似的图像其感知 Hash 值相似；不可碰撞性表示，不相似的图像，它们的感知 Hash 值差别较大；为了进一步证明按上述方法提取的感知 Hash 值的不可碰撞性，又把不同的测试对象(见图 3.3(a)～图 3.3(g))，通过三维 DFT 感知 Hash 算法对它们进行处理。从统计学角度，这里取了前 8×8×4 个 DFT 系数。并且求出每个体数据的 Hash 值序列相互之间的相关系数，计算结果如表 3.11 所示。

从表 3.11 可以看出，首先，体数据自身之间的相关系数最大，为 1.00；其次，图 3.3(f)和图 3.3(g)之间的相关系数也较大，为 0.72，而这两个图是形状相似的两个肝的体数据；图 3.3(a)和图 3.3(b)，相关系数为 0.61，也较大，在表中为第三大相关系数，而这两个图都是人体的头部，也比较相似。其他感知 Hash 值之间的相关系数值较小，这与人眼观察到的相符合，这说明按该发明的方法提取的感知 Hash 值，反映了体数据的主要外形特征。

表 3.11　不同体数据感知 Hash 值的相关系数(向量长度为 256bit)

	Ha	Hb	Hc	Hd	He	Hf	Hg
Ha	1.00	0.61	0.48	−0.04	−0.47	0.20	0.16
Hb	0.61	1.00	0.30	0.21	−0.39	0.21	0.14
Hc	0.48	0.30	1.00	0.12	−0.29	−0.12	−0.16
Hd	−0.04	0.21	0.12	1.00	−0.05	0.12	0.01
He	−0.47	−0.39	−0.29	−0.05	1.00	−0.18	−0.14
Hf	0.20	0.21	−0.12	0.12	−0.18	1.00	0.72
Hg	0.16	0.14	−0.16	0.01	−0.14	0.72	1.00

综上所述，通过对体数据的三维 DFT 逆变换后实部系数的分析，利用三维 DFT 及其逆变换，得到体数据的一个感知 Hash 值。

根据人类视觉特性，低中频信号对人的视觉影响较大，对于二维图像是图像轮廓，对于三维图像就是体数据的外形轮廓。因此，在对体数据选取适当变换系数时选取体数据的低中频系数，低中频系数的个数选择与进行全局三维 DFT 的原始体数据的大小，以及一次性嵌入的信息量和要求的鲁棒性有关，选取的感知 Hash 值的长度 L 越小，一次性嵌入的信息量越少，但鲁棒性越高。综合考虑后面的实验，在具体实验时选取 L 的长度为 64。

3. 可抗常规和几何攻击的水印算法

1) 水印的置乱算法

首先选取一个有意义的图像令其作为实验中要嵌入医学体数据的原始水印图像，记为 $W=\{w(i,j)\mid w(i,j)=0,1;1\leqslant i\leqslant M_1,1\leqslant j\leqslant M_2\}$，其中 $w(i,j)$ 表示原始水印图像的像素灰度值。同时，选取 MATLAB 中自带的一个 MRI 大脑体数据作为原始医学体数据，表示为 $F=\{f(i,j,k)\mid f(i,j,k)\in\mathbf{R};1\leqslant i\leqslant M,1\leqslant j\leqslant N,1\leqslant k\leqslant P\}$。其中，$f(i,j,k)$ 表示原始医学体数据的体素数据值，类似于二维图像中的像素灰度值。为了方便起见，算法中假设 $M_1=M_2$，$M=N$。

(1) 使用 Logistic Map 生成混沌序列。

选择初始值 x_0 经过 Logistic Map 得到混沌序列 $X(j)$。

(2) 利用混沌序列，对原始水印进行处理，得到置乱后的水印图像。

为了更好地匹配兼容二维原始水印图像，将第 (1) 步得到的混沌序列 $X(j)$ 进行由小及大顺序的排序攻击，得到排序后的序列 $L(j)$。将原始水印图像像素的位置空间依照 $L(j)$ 中各个值排序前后的位置变化进行置乱，最终得到预处理后的水印 $\mathrm{BW}(i,j)$。

根据上述两个水印预处理步骤，可以得到水印预处理算法步骤图，如图 3.17 所示。

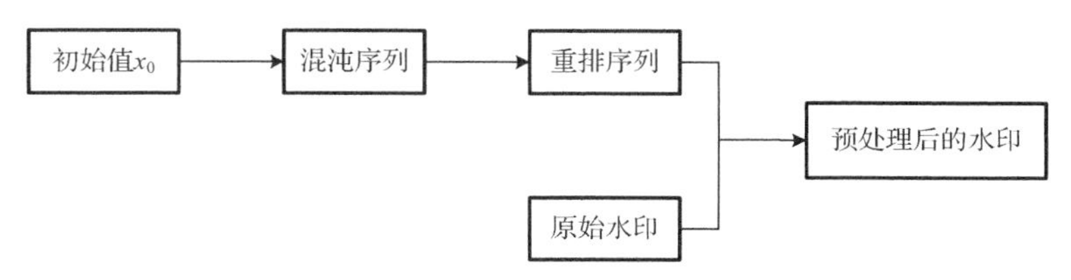

图 3.17　基于 Logistic Map 的水印预处理步骤

2) 水印的嵌入算法

(1) 对原始医学体数据进行 DFT 感知 Hash 处理，提取体数据的感知 Hash 值 $\mathrm{PH}(j)$。

首先，对原始医学体数据 $F(i,j,k)$ 实施三维 DFT 处理，得到三维 DFT 处理后的系数矩阵 $\mathrm{FF}(i,j,k)$，在系数矩阵 $\mathrm{FF}(i,j,k)$ 中选取前 4×4×2 个系数 $\mathrm{FF}_4(i,j,k)$，然后对选取出的系数矩阵 $\mathrm{FF}_4(i,j,k)$ 进行三维 DFT 逆变换，得到 DFT 逆变换后的体数据 $\mathrm{FIF}(i,j,k)$，通过将逆变换系数与其平均值进行比较和二值量化处理，得到体数据的感知 Hash 值 $\mathrm{PH}(j)$。具体过程如下

$$\mathrm{FF}_4(i,j,k)=\mathrm{DFT3}(F(i,j,k)) \tag{3.17}$$

$$\mathrm{FIF}(i,j,k)=\mathrm{IDFT3}(\mathrm{FF}_4(i,j,k)) \tag{3.18}$$

$$\mathrm{PH}(j)=\mathrm{BINARY}(\mathrm{FIF}(i,j,k)) \tag{3.19}$$

(2) 利用经典密码学中的 Hash 函数，将预处理后的水印嵌入医学体数据中，并获取密钥 $\mathrm{Key}(i,j)$，即

$$\mathrm{Key}(i,j)=\mathrm{PH}(j)\oplus \mathrm{BW}(i,j) \tag{3.20}$$

$\mathrm{Key}(i,j)$ 是由原始医学体数据的感知 Hash 值 $\mathrm{PH}(j)$ 和预处理后的水印 $\mathrm{BW}(i,j)$ 通过经典密码学中的 Hash 函数生成的，可将密钥 $\mathrm{Key}(i,j)$ 保存于第三方，便于使用者获得原始医学体数据的所有权和使用权，而且可以达到一定的版权保护的目的。

以上为具体水印嵌入步骤，根据上述两个步骤可以画出水印嵌入算法步骤图，如图 3.18 所示。

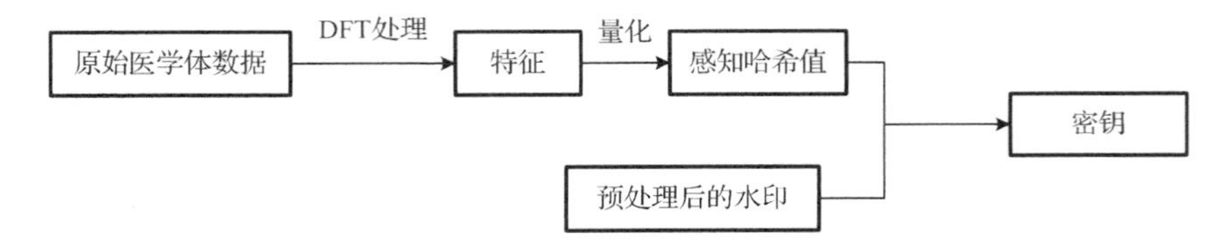

图 3.18　DFT 感知 Hash 医学体数据水印嵌入步骤

3) 水印的提取算法

接收方接收到待测医学体数据，通过对待测体数据进行相关处理，提取出待测医学体数据中所包含的水印信息。

(1) 对待测医学体数据进行 DFT 感知 Hash 处理，提取出待测医学体数据的感知 Hash 值 $\mathrm{PH}'(j)$。

接收到的待测体数据用 $F'(i,j,k)$ 表示，按照水印嵌入算法中的第(1)步方法，对待测医学体数据进行 DFT 感知 Hash 处理，求出待测医学体数据的感知 Hash 值 $\mathrm{PH}'(j)$，具体步骤描述如下

$$\mathrm{FF}_4'(i,j,k)=\mathrm{DFT3}(F'(i,j,k)) \tag{3.21}$$

$$\mathrm{FIF}'(i,j,k)=\mathrm{IDFT3}(\mathrm{FF}_4'(i,j,k)) \tag{3.22}$$

$$\mathrm{PH}'(j)=\mathrm{BINARY}(\mathrm{FIF}'(i,j,k)) \tag{3.23}$$

(2) 提取出待测医学体数据中的水印。

根据第 (1) 步中所得到的待测医学体数据的感知 Hash 值 $\mathrm{PH}'(j)$ 和水印嵌入算法第 (2) 步中得到的密钥 $\mathrm{Key}(i,j)$，同样使用经典密码学中的 Hash 函数，提取出待测医学体数据中的水印 $\mathrm{BW}'(i,j)$，即

$$\mathrm{BW}'(i,j)=\mathrm{Key}(i,j)\oplus \mathrm{PH}'(j) \tag{3.24}$$

上述为具体水印提取的步骤，根据上述步骤可以画出水印提取算法步骤图，如图 3.19 所示。

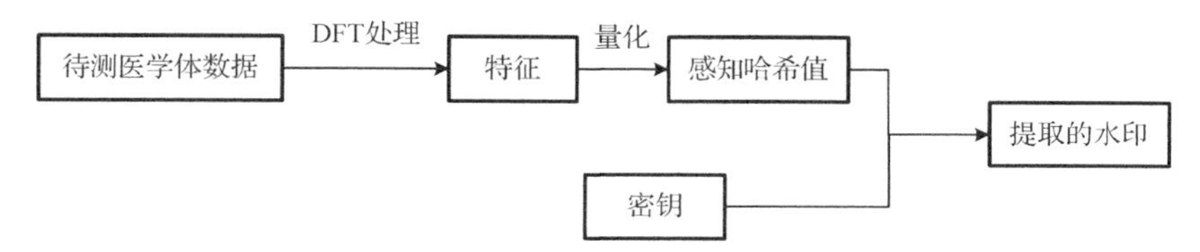

图 3.19　DFT 感知 Hash 医学体数据水印提取步骤

4) 水印的还原算法

水印的还原算法与水印的预处理方法类似，同样是利用 Logistic Map 对提取出来的水印像素进行空间位置变换，还原出水印信息。

(1) 使用 Logistic Map 生成混沌序列。

利用水印预处理算法第 (1) 步中所设置的初始值 x_0，同样经过 Logistic Map 得到混沌序列 $X(j)$。

(2) 利用混沌序列，对提取出的水印进行处理，得到还原的水印。

与水印预处理算法中的步骤一致，将第 (1) 步得到的混沌序列 $X(j)$ 进行由小及大顺序的排序攻击，得到排序后的序列 $L(j)$。将提取出的水印图像像素的位置空间依照 $L(j)$ 中各个值排序前后的位置变化进行置乱，最终得到还原后的水印 $W'(i,j)$。

根据上述步骤可以得到水印还原算法的步骤图，如图 3.20 所示。

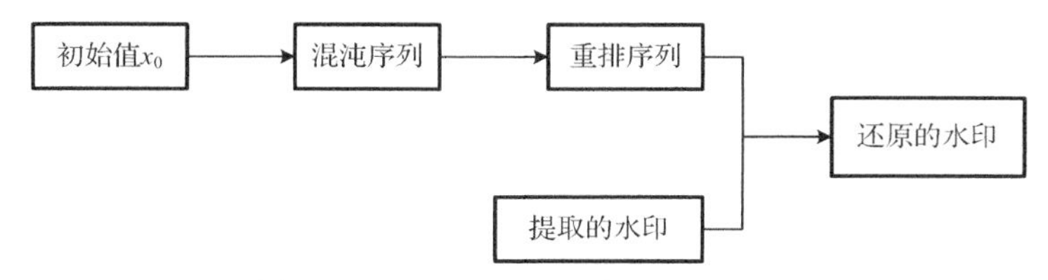

图 3.20　Logistic Map 水印还原步骤

5) 水印的检测算法

使用原始嵌入的水印图像和提取出的水印图像之间的 NC 值的大小，对原始医

学体数据中是否嵌入水印和是否能够提取出原始水印进行评估。其中，NC 值越大，意味着提取出来的水印序列和原始嵌入的水印序列之间的相关性越大。并使用 PSNR 评估受攻击后的待测医学体数据的质量。NC 的求取公式定义如下

$$\mathrm{NC}=\frac{\sum_{j} w(i,j)w'(i,j)}{\sum_{j} w(i,j)w(i,j)} \tag{3.25}$$

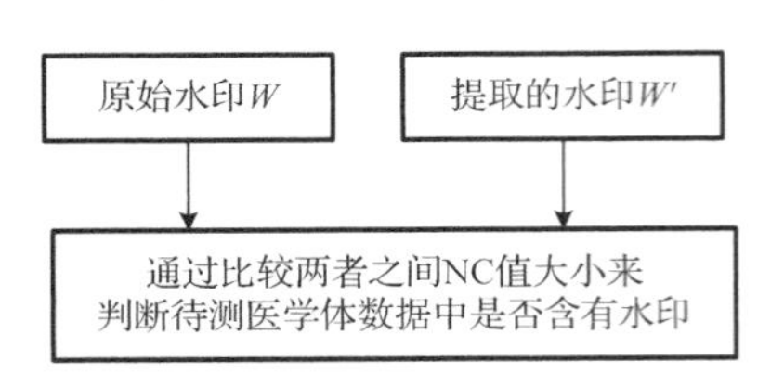

图 3.21 水印检测步骤

水印检测算法的算法步骤图，如图 3.21 所示。

3.3.2 实验结果

仿真软件采用 MATLAB，实验所用的原始医学体数据为一个 MRI 大脑体数据，如图 3.22(a)所示，大小为 128×128×27 像素，其中第十个切片图像如图 3.22(b)所示。使用一个有意义的二维图像作为原始水印图像，如图 3.22(c)所示，大小为 32×32 像素，经过 Logistic Map 预处理后如图 3.22(d)所示，将其嵌入原始医学体数据中。然后把经过 DFT 感知 Hash 算法提取出的水印图像经过 Logistic Map 进行还原，将还原出的水印图像与原始水印图像进行 NC 值的计算，求出两者之间的相似度，依相似度大小来判断该医学体数据水印算法的鲁棒性。实验规定，若 $\mathrm{NC} \geqslant 0.5$，则可以将还原出的水印图像判断为原始水印图像。表明该算法可以准确地获取到水印。

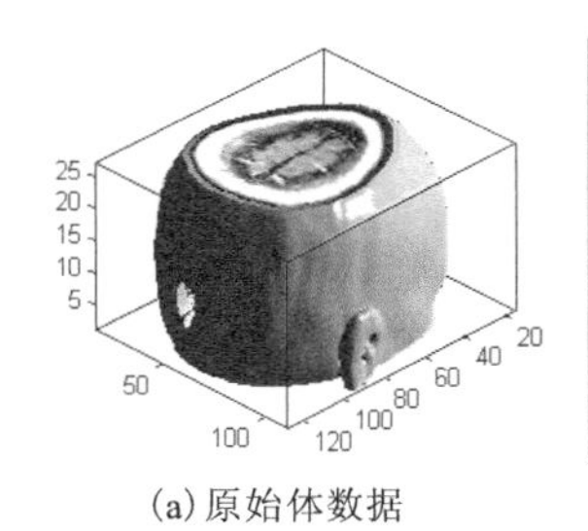

(a) 原始体数据

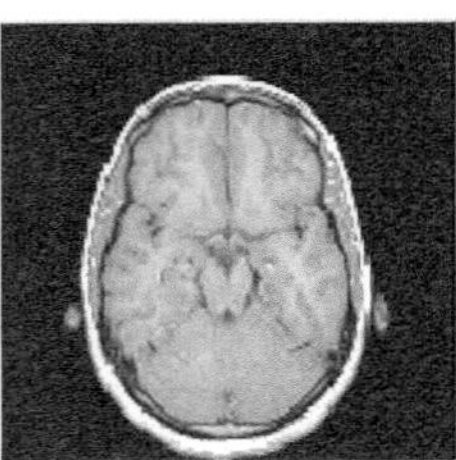

(b) 原始切片图像

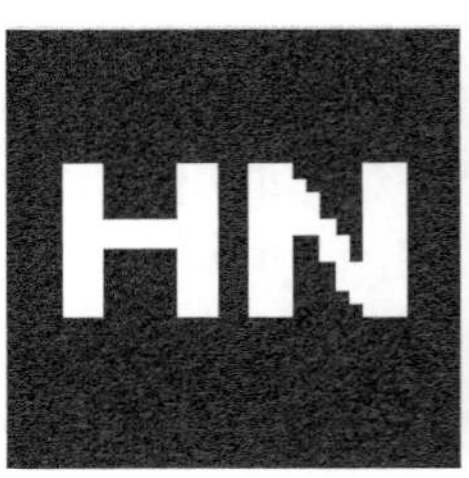

(c) 原始水印

(d) 预处理后的水印

图 3.22 原始体数据和水印

图 3.23(a)是不加任何干扰时水印医学体数据的第十个切片，图 3.23(b)为不加干扰时嵌入原始水印的三维医学体数据，从图中可以明显地看到嵌入水印的待测医学体数据和原始医学体数据在视觉上一模一样，没有发生任何改变，这表明水印的嵌入对医学体数据没有任何影响，图 3.23(c)是通过 Logistic Map 还原的水印图像，明显发现与原始水印图像相同，$\mathrm{NC}=1.00$，DFT 感知 Hash 和 Logistic Map 算法可以准确地提取到水印。

为了进一步验证 DFT 感知 Hash 三维医学体数据水印算法的鲁棒性，可通过实验对水印医学体数据进行常规和几何处理。

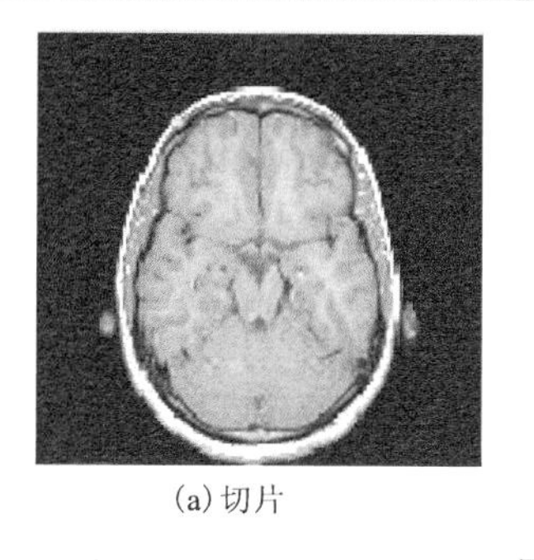

(a) 切片

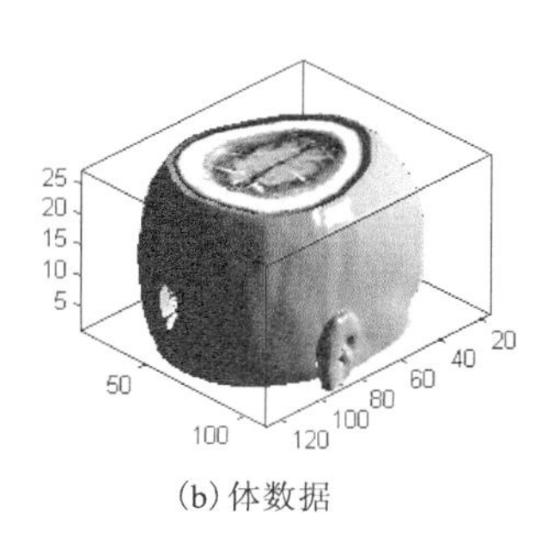

(b) 体数据

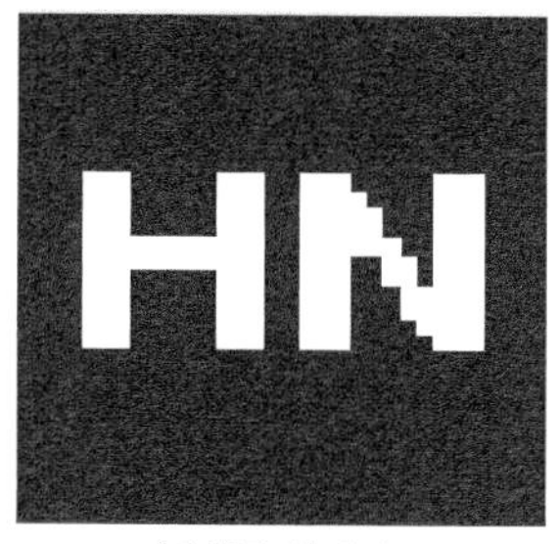

(c) 提取的水印

图 3.23　不加干扰时的水印检测

1. 常规攻击

常规攻击是对图像进行常规图像处理，其中包括加入高斯噪声、模/数变换或数/模变换、量化、JPEG 处理、中值滤波等攻击。

1) 加高斯噪声

向含有预处理水印的医学体数据中加入高斯噪声使其成为待测医学体数据，再通过 DFT 感知 Hash 算法对待测医学体数据进行处理，提取出其中所含有的水印，最后使用 Logistic Map 还原提取出的水印，检测还原的水印和原始水印之间的相似度，用以验证水印算法抵抗高斯噪声干扰的能力。选取均值为 0、方差为 0.03 的高斯噪声对水印医学体数据进行处理，图 3.24 (a) 显示的是高斯噪声干扰后医学体数据的第十个切片图像，视觉上很容易发现此体数据的三维轮廓变得不清晰，切片图像变得模糊后的体数据如图 3.24 (b) 所示，但图 3.24 (c) 显示的是最后提取到的还原后的水印，经观察可发现其与原始水印相同，且水印归一化相关系数检测值，即 NC = 1.00，说明在高斯噪声干扰后的医学体数据中仍然能够获取到水印。

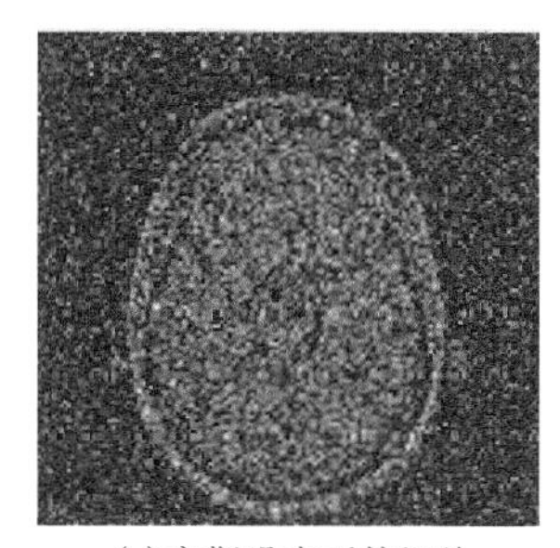

(a) 高斯噪声下的切片

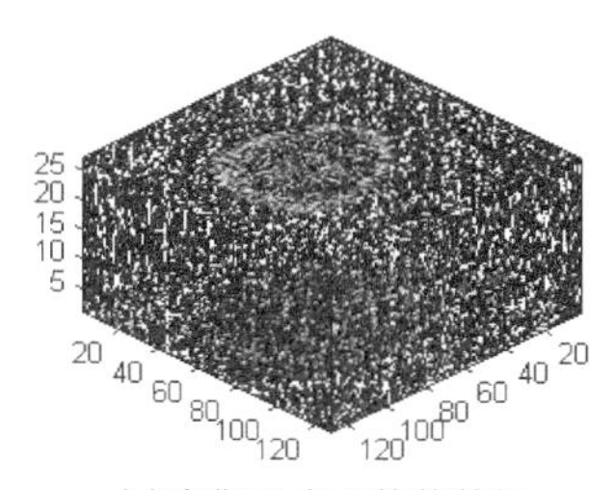

(b) 高斯噪声下的体数据

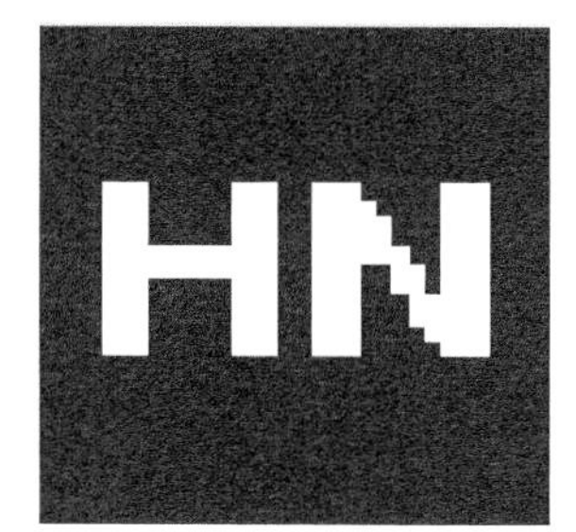

(c) 提取的水印

图 3.24　高斯噪声攻击下的实验结果

表 3.12 是加入不同强度的高斯噪声干扰的情况下，NC 的检测值。依照这些具体数据，不难发现，在均值为 0、方差为 0.05 的高斯噪声干扰下，NC = 1.00，仍能

够获取到水印。因此，DFT 感知 Hash 和 Logistic Map 医学体数据水印算法对高斯噪声干扰具有鲁棒性。

表 3.12 高斯噪声攻击下的实验数据

噪声方差值	0.01	0.02	0.03	0.04	0.05
PSNR/dB	12.53	9.72	8.05	6.91	6.02
NC	1.00	1.00	1.00	1.00	1.00

2) JPEG 压缩

对含有预处理后水印的医学体数据进行 JPEG 压缩，通过水印提取算法提取水印，依照 NC 检测值的大小判断是否为原始水印、能否获取到水印，并可以验证水印算法抵抗 JPEG 压缩的能力。向待测医学体数据实施压缩质量因素为 5 的 JPEG 压缩攻击，得到的体数据如图 3.25(b)所示，图 3.25(a)为其第十个切片的图像，可以发现，此时的水印医学体数据和切片图像都已经出现了方块效应。图 3.25(c)显示的是最后提取到的还原后的水印图像，可以观察到 NC = 1.00，说明在 JPEG 压缩下能够获取到水印。

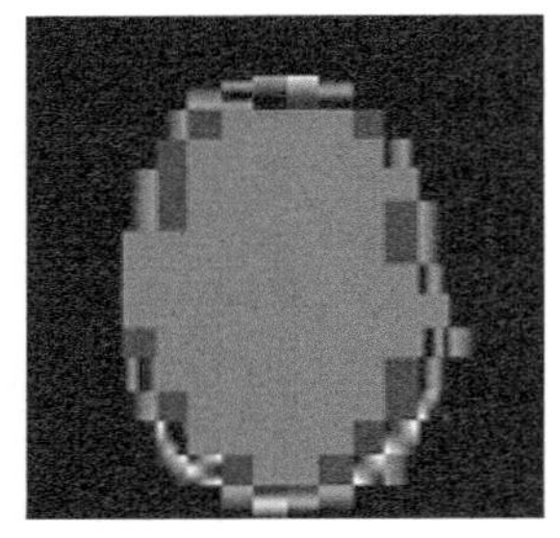

(a) JPEG 压缩后的切片

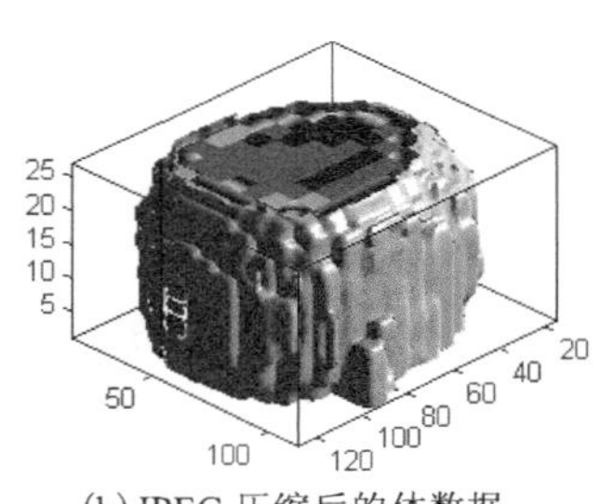

(b) JPEG 压缩后的体数据

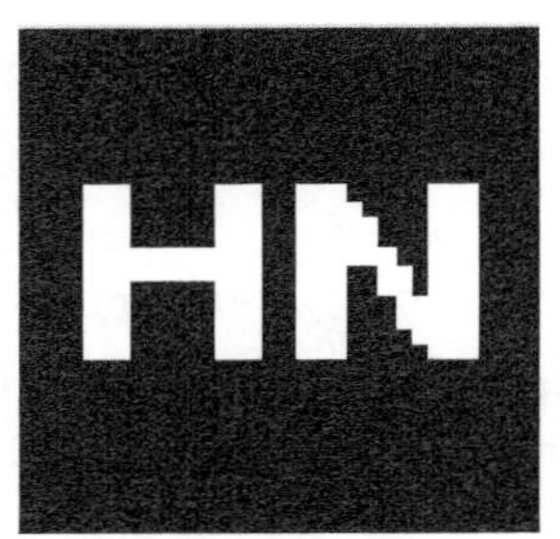

(c) 提取的水印

图 3.25 JPEG 压缩攻击下的实验结果

表 3.13 是不同压缩质量下 NC 检测值的情况。依照这些具体数据，在实施质量因素为 2 的 JPEG 压缩情况下，PSNR = 16.57dB，NC = 1.00，说明水印检测器仍能够获取到水印。因此，DFT 感知 Hash 和 Logistic Map 医学体数据水印算法对 JPEG 压缩具有鲁棒性。

表 3.13 JPEG 压缩攻击下的实验数据

压缩质量因素	2	4	8	10	20	40	60	80
PSNR/dB	16.57	17.82	20.21	21.20	23.10	25.06	26.61	29.31
NC	1.00	1.00	1.00	1.00	1.00	1.00	1.00	1.00

3) 中值滤波

通过程序分别对含有预处理水印的三维医学体数据实施窗口大小为 3×3、5×5、

7×7 的中值滤波处理，然后再在处理后的医学体数据中提取水印，根据 NC 检测值的情况，来判断 DFT 感知 Hash 和 Logistic Map 医学体数据水印算法对于抵抗中值滤波的能力。对水印体数据进行窗口大小为 5×5、滤波次数为 10 次的中值滤波处理，图 3.26(a)显示的是中值滤波处理后体数据的第十个切片图像，图像的边缘轮廓已经不分明了，处理后的体数据如图3.26(b)所示，水印体数据的外部轮廓已经有了模糊迹象，PSNR = 18.69dB，图 3.26(c)显示的是最后提取到的还原后的水印图像，通过观察发现，还原出的图像与原始水印图像一致，其归一化相关系数检测值，即 NC＝1.00，说明该水印算法能够在中值滤波的情况下获取到水印信息。

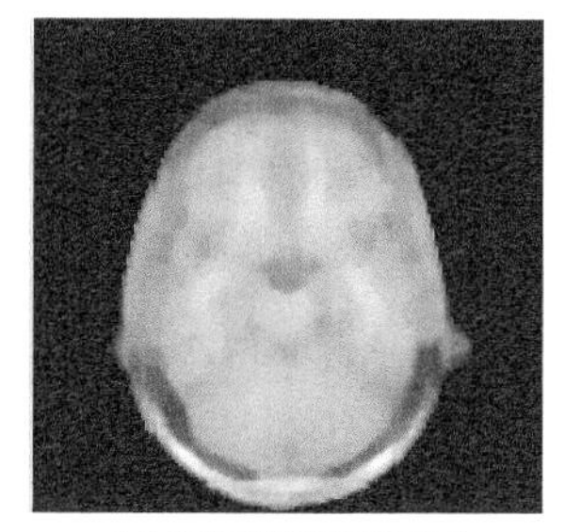

(a) 中值滤波后的切片

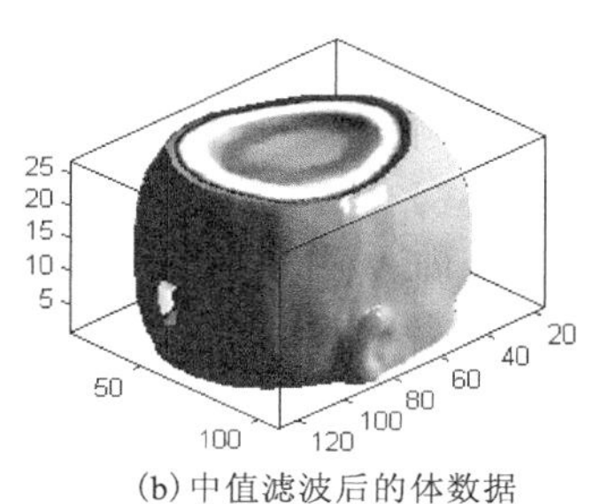

(b) 中值滤波后的体数据

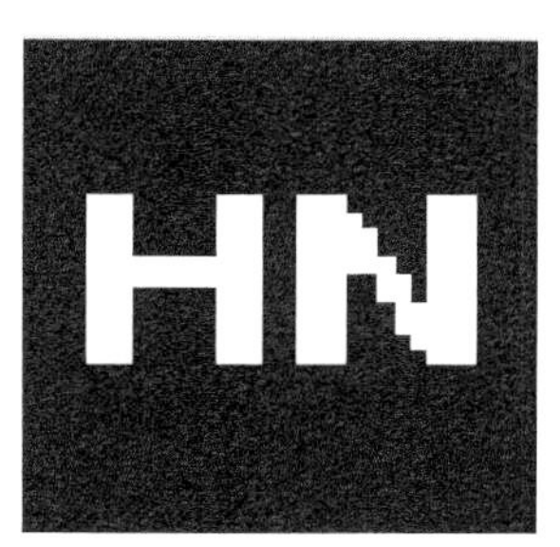

(c) 提取的水印

图 3.26　中值滤波攻击下的实验结果

表 3.14 展示的是对水印体数据实施不同参数的中值滤波处理后 NC 检测值的情况，在窗口大小为 7×7、进行多达 20 次的该项攻击时，PSNR = 16.58dB，NC＝1.00，仍能够获取到水印。因此，DFT 感知 Hash 和 Logistic Map 医学体数据水印算法对中值滤波具有鲁棒性。

2. 几何攻击

在水印算法中，几何攻击是个难题。几何攻击指的是对水印体数据进行旋转、缩放、平移等处理。对体数据实施几何攻击是比较容易实现的，但是简单的几何攻击往往会导致水印难以检测。因此，水印算法的抗几何攻击的能力将反映水印算法的有效性。

表 3.14　中值滤波攻击下的实验数据

参数	3×3			5×5			7×7		
次数	1	10	20	1	10	20	1	10	20
PSNR/dB	24.65	22.46	21.97	21.14	18.69	18.07	18.91	16.98	16.58
NC	1.00	1.00	1.00	1.00	1.00	1.00	1.00	1.00	1.00

1) 旋转变换

图 3.27(a)是旋转变换后体数据的第十个切片图像，图 3.27(b)是水印体数据按

照顺时针方向旋转 20° 的三维成像，PSNR = 12.44dB，图 3.27(c) 是最后提取到的还原后的水印图像，从视觉上仍可以看出该图像为原始水印图像，NC = 0.93，说明该水印算法能够在进行过旋转变换的情况下获取到水印。

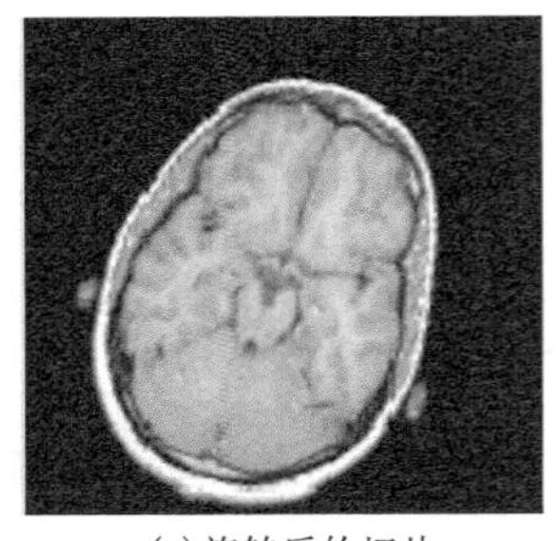

(a) 旋转后的切片

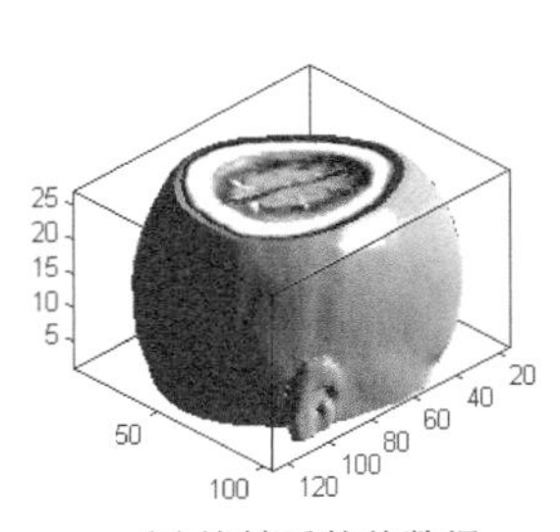

(b) 旋转后的体数据

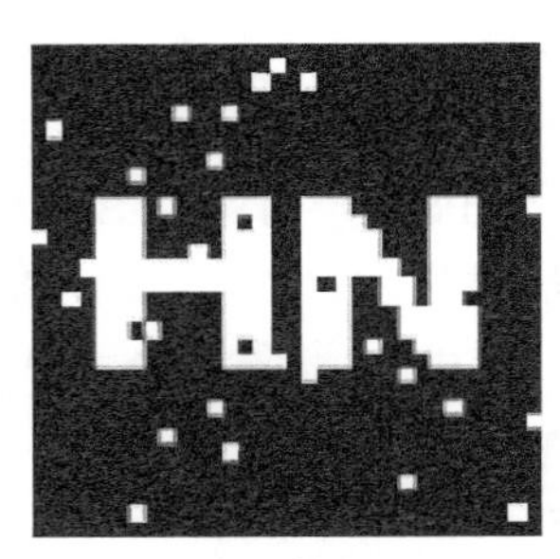

(c) 提取的水印

图 3.27　旋转攻击下的实验结果

表 3.15 中的数据展现的是水印体数据在实施旋转变换实验后，NC 检测值的情况。可以看出，当对水印体数据实施高达 35° 的旋转变换实验后，PSNR = 11.33dB，但是归一化相关系数检测值显示为 NC = 0.71，大于 0.5，即仍能够有效地获取到水印。由此可得，DFT 感知 Hash 和 Logistic Map 医学体数据水印算法对旋转变换具有鲁棒性。

表 3.15　旋转攻击下的实验数据

顺时旋转/(°)	5	10	15	20	25	30	35
PSNR/dB	16.54	13.97	12.98	12.44	12.04	11.68	11.33
NC	1.00	1.00	1.00	0.95	0.71	0.71	0.71

2) 缩放变换

对含有水印的医学体数据进行缩放变换，通过水印提取算法提取水印，依照 NC 检测值的大小判断是否能获取到水印，并可以验证水印算法抵抗缩放变换的能力。将含有水印信息的医学体数据缩小到原来的 0.5 倍，缩小后体数据的第十个切片图像如图 3.28(a) 所示，其体数据如图 3.28(b) 所示，但从最后提取的还原出的水印图像如图 3.28(c) 所示，从视觉上观察可以发现其为原始水印图像，检测值显示为 NC = 1.00，说明该水印算法能够在进行过缩放的情况下获取到水印信息。

对水印体数据实施缩放变换实验后，NC 检测值的情况如表 3.16 所示。观察表中数据，可以发现无论对水印体数据实施放大还是缩小，NC 检测值显示的都为 NC = 1.00，即仍能够有效地获取到水印。由此可得，DFT 感知 Hash 和 Logistic Map 医学体数据水印算法对缩放变换具有鲁棒性。

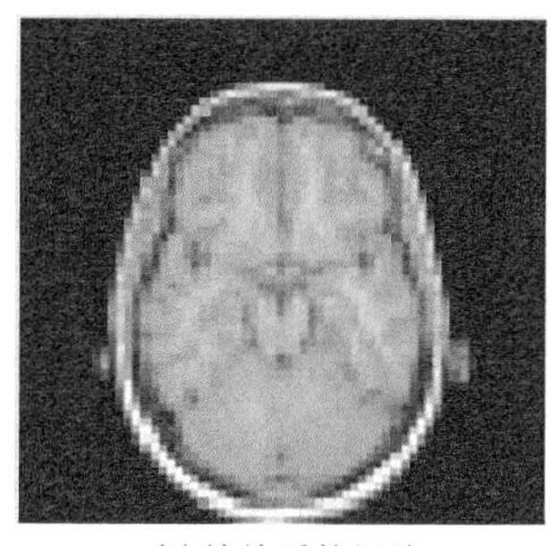
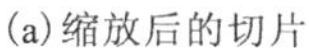
(a) 缩放后的切片

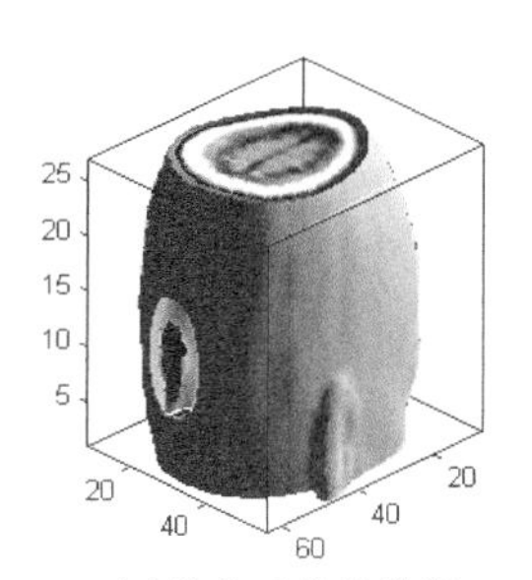

(b) 缩放后的体数据

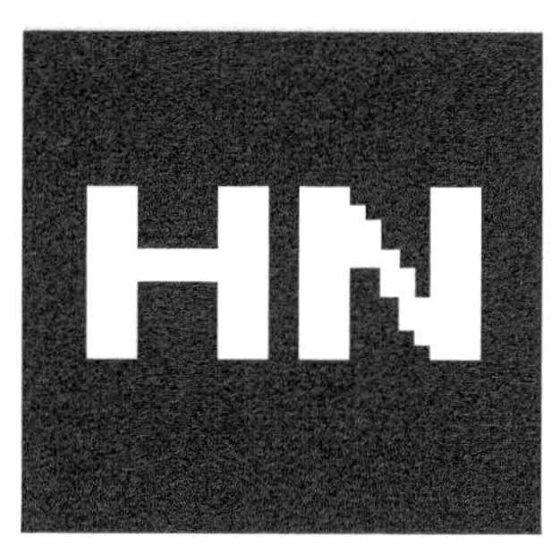

(c) 提取的水印

图 3.28　缩放攻击下的实验结果

表 3.16　缩放攻击下的实验数据

缩放因子	0.2	0.5	0.8	1.0	1.2	2.0	4.0
NC	1.00	1.00	1.00	1.00	1.00	1.00	1.00

3) 平移变换

图 3.29(a) 显示的是向下移动 5%后体数据的第十个切片图像，图 3.29(b) 是对水印体数据在 Y 轴方向上实施向下移动 5%攻击之后的三维成像，PSNR = 11.97dB，图 3.29(c) 显示的是最后获取到的还原后的水印图像，接着观察 NC 检测值，NC = 0.89，说明该水印算法能够在进行过平移的情况下获取到水印。

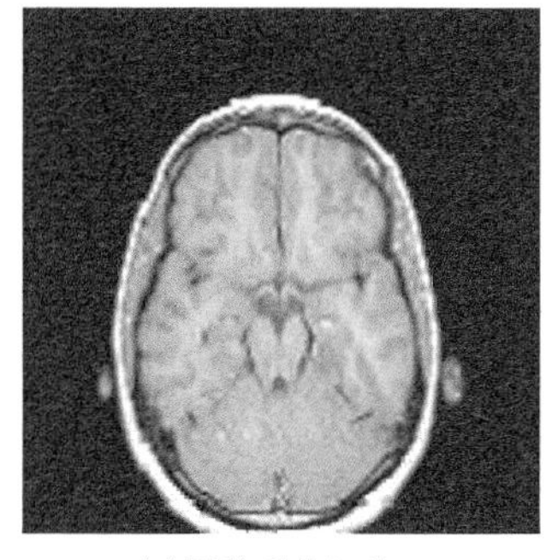
(a) 平移后的切片

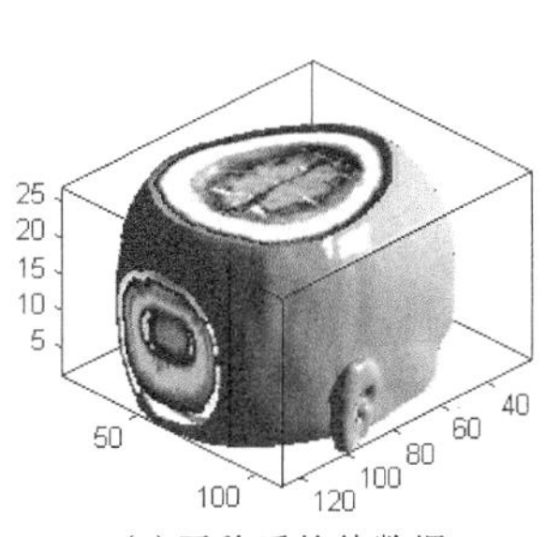

(b) 平移后的体数据

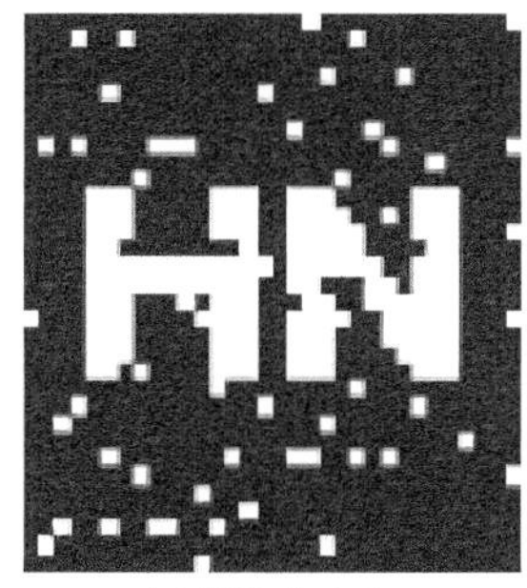
(c) 提取的水印

图 3.29　平移攻击下的实验结果

对水印体数据分别实施 X 轴方向水平向左和 Y 轴方向垂直向下的平移，具体 NC 检测值如表 3.17 所示。从表中的数据很容易发现该方法无论是水平移动还是垂直移动，NC 都大于 0.5，表明都能获取到水印信息，即 DFT 感知 Hash 和 Logistic Map 医学体数据水印算法对平移变换具有鲁棒性。

表 3.17　平移攻击下的实验数据

	X 轴方向水平左移					*Y* 轴方向垂直下移				
移动距离/%	2	4	6	8	10	2	4	6	8	10
PSNR/dB	13.02	11.38	10.90	10.21	9.80	15.65	12.40	11.66	11.09	10.85
NC	1.00	0.74	0.74	0.68	0.63	1.00	0.94	0.78	0.78	0.73

4) 剪切攻击

图 3.30(a)是剪切攻击后体数据第十个切片图像，图 3.30(b)是水印体数据在 *X* 轴方向上剪切 8%后的三维成像，从图 3.30(a)和图 3.30(b)中可以明显发现，经过剪切攻击后体数据和切片图像的外部轮廓产生了较大的变化，*X* 轴方向上相比原始体数据丢失了很大一部分信息。但是在此种情况下，图 3.30(c)中显示了最后获取到的还原后的水印图像，视觉上仍可以看出为原始水印图像，且 NC = 0.94，说明该水印算法能够在进行过剪切攻击后获取到水印。

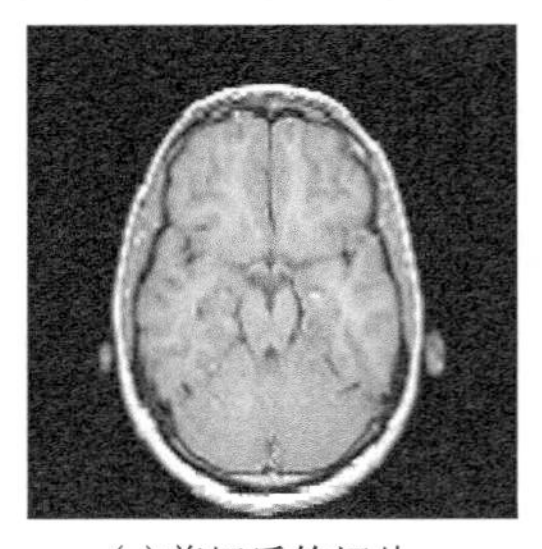
(a) 剪切后的切片

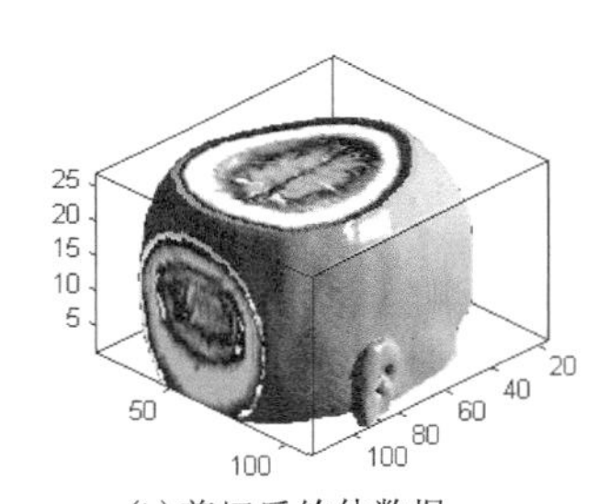

(b) 剪切后的体数据

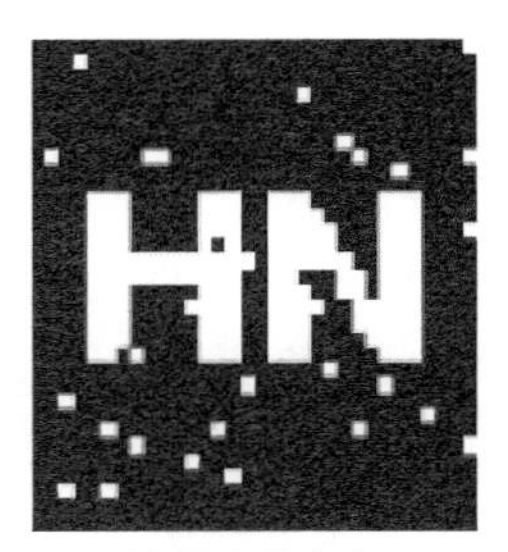

(c) 提取的水印

图 3.30　剪切攻击下的实验结果

表 3.18 是水印体数据分别在 *X* 轴方向上进行不同程度的剪切攻击后，NC 检测值的情况。在表中，可以发现，在对水印体数据 *X* 轴方向上进行 30%的剪切攻击的情况下，NC = 0.65，仍能够获取到水印。因此，说明 DFT 感知 Hash 和 Logistic Map 医学体数据水印算法对剪切攻击具有鲁棒性。

表 3.18　剪切攻击下的实验数据

X 轴剪切/%	2	4	8	12	16	20	30
NC	1.00	0.94	0.94	0.83	0.71	0.71	0.65

5) 扭曲攻击

图 3.31(a)是扭曲攻击后的切片图像(扭曲因子为 13)；图 3.31(b)是扭曲攻击后对应的体数据三维成像，PSNR = 9.83dB，信噪比较低；图 3.31(c)是提取的水印，NC = 0.87，可以较为准确地提取水印。表 3.19 为水印抗扭曲攻击实验数据，当扭曲因子为 24 时，体数据的信噪比较低，PSNR = 9.68dB，但这时 NC = 0.79，仍然可以提取水印。并且从表 3.19 中可以发现，NC 值都大于 0.5。

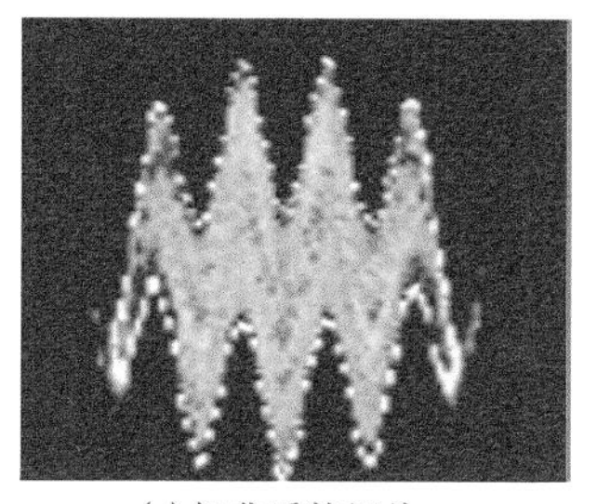

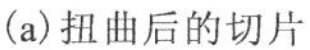

(a)扭曲后的切片

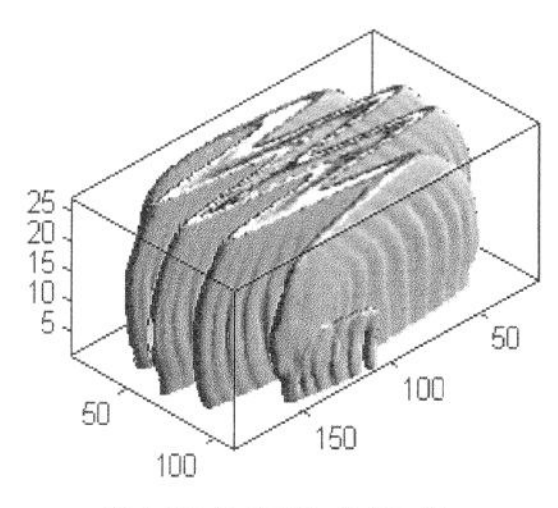

(b)扭曲后的体数据

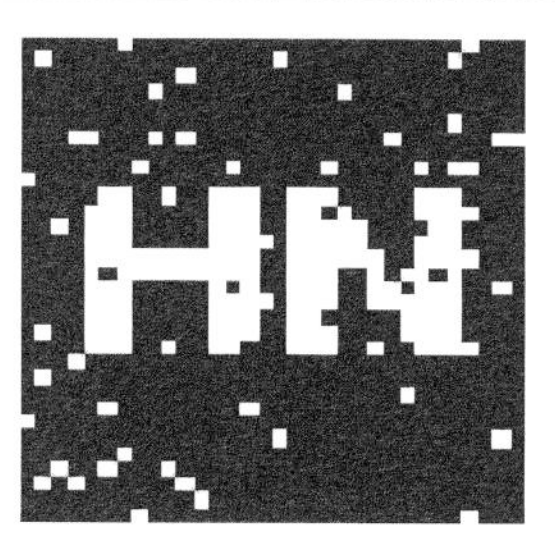

(c)提取的水印

图 3.31　扭曲攻击下的实验结果

表 3.19　扭曲攻击下的实验数据

扭曲频率因子	3	5	7	9	13	17	20	24
PSNR/dB	10.13	10.16	9.89	9.58	9.83	9.86	9.68	9.68
NC	0.73	0.87	0.87	0.73	0.87	0.73	0.79	0.79

3.3.3　算法比较

为了说明 DFT 感知 Hash 和 Logistic Map 算法的抗攻击能力，本节选取出几种近两年来的医学体数据水印算法[132,157,159,199]与该水印算法的性能进行比较。

针对常规攻击，选取高斯噪声和 JPEG 压缩为代表，并作出算法比较图分别如图 3.32(a)和图 3.32(b)所示。其中图 3.32(a)的横坐标表示的是对待测医学体数据所实施的高斯噪声干扰的方差值大小，图 3.32(b)的横坐标表示的是待测医学体数据所遭受到的不同 JPEG 压缩后的图像压缩质量因素大小， 纵坐标都表示的是 NC 检测值。

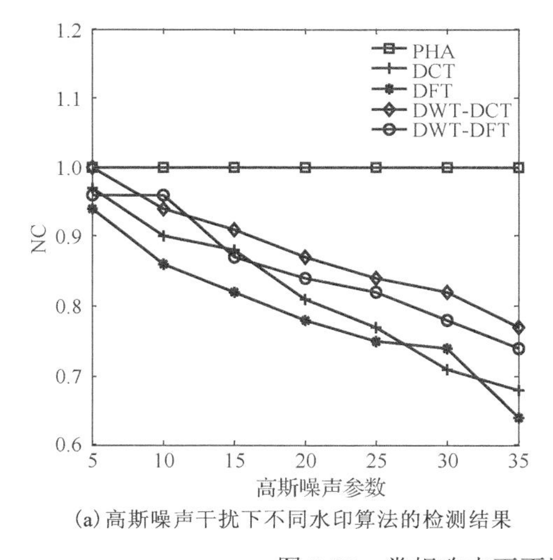

(a)高斯噪声干扰下不同水印算法的检测结果

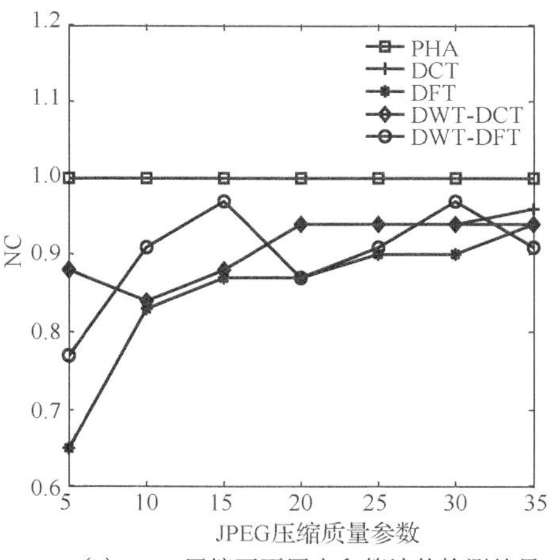

(b)JPEG 压缩下不同水印算法的检测结果

图 3.32　常规攻击下不同水印算法的性能比较

针对几何攻击，选取旋转变换和剪切攻击为代表，并作出算法比较图分别如图 3.33(a)和图 3.33(b)所示。其中图 3.33(a)的横坐标表示的是对待测医学体数据所实施的旋转变换的旋转度数，图3.33(b)的横坐标表示的是待测医学体数据所遭受到 Z 轴方向上剪切的百分比，纵坐标都表示的是 NC 检测值。

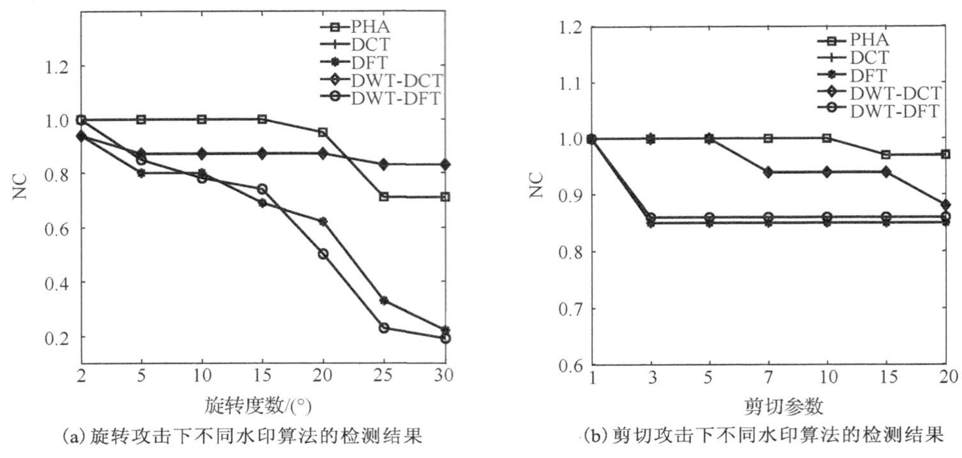

(a) 旋转攻击下不同水印算法的检测结果　(b) 剪切攻击下不同水印算法的检测结果

图 3.33　几何攻击下不同水印算法的性能比较

通过分析观察图 3.32 和图 3.33 可以发现，通过本节所提出的 DFT 感知 Hash 的医学体数据鲁棒水印算法最后获得的水印与原始水印的 NC 值，无论是高斯噪声干扰、JPEG 压缩，还是旋转攻击、剪切攻击，大部分都高于对比文献所提出的另外四种医学体数据水印算法。因此，可以说明本章所提出的算法具有理想的抗常规攻击和几何攻击能力。

3.4　基于三维 DWT-DCT 感知 Hash 的医学体数据鲁棒水印算法

3.4.1　水印的嵌入与提取算法

1．三维 DWT-DCT 和 Logistic Map

1) 三维 DWT

三维小波变换的一层分解过程如图 3.34 所示，图 3.34 中的 L、H 分别表示医学体数据经过低频和高频滤波之后得到的低频成分和高频成分，与二维图像的小波变换类似，医学体数据经过三维小波变换后，被分解成一个代表体数据低频特性的“近似系数” LLL_1(低频三维子带)和代表该体数据的高频信息的“细节系数”(高频三维子带)，下标“1”表示三维 DWT 的第一层分解；图 3.35(a)为体数据的一个切片，图 3.35(b)为体数据的三维成像，图 3.35(c)为体数据的三维小波变换(两层)。

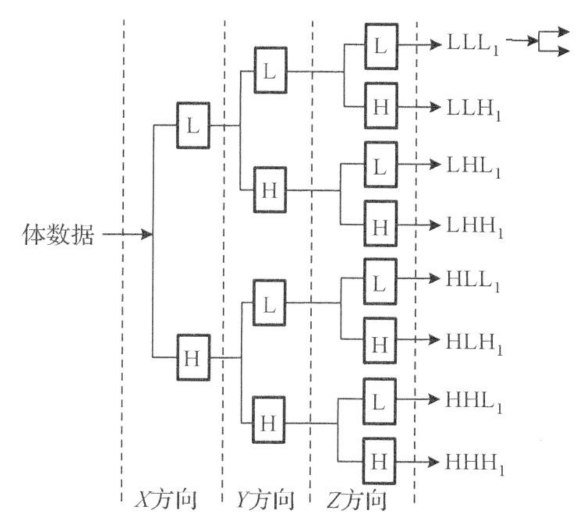

图 3.34　三维小波变换的一层分解过程

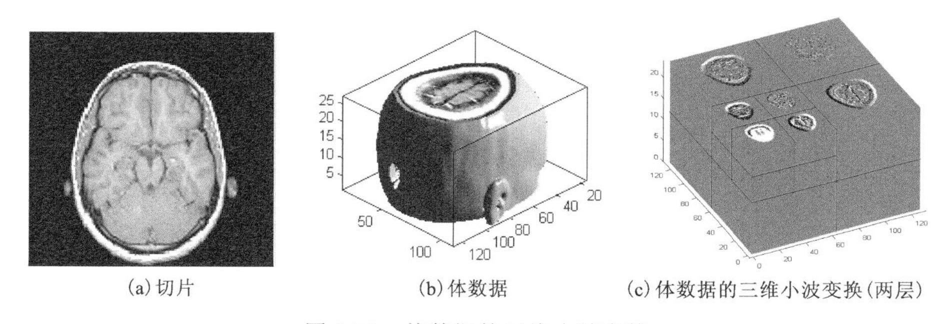

(a) 切片　(b) 体数据　(c) 体数据的三维小波变换（两层）

图 3.35　体数据的三维小波变换

2) 三维 DCT

在 3.2.1 节中已经详细介绍了三维 DCT，方法参见前面所述。

3) Logistic Map

Logistic Map 混沌映射已在前面详细论述，方法参见 3.3.1 节所述。

2. 体数据的一个感知 Hash 函数的选取方法

目前大部分水印算法抗几何攻击能力差的主要原因是：人们将数字水印嵌入在体素或变换系数中，体数据的轻微几何变换，常常会导致体素数据值或变换系数值的突然较大变化。这样嵌入在体数据中的多水印便被轻易攻击了。如果能够找到一个反映体数据几何特点的感知 Hash 值，当体数据发生小的几何变换时，该感知 Hash 值不会发生明显的突变，然后把要嵌入的数字水印和该体数据的感知 Hash 值相关联，就可以较好地解决水印的鲁棒性问题。这里选取一些常规攻击和几何攻击的实验数据如表 3.20 所示。表 3.20 中用作测试的原图是本章的图 3.1(a)，是 MATLAB

中自带的一个 MRI 体数据的一个切片(取第十个)，表 3.20 中“第 1 列”显示的是体数据受到攻击的类型，受到常规攻击后的该切片图像如图 3.1(b)～图 3.1(d)所示，常规攻击对应的三维成像如图 3.1(f)～图 3.1(h)所示；受到几何攻击后的切片图像如图 3.2(a)～图 3.2(d)所示，其对应的三维成像如图 3.2(e)～图 3.2(h)所示。表 3.20 的“第 2 列”表示的是体数据受到攻击后的 PSNR；表 3.20 的“第 3 列”～“第 10 列”表示的是从 DCT 逆变换后变换系数的实部中任意选取 $F(1,1,4)$、$F(1,2,1)$等八个系数值。表 3.20 的“第 11 列”是 DWT-DCT 感知 Hash 算法二值量化处理后求出来的平均值。对于常规攻击或几何攻击，这些系数值 $F(1,1,4)$、$F(1,2,1)$等可能发生一些变换，但是它与平均值的大小关系仍然不变，将大于或等于平均值的，记为 1；小于平均值的，记为 0，那么对于原始体数据来说，系数值 $F(1,1,4)$、$F(1,2,1)$等对应的 Hash 值序列为 00010101，具体见表 3.20 的“第 12 列”，观察该列可以发现，无论常规攻击还是几何攻击，受攻击的体数据的感知 Hash 序列和原始体数据的感知 Hash 序列保持相似，与原始体数据 NC 都较大，为 1.0，见表 3.20“第 13 列”(方便起见这里取了 8 个三维 DCT 逆变换系数符号)。

表 3.20　基于 DWT-DCT 体数据感知 Hash 值受不同攻击后的变化值

	第1列	第2列	第3列	第4列	第5列	第6列	第7列	第8列	第9列	第10列	第11列	第12列	第13列
	图像操作	PSNR/dB	$F(1,1,4)$	$F(1,2,1)$	$F(2,1,4)$	$F(2,2,1)$	$F(3,1,4)$	$F(3,2,1)$	$F(4,1,4)$	$F(4,2,1)$	均值	序列	相关度
常规攻击	原图	—	−0.35	7.90	−0.07	48.60	6.31	47.11	0.25	29.55	17.81	00010101	1.0
	高斯干扰(10%)	3.31	23.66	32.72	22.67	60.01	27.55	57.68	22.31	46.47	37.75	00010101	1.0
	JPEG 压缩(2%)	16.57	0.35	8.71	0.65	49.28	7.01	47.44	0.97	30.30	18.61	00010101	1.0
	中值滤波[5×5]	21.14	−0.34	7.63	−0.23	49.84	6.29	47.13	0.28	29.71	17.81	00010101	1.0
几何攻击	旋转(顺时针 20°)	12.44	−0.55	7.89	1.56	46.86	1.19	50.64	0.08	34.05	17.81	00010101	1.0
	MRI 缩放 0.5 倍	—	−0.17	4.01	0.02	24.20	3.20	23.52	0.16	14.78	8.93	00010101	1.0
	MRI 缩放 2 倍	—	−0.70	15.85	−0.17	97.44	12.64	94.32	0.49	59.20	35.68	00010101	1.0
	垂直下移 10%	10.85	0.18	−0.31	−1.54	37.29	5.22	49.01	2.38	42.15	17.18	00010101	1.0
	Z 轴剪切 10%	—	−0.62	6.84	1.35	44.71	10.16	43.32	0.95	26.79	17.82	00010101	1.0
	X 轴剪切 10%	—	−0.08	4.94	−1.12	45.32	5.94	43.95	1.84	38.94	17.92	00010101	1.0
	Y 轴剪切 10%	—	−0.31	5.40	−0.46	42.05	4.43	42.04	−0.07	22.74	18.71	00010101	1.0

注：DWT-DCT 系数单位为 1×10^2

为了进一步证明按上述方法提取的感知 Hash 值具有不可碰撞性，即对于不同的体数据，感知 Hash 值不同；又把不同的测试对象(见图 3.3(a)～图 3.3(g))，通过三维 DWT-DCT 感知 Hash 算法对它们进行处理。从统计学角度，这里取了前 8×8×4 个 DWT-DCT 系数。并且求出每个体数据的 Hash 值序列相互之间的相关系数，计算结果如表 3.21 所示。

从表 3.21 可以看出，首先感知 Hash 值自身之间的相关系数最大，为 1.00；其次，图 3.3(f)和图 3.3(g)之间的相关系数也较大，为 0.69，而这两个图是形状相似的两个肝的体数据；图 3.3(a)和图 3.3(b)，相关系数为 0.62，也较大，在表中为第三大相关系数，而这两个图都是人体的头部，也比较相似。其他感知 Hash 值之间的相关系数值较小，这与人眼观察到的相符合，说明按该发明的方法提取的感知 Hash 值，反映了体数据的主要外形特征，有较好的鲁棒性和不可感知性。

表 3.21　不同体数据感知 Hash 值之间的相关系数(向量长度为 256bit)

	Ha	Hb	Hc	Hd	He	Hf	Hg
Ha	1.00	0.62	0.46	−0.10	−0.51	0.11	0.14
Hb	0.62	1.00	0.26	0.08	−0.51	0.18	0.18
Hc	0.46	0.26	1.00	−0.05	−0.37	−0.12	−0.14
Hd	−0.10	0.08	−0.05	1.00	−0.10	0.09	0.12
He	−0.51	−0.51	−0.37	−0.10	1.00	−0.24	−0.21
Hf	0.11	0.18	−0.12	0.09	−0.24	1.00	0.69
Hg	0.14	0.18	−0.14	0.12	−0.21	0.69	1.00

综上所述，我们利用三维 DWT-DCT 感知 Hash 值，得到体数据水印的嵌入与提取方法。

3. 可抗常规和几何攻击的水印算法

首先选择一幅有意义的二值图像作为要嵌入医学体数据的水印，记为 $W = \{w(i,j)|w(i,j) = 0, 1; 1\leqslant i\leqslant M_1, 1\leqslant j\leqslant M_2\}$；同时，选取 MATLAB 中自带的一个 MRI 体数据作为原始医学体数据，表示为 $F = \{f(i,j,k)|f(i,j,k) \in \mathbf{R}; 1\leqslant i\leqslant M, 1\leqslant j\leqslant N, 1\leqslant k \leqslant P\}$。其中，$f(i,j,k)$ 表示原始医学体数据的体素数据值，这类似于二维图像中的像素灰度值，方便起见，设 $M_1 = M_2$，$M = N$。

1) 对水印的混沌置乱

(1) 通过 Logistic Map 生成混沌序列。

由初始值 x_0 通过 Logistic Map 混沌系统生成混沌序列 $X(j)$。

(2) 得到混沌置乱的水印。

首先，将原始水印转化为二值水印 $W(i,j)$，然后，将混沌序列 $X(j)$ 中的值按照从小到大的顺序进行排序，最后，根据 $X(j)$ 中各个值排序前后的位置变化对水印像素的位置空间进行置乱，得到混沌置乱的水印 $BW(i,j)$。

2) 水印的嵌入

(1) 通过三维 DWT-DCT 感知 Hash 算法，得到原始体数据的一个鲁棒感知 Hash 值 $H(j)$。

先对原始体数据 $F(i,j,k)$ 进行三维小波变换，得到逼近子图系数 FAL，再对逼近子图 FAL 进行全局三维 DCT，得到 DWT-DCT 系数矩阵 $\mathrm{FD}(i,j,k)$，在系数矩阵 $\mathrm{FD}(i,j,k)$ 中选取前 4×4×2 个系数 $\mathrm{FD}_4(i,j,k)$，再对选取出的系数矩阵 $\mathrm{FD}_4(i,j,k)$ 进行三维 DCT 逆变换，得到逆变换后的系数 $\mathrm{FID}(i,j,k)$，求取逆变换后系数的平均值，然后将每个逆变换后的系数与平均值进行比较，进行二值量化处理，大于或等于平均值的，记为 1；小于平均值的，记为 0，得到体数据的感知 Hash 值 $H(j)$。主要过程描述如下

$$\mathrm{FAL}(i,j,k)=\mathrm{DWT3}(F(i,j,k)) \tag{3.26}$$

$$\mathrm{FD}_4(i,j,k)=\mathrm{DCT3}(\mathrm{FAL}(i,j,k)) \tag{3.27}$$

$$\mathrm{FID}(i,j,k)=\mathrm{IDCT3}(\mathrm{FD}_4(i,j,k)) \tag{3.28}$$

$$H(j)=\mathrm{BINARY}(\mathrm{FID}(i,j,k)) \tag{3.29}$$

(2) 利用 Hash 函数，嵌入水印；生成含水印信息的二值密钥序列 $\mathrm{Key}(i,j)$ 为

$$\mathrm{Key}(i,j)=H(j)\oplus \mathrm{BW}(i,j) \tag{3.30}$$

$\mathrm{Key}(i,j)$ 是由体数据的感知 Hash 值 $H(j)$ 和水印图像 $\mathrm{BW}(i,j)$，通过密码学常用的 Hash 函数生成的。保存 $\mathrm{Key}(i,j)$，在下面提取水印时要用到。通过将 $\mathrm{Key}(i,j)$ 作为密钥向第三方申请，以获得医学体数据的所有权和使用权，达到版权保护的目的。并且水印的嵌入不影响原始医学体数据的质量，是一种零水印方案。

3) 水印的提取

(1) 求出待测数据的感知 Hash 值 $H'(j)$。

设待测体数据为 $F'(i,j,k)$，经过三维小波变换得到逼近子图系数 FA′L，再对逼近子图 FA′L 进行全局三维 DCT，得到系数矩阵 $\mathrm{FD}'(i,j,k)$，选取低频部分的前 4×4×2 系数矩阵，然后进行 DCT 逆变换，再按与水印嵌入类似的方法，求得待测体数据的感知 Hash 值 $H'(j)$

$$\mathrm{FA'L}(i,j,k)=\mathrm{DWT3}(F'(i,j,k)) \tag{3.31}$$

$$\mathrm{FD'}_4(i,j,k)=\mathrm{DCT3}(\mathrm{FA'L}(i,j,k)) \tag{3.32}$$

$$\mathrm{FID'}(i,j,k)=\mathrm{IDCT3}(\mathrm{FD'}_4(i,j,k)) \tag{3.33}$$

$$H'(j)=\mathrm{BINARY}(\mathrm{FID'}(i,j,k)) \tag{3.34}$$

(2) 在待测体数据中提取出水印 $\mathrm{BW}'(i,j)$。

$$\mathrm{BW}'(i,j)=\mathrm{Key}(i,j)\oplus H'(j) \tag{3.35}$$

根据在嵌入水印时生成的逻辑密钥序列 $\mathrm{Key}(i,j)$ 和待测体数据的感知 Hash 值 $H'(j)$，利用 Hash 函数性质可以提取出待测体数据中含有的水印 $\mathrm{BW}'(i,j)$。

4) 水印的还原

(1) 通过 Logistic Map 生成混沌序列。

由与前面提到的相同的初始值 x_0 通过 Logistic Map 混沌系统生成相同的混沌序列 $X(j)$。

(2) 还原提取的水印。

首先将混沌序列 $X(j)$ 中的值按照从小到大进行排序，然后根据 $X(j)$ 中各个值排序前后的位置变化对水印像素的位置空间进行还原，得到还原的水印 $W'(i,j)$。

再根据 $W(i,j)$ 和 $W'(i,j)$ 的相关程度来判别是否有水印嵌入，从而确认待测体数据的所有权和病患信息的安全性问题。

本算法与现有的医学水印技术比较有以下优点。

首先，由于本算法是基于三维 DWT-DCT 感知 Hash 算法的数字水印技术，通过后面的实验数据证实，该水印不仅有较强的抗常规攻击能力，而且有较强的抗几何攻击能力；其次，嵌入的水印是经过 Logistic Map 混沌置乱的，使得水印信息变得杂乱无章，提高了水印信息的安全性；最后，水印的嵌入不影响原始体数据的体素数据值，是一种零水印技术，更好地保护了医学体数据。这个特性，尤其是在医疗图像处理等方面具有很高的实用价值，使用范围广。

3.4.2　实验结果

仿真平台是 MATLAB 2010a，水印图像与原始体数据的选择参见 3.3.2 节。判断指标 NC、PSNR 见 3.2.2 节中所述。

图 3.36(a) 是不加干扰时的切片图像(这里默认选择第十个切片，测试用体数据共由 27 个切片组成)；图 3.36(b) 是不加干扰时的体数据三维成像；图 3.36(c) 是不加干扰时提取的水印，可以看到 NC = 1.00，可以准确地提取水印。

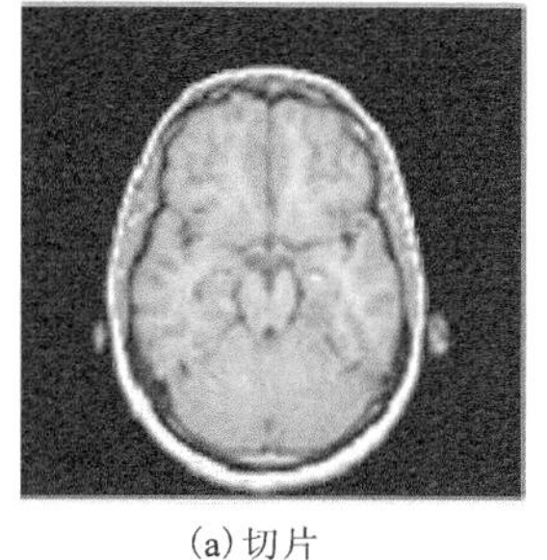

(a) 切片

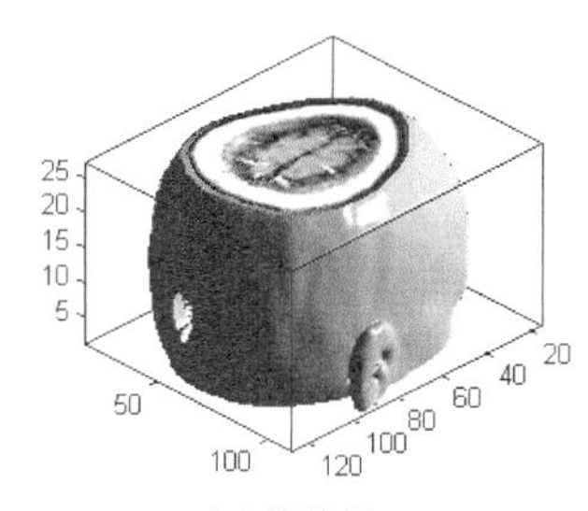

(b) 体数据

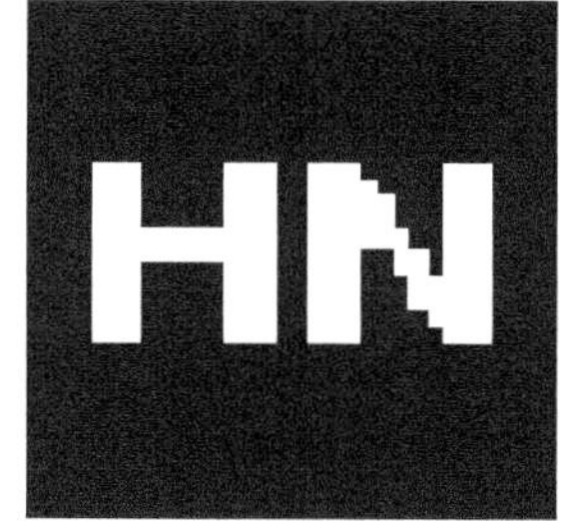

(c) 提取的水印

图 3.36　不加干扰时的水印检测

下面通过具体实验来判断该数字水印方法的抗常规攻击能力和抗几何攻击能力。

1. 常规攻击

1) 加高斯噪声

使用 imnoise( ) 函数在水印图像中加入高斯噪声。图 3.37(a) 是高斯噪声强度

10%时的切片图像，在视觉上已很模糊，图 3.37(b)是对应的体数据三维成像，在视觉上已很模糊，体数据的 PSNR = 3.30dB，较低，图 3.37(c)是提取的水印，能准确地提取水印，NC = 1.00。表 3.22 是水印抗高斯噪声干扰的实验数据。从中可以看到，当高斯噪声强度高达 25%时，水印体数据的 PSNR 降至 0.08dB，这时提取的水印，相关系数 NC = 1.00，仍能准确地提取水印。这说明该算法有良好的抗高斯噪声能力。

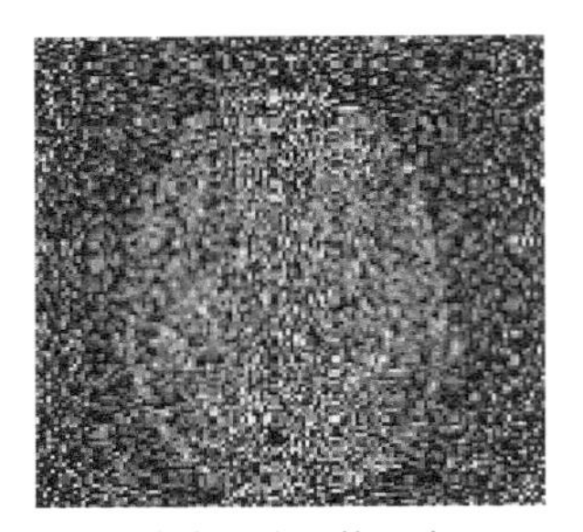
(a)高斯噪声下的切片

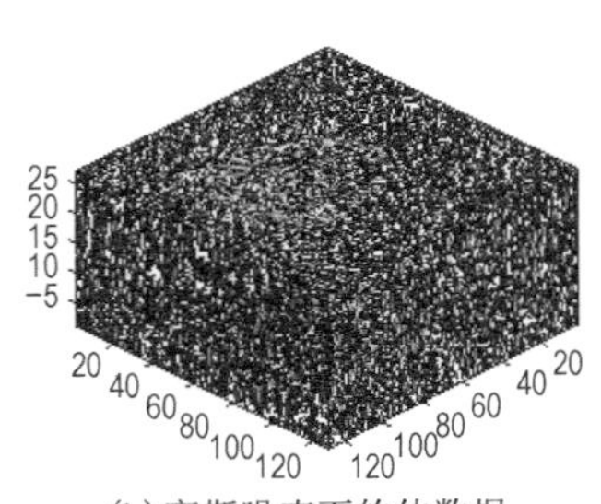

(b)高斯噪声下的体数据

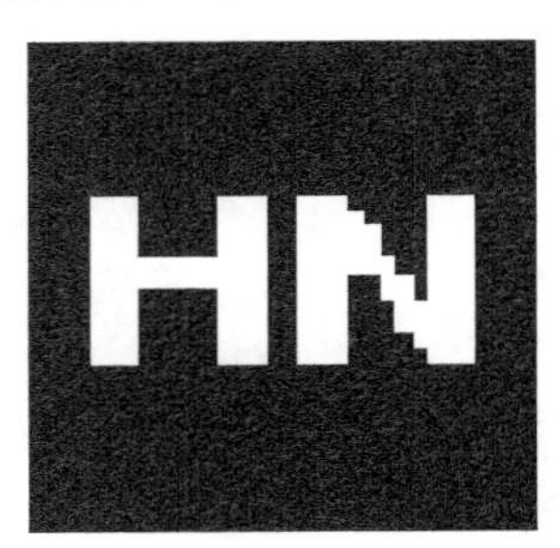

(c)提取的水印

图 3.37　高斯噪声攻击下的实验结果

表 3.22　高斯噪声攻击下的实验数据

噪声强度/%	1	3	5	10	15	20	25
PSNR/dB	12.53	8.05	6.02	3.30	1.82	0.81	0.08
NC	1.00	1.00	1.00	1.00	1.00	1.00	1.00

2)JPEG 压缩

采用图像压缩质量百分数作为参数对水印体数据进行 JPEG 压缩，图 3.38(a)是压缩质量为 5%的切片图像，该图已经出现方块效应，图 3.38(b)是对应的体数据三维成像，该图已经出现立体方块效应，此时体数据的 PSNR = 17.61dB，图 3.38(c)是提取的水印，NC = 1.00，可以准确地提取水印。表 3.23 为水印体数据抗 JPEG 压缩的实验数据。当压缩质量仅为 2%时，压缩质量较低，仍然可以提取出水印，NC = 1.00。

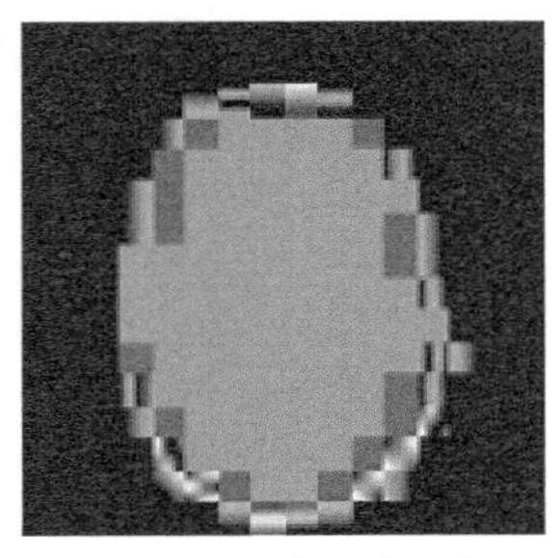
(a)JPEG 压缩后的切片

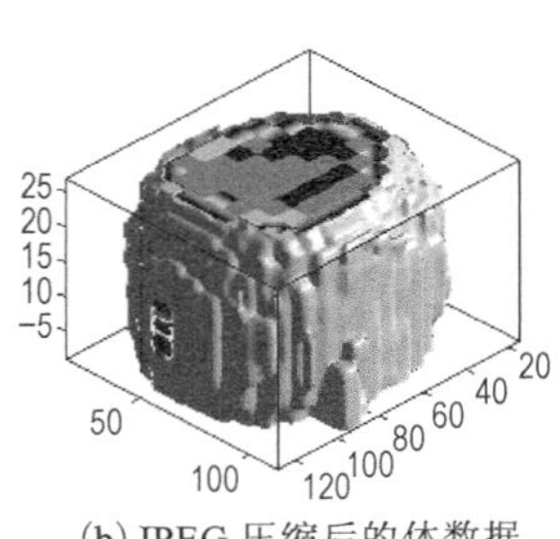

(b)JPEG 压缩后的体数据

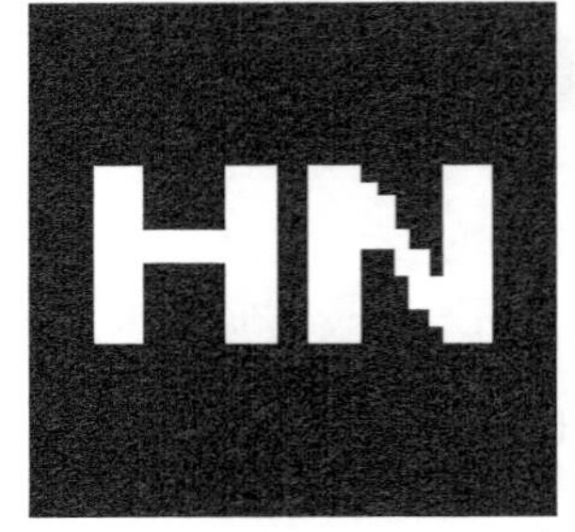

(c)提取的水印

图 3.38　JPEG 压缩攻击下的实验结果

表 3.23　JPEG 压缩攻击下的实验数据

压缩质量/%	2	4	8	10	20	40	60	80
PSNR/dB	16.57	17.82	20.21	21.20	23.10	25.06	26.61	29.31
NC	1.00	1.00	1.00	1.00	1.00	1.00	1.00	1.00

3) 中值滤波

图 3.39(a)是中值滤波参数为 5×5、滤波重复次数为 10 的切片图像，图像已出现模糊；图 3.39(b)是对应的体数据三维成像，这时耳朵等轮廓已不太分明；图 3.39(c)是提取的水印，NC = 1.00，可以准确提取水印。表 3.24 为水印体数据抗中值滤波能力，从表中可以看出，当中值滤波参数为 7×7、滤波重复次数为 20 时，仍然可以测得水印的存在，NC = 1.00。

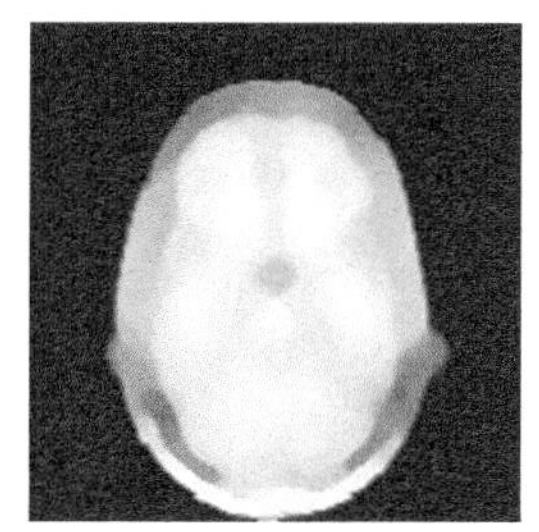
(a) 中值滤波后的切片

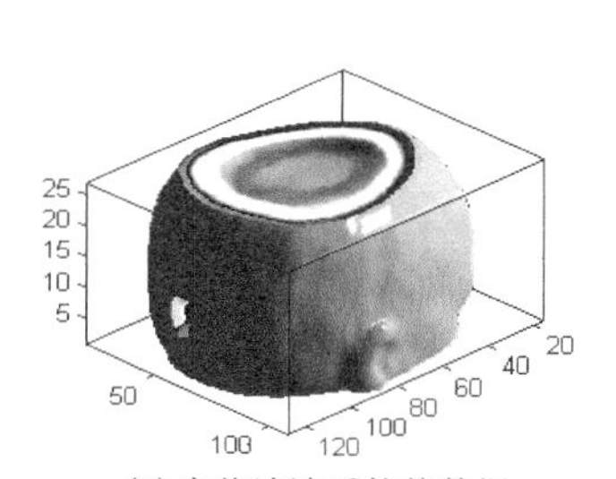

(b) 中值滤波后的体数据

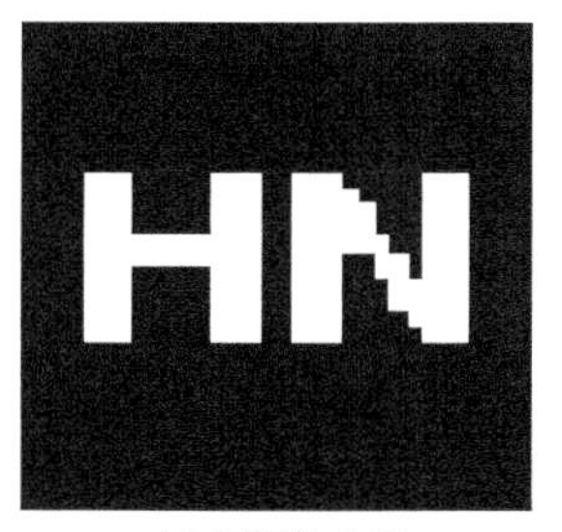

(c) 提取的水印

图 3.39　中值滤波攻击下的实验结果

表 3.24　中值滤波攻击下的实验数据

	中值滤波 3×3			中值滤波 5×5			中值滤波 7×7		
滤波次数	1	10	20	1	10	20	1	10	20
PSNR/dB	24.65	22.46	21.97	21.14	18.69	18.07	18.91	16.98	16.58
NC	1.00	1.00	1.00	1.00	1.00	1.00	1.00	1.00	1.00

2. 几何攻击

1) 旋转变换

图 3.40(a)是顺时针旋转 20° 的水印切片图像，图 3.40(b)是相应的体数据三维成像，这时，水印体数据的信噪比较低，PSNR = 12.44dB，图 3.40(c)是提取的水印，NC = 0.95，可以准确地提取水印。表 3.25 为水印抗旋转攻击的实验数据。从表中可以看到，当水印体数据顺时针旋转 35° 时，NC = 0.71，仍然可以提取水印。

2) 缩放变换

图 3.41(a)是缩放后的水印切片图像(缩放因子为 0.5)；图 3.41(b)是缩放攻击

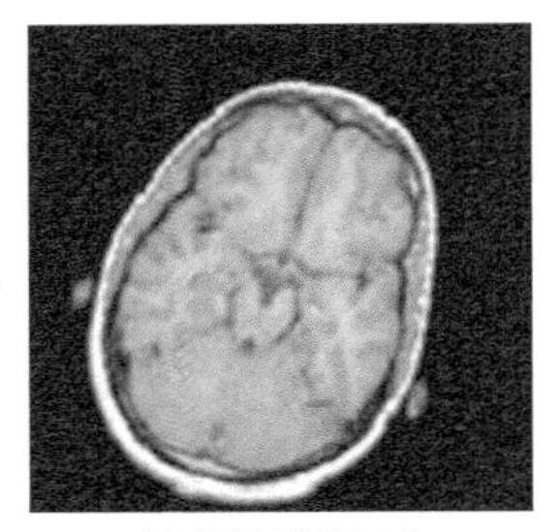

(a) 旋转后的切片

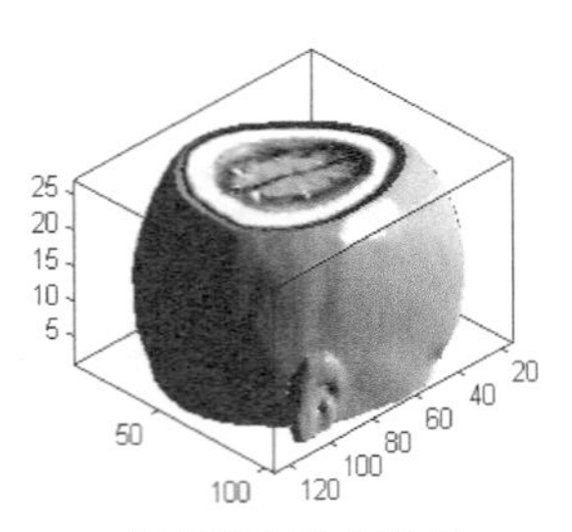

(b) 旋转后的体数据

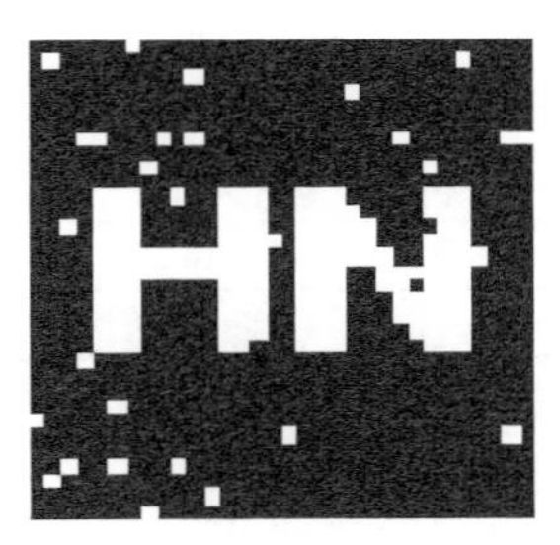

(c) 提取的水印

图 3.40　旋转攻击下的实验结果

表 3.25　旋转攻击下的实验数据

顺时针旋转/(°)	5	10	15	20	25	30	35
PSNR/dB	16.54	13.97	12.98	12.44	12.04	11.68	11.33
NC	1.00	1.00	0.95	0.95	0.71	0.71	0.71

后，体数据对应的三维成像(缩放因子为 0.5)；图 3.41(c)是缩放攻击后，提取的水印，NC = 1.00，可以准确地提取出水印。表 3.26 为水印体数据抗缩放攻击的实验数据，从表 3.26 可以看到当水印体数据缩放因子小至 0.2 时，相关系数 NC = 0.72，可准确地提取出水印。

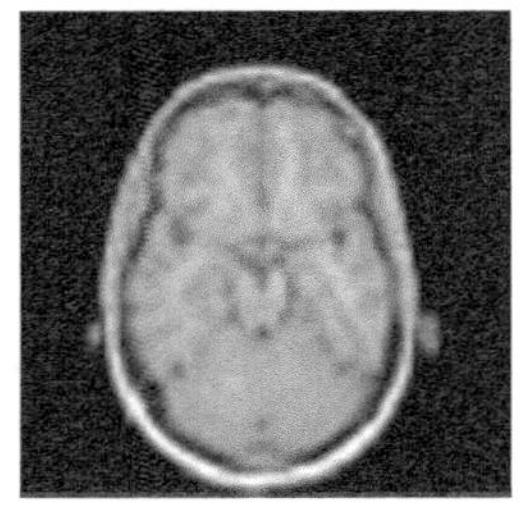

(a) 缩放后的切片

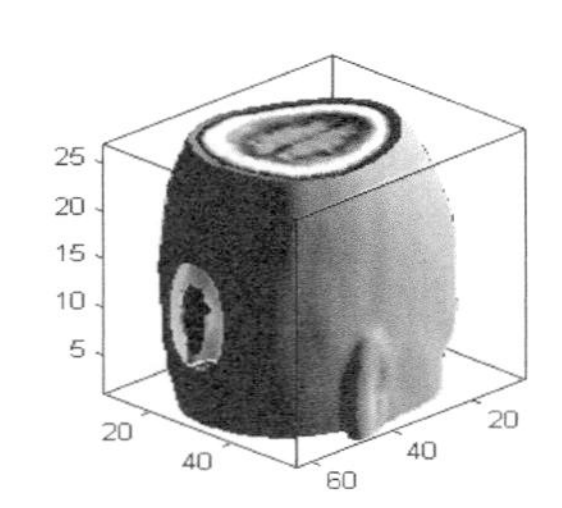

(b) 缩放后的体数据

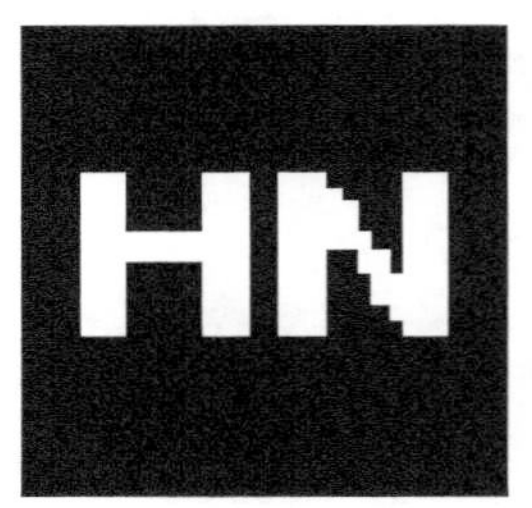

(c) 提取的水印

图 3.41　缩放攻击下的实验结果

表 3.26　缩放攻击下的实验数据

缩放因子	0.2	0.5	0.8	1.0	1.2	2.0	4.0
NC	0.72	1.00	1.00	1.00	1.00	1.00	1.00

3) 平移变换

图 3.42(a)是切片垂直下移 10%的图像；图 3.42(b)是体数据的每个切片垂直下移 10%后，对应的三维成像，这时 PSNR = 10.85dB，信噪比较低；图 3.42(c)是提取的水印，可以准确提取水印，NC = 1.00。表 3.27 是水印抗平移变换的实验数据。从表中得知当水平或垂直移动 10%时，NC 值都高于 0.5，可以准确地提取水印，故该水印方法有较强的抗平移变换能力。

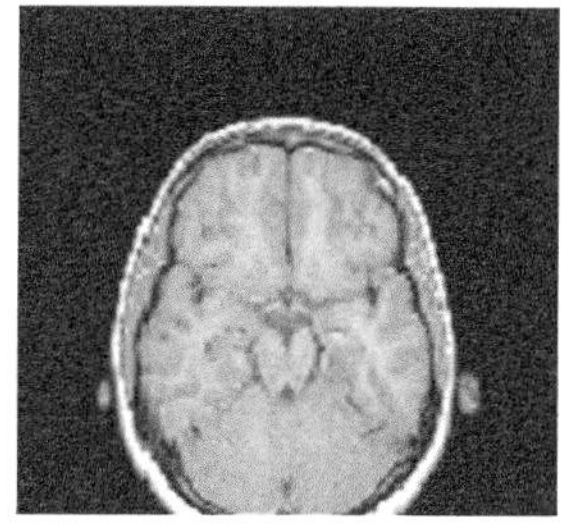
(a) 平移后的切片

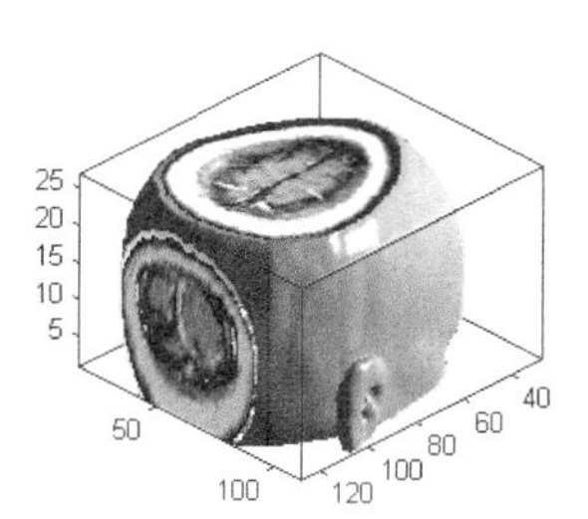

(b) 平移后的体数据

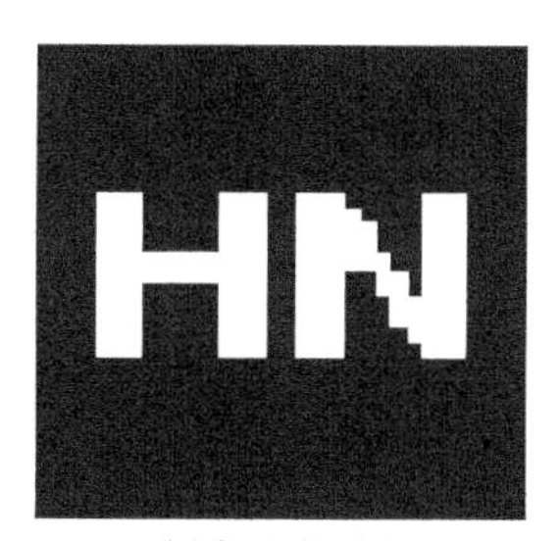

(c) 提取的水印

图 3.42　平移攻击下的实验结果

表 3.27　平移攻击下的实验数据

	水平方向左移				垂直方向下移			
移动距离/%	4	6	8	10	4	6	8	10
PSNR/dB	11.38	10.90	10.21	9.80	12.40	11.66	11.09	10.85
NC	0.95	0.79	0.73	0.57	1.00	1.00	1.00	1.00

4) 剪切攻击

图 3.43(a) 是按 *X* 轴方向剪切 20%后，第一个切片图像；图 3.43(b) 是按 *X* 轴方向剪切 20%后对应的三维成像，可以发现，剪切攻击的效果明显；顶部相对原图的三维成像，切去了一块。图 3.43(c) 是提取的水印，可以准确地提取水印，NC = 1.00。表 3.28 为水印抗剪切攻击实验的数据，从表中可以看到，当从 *X* 轴方向剪切，剪切量为 60%时，仍然可以提取水印，NC = 0.86，说明该水印算法有较强的抗剪切攻击能力。

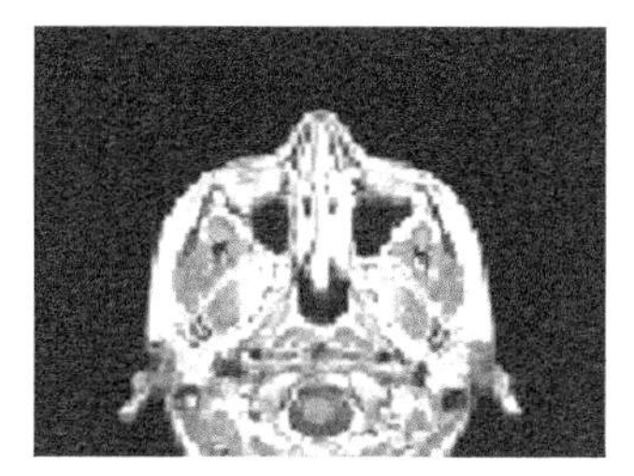
(a) 剪切后的切片

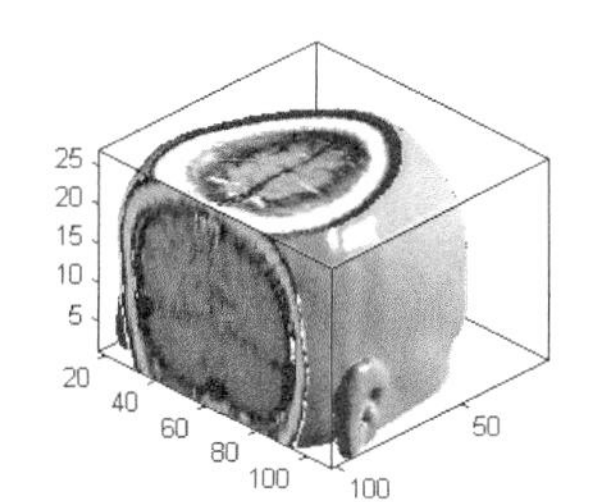

(b) 剪切后的体数据

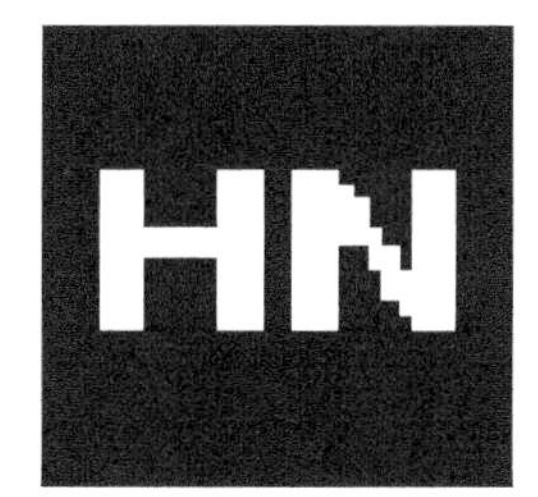

(c) 提取的水印

图 3.43　剪切攻击下的实验结果

表 3.28　剪切攻击下的实验数据

X 轴剪切/%	2	4	6	8	10	20	30	40	50	60
NC	1.00	1.00	1.00	1.00	1.00	1.00	1.00	1.00	0.93	0.86

5) 扭曲攻击

表 3.29 为水印抗扭曲攻击的实验数据，当扭曲因子为 13 时，这时体数据的信

噪比较低，PSNR = 9.83dB，但这时 NC = 0.87，仍然可以提取水印。当扭曲因子为 3 时，这时体数据的信噪比较低，PSNR = 10.13dB，但这时 NC = 0.73，此时 NC 值相对较低，但是仍然可以提取多水印。并且从表 3.29 中发现，当扭曲因子较低时，对体数据的低频特性影响较大，所以 NC 值较小；而当扭曲因子较大时，对体数据的高频特性影响较大，即对体数据的外部轮廓影响较小，所以 NC 值较大；表中的数据与前面对体数据的中低频系数的分析一致。图 3.44(a)是扭曲攻击后的切片图像(扭曲因子为 13)；图 3.44(b)是扭曲攻击后对应的体数据三维成像，PSNR = 9.83dB，信噪比较低；图 3.44(c)是提取的水印，NC = 0.87，可以较为准确地提取水印。

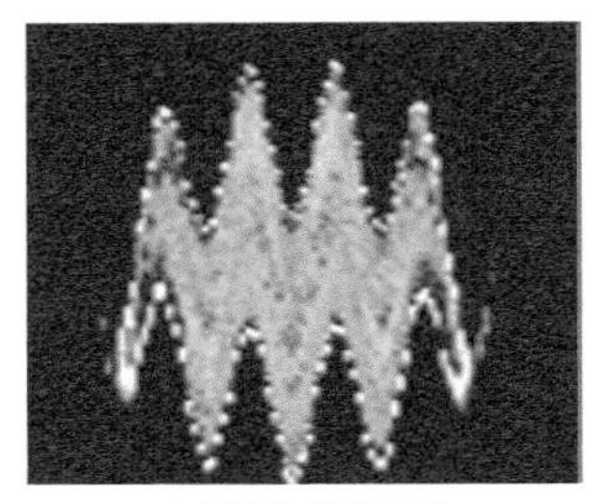

(a) 扭曲后的切片

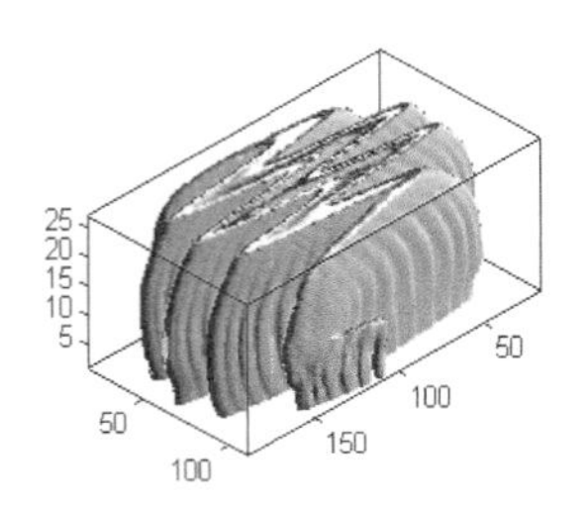

(b) 扭曲后的体数据

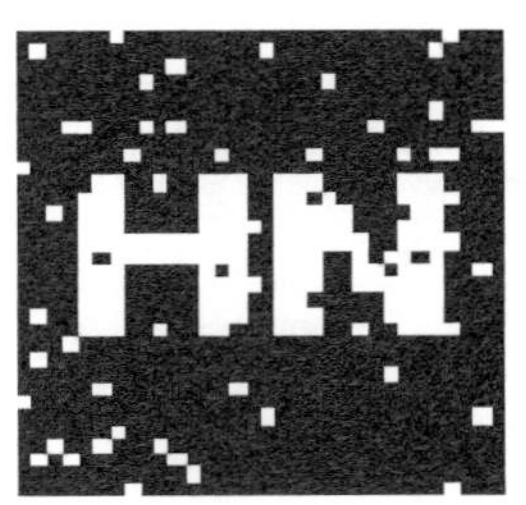

(c) 提取的水印

图 3.44　扭曲攻击下的实验结果

表 3.29　扭曲攻击下的实验数据

扭曲频率因子	3	5	7	9	13
PSNR/dB	10.13	10.16	9.89	9.58	9.83
NC	0.73	0.87	0.87	0.87	0.87

3.5　基于三维 DWT-DFT 感知 Hash 的医学体数据鲁棒水印算法

前面已经对感知 Hash 值是否能够代表图像特性进行研究，并分别从不同的三维和二维图像进行实验，测试结果是肯定的，因此，本章不再验证，也采用类似的提取特征向量的方法计算。首先对医学体数据进行三维 DWT，然后再对逼近子图进行全局三维 DFT，从 DFT 低频系数中选取前 4×4×4 个系数，再对选取的系数进行三维 DFT 逆变换和三维小波重构，然后用感知 Hash 算法对新合成的体数据进行处理，提取体数据的 Hash 值，把体数据的 Hash 值作为体数据的特征向量。

对图片进行感知 Hash 运算过程如下。

(1) 简化灰度级。将压缩后的体数据，从以前的 255 级灰度转为 64 级灰度，减少计算量。

(2) 计算所有 64 个像素的灰度平均值。

(3) 比较像素的灰度。将每个像素的灰度与平均值进行比较。大于或等于平均值的，记为 1；小于平均值的，记为 0。

(4) 计算 Hash 值。将第 (3) 步的比较结果，组合在一起，就构成了一个 64 位二值序列，这就是该体数据的 Hash 值，即所求的视觉特征向量。

3.5.1 水印的嵌入与提取算法

1. 三维 DWT-DFT

1) 三维 DWT

在 3.4.1 节中已经详细介绍了三维 DWT，方法参见前面所述。

2) 三维 DFT

在 3.3.1 节中已经详细介绍了三维 DFT，方法参见前面所述。

2. 体数据的一个感知 Hash 函数的选取方法

目前大部分水印算法抗几何攻击能力差的主要原因是：人们将数字水印嵌入在体素或变换系数中，体数据的轻微几何变换，常常会导致体素数据值或变换系数值的突然较大变化。这样嵌入在体数据中的水印便被轻易攻击了。如果能够找到一个反映体数据几何特点的特征向量，将该特征向量进行二值量化，构成感知 Hash 函数；感知 Hash 函数具有鲁棒性和不可碰撞性；当体数据发生小的几何变换时，感知 Hash 值不会发生明显变化，然后把要嵌入的数字水印和该体数据的感知 Hash 值相关联，就可以设计鲁棒的数字水印算法，小波变换抗击几何攻击的能力较差，通过对大量实验数据发现，将体数据进行 DWT、DFT 和 DFT 逆变换，可以找到一个感知 Hash 值。

这里选取一些常规攻击和几何攻击的实验数据如表 3.30 所示。表 3.30 中用作测试的原图是图 3.1(a)，是 MATLAB 中自带的一个 MRI 体数据的一个切片(取第十个)，表 3.30 中“第 1 列”显示的是体数据受到攻击的类型，受到常规攻击后的该切片图像见图 3.1(b)～图 3.1(d)，常规攻击对应的三维成像见图 3.1(f)～图 3.1(h)；受到几何攻击后的切片图像见图 3.2(a)～图 3.2(d)，其对应的三维成像见图 3.2(e)～图 3.2(h)。表 3.30 的“第 2 列”表示的是体数据受到攻击后的 PSNR；表 3.30 的“第 3 列”～“第 10 列”表示的是从 DFT 逆变换后变换系数的实部中任意选取 $F(1,1,4)$、$F(1,3,1)$ 等八个系数值。表 3.30 的“第 11 列”是 DWT-DFT 感知 Hash 算法二值量化处理求出来的平均值。对于常规攻击或几何攻击，这些系数值 $F(1,1,4)$、$F(1,3,1)$ 等可能发生一些变换，但是它与平均值的大小关系仍然不变，将大于或等于平均值的，记为 1；小于平均值的，记为 0，那么对于原始体数据来说，系数值 $F(1,1,4)$、$F(1,3,1)$ 等对应的 Hash 值序列为 00010101，具体见表 3.30 的“第 12 列”，观察该列可以发现，无论常规攻击还是几何攻击，受攻击的体数据的感知 Hash 序列和原始体数据的感知 Hash 序列保持相似，与原始体数据 NC 都较大，为 1.0，见表 3.30“第 13 列”(方便起见这里取了 8 个三维 DFT 逆变换系数符号)。

表 3.30　基于 DWT-DFT 体数据感知 Hash 值对应不同攻击后的变化

	第1列	第2列	第3列	第4列	第5列	第6列	第7列	第8列	第9列	第10列	第11列	第12列	第13列
	图像操作	PSNR /dB	$F(1,1,4)$	$F(1,3,1)$	$F(2,1,4)$	$F(2,3,1)$	$F(3,1,4)$	$F(3,3,1)$	$F(4,1,4)$	$F(4,3,1)$	均值	序列	相关度
常规攻击	原图	—	0.372	1.528	0.851	3.132	1.075	3.309	1.267	3.173	1.885	00010101	1.0
	高斯干扰(10%)	3.31	2.938	3.801	3.255	4.881	3.441	4.943	3.164	4.903	3.997	00010101	1.0
	JPEG 压缩(2%)	16.57	0.462	1.598	0.940	3.158	1.164	3.362	1.375	3.190	1.969	00010101	1.0
	中值滤波[5×5]	21.14	0.373	1.544	0.861	3.180	1.078	3.328	1.284	3.152	1.885	00010101	1.0
几何攻击	旋转(顺时 20°)	12.44	0.438	1.188	0.826	3.305	1.015	3.328	1.320	3.358	1.885	00010101	1.0
	MRI 缩放 2 倍	—	1.480	6.504	3.405	12.516	4.334	12.979	5.106	12.563	7.553	00010101	1.0
	垂直下移 10%	10.85	0.582	2.176	0.679	2.080	1.031	3.054	1.190	3.246	1.818	00010101	1.0
	Z 轴剪切 10%	—	0.424	1.273	0.850	2.828	0.996	2.967	1.169	2.850	1.746	00010101	1.0
	X 轴剪切 10%	—	0.520	1.763	0.808	2.779	1.000	2.925	1.133	2.957	1.805	00010101	1.0
	Y 轴剪切 10%	—	0.297	1.467	0.849	3.094	1.025	3.059	0.945	2.882	1.885	00010101	1.0

注：DWT-DFT 系数单位为 1×10^4

为了进一步证明按上述方法提取的感知 Hash 值是该体数据的一个重要特征，又把不同的测试对象(见图 3.3(a)～图 3.3(g))，通过三维 DWT-DFT 感知 Hash 算法对它们进行处理。从统计学角度，这里取了前 8×8×4 个 DWT-DFT 系数。并且求出每个体数据的感知 Hash 值相互之间的相关系数，计算结果如表 3.31 所示。

表 3.31　不同体数据感知 Hash 值之间的相关系数(向量长度为 256bit)

	Ha	Hb	Hc	Hd	He	Hf	Hg
Ha	1.00	0.56	0.37	−0.03	−0.54	0.21	0.24
Hb	0.56	1.00	0.21	0.26	−0.46	0.26	0.25
Hc	0.37	0.21	1.00	0.14	−0.27	−0.19	−0.11
Hd	−0.03	0.26	0.14	1.00	−0.13	0.17	0.12
He	−0.54	−0.46	−0.27	−0.13	1.00	−0.20	−0.18
Hf	0.21	0.21	−0.19	0.17	−0.20	1.00	0.71
Hg	0.24	0.24	−0.11	0.12	−0.18	0.71	1.00

从表 3.31 可以看出，首先，体数据感知 Hash 值自身之间的相关系数最大，为 1.00；其次，图 3.3(f)和图 3.3(g)之间的相关系数也较大，为 0.71，而这两个图是形状相似的两个肝的体数据；图 3.3(a)和图 3.3(b)，相关系数为 0.56，也较大，在表中为第三大相关系数，而这两个图都是人体的头部，也比较相似。其他体数据感

知 Hash 值之间的相关系数值较小，这与人眼观察到的相符合，说明按该发明的方法提取的体数据的感知 Hash 值有较好的鲁棒性和不可碰撞性，感知 Hash 的鲁棒性就是对于相似的图像，其感知 Hash 值相似；感知 Hash 的不可碰撞性是指对于不同的图像，其感知 Hash 值有较大的差别。

3. 可抗常规和几何攻击的水印算法

1) 水印的嵌入算法

水印嵌入算法主要分为三步，分别为二值水印加密、提取特征向量和生成逻辑密钥，框图如图 3.45 所示。

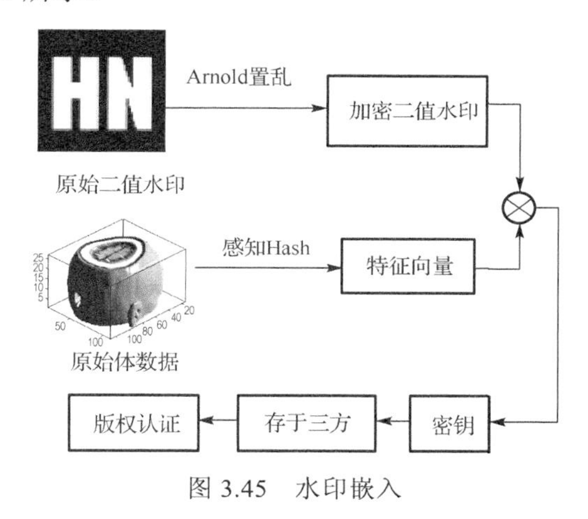

图 3.45　水印嵌入

(1) 二值水印加密。

采用 Arnold 置乱技术，打乱二值水印图像 $W(i,j)$ 像素点的位置，扰乱像素间相关性，使之变成杂乱无章的图像，即用肉眼无法提取有用信息，加密后的水印再进行传输，由于传输过程中会遭受无法预料的非法攻击，而加密水印 $\mathrm{BW}(i,j)$ 具有很强的鲁棒性，保证信息的安全性，如下

$$\mathrm{BW}(i,j)=\mathrm{AT}(W(i,j)) \tag{3.36}$$

由于本章是针对小波算法进行研究，为了不让外部因素影响实验结果，所以，三种算法中都采用相同的二值水印作为样本，即“Hai Nan”首字母缩写，如图 3.46(a)所示，大小为 64×64 像素，通过理论和实践经验，经过多次测试证明，在置乱次数为 24 时，置乱效果最佳，加密后的水印图像如图 3.46(b)所示，从视觉上看，像素点已经均匀地分布在整个图片上，没有任何相关性，无法读取有意义的信息，置乱周期为 48。

(2) 提取特征向量 $\boldsymbol{V}(j)$。

根据特征向量的提取方法，首先对原始体数据 $F(i,j,k)$ 进行三维小波变换的一

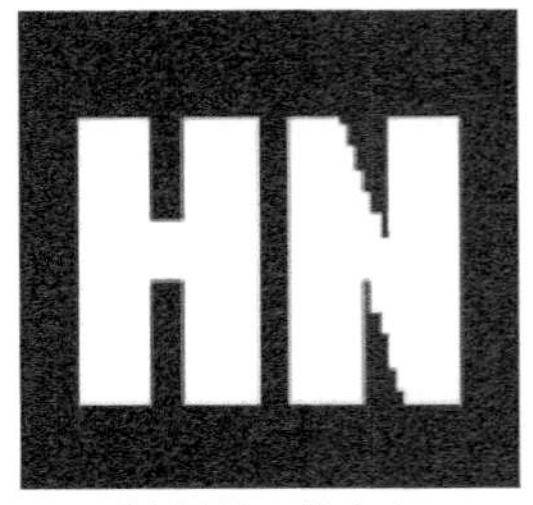
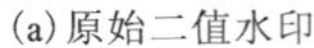

(a) 原始二值水印

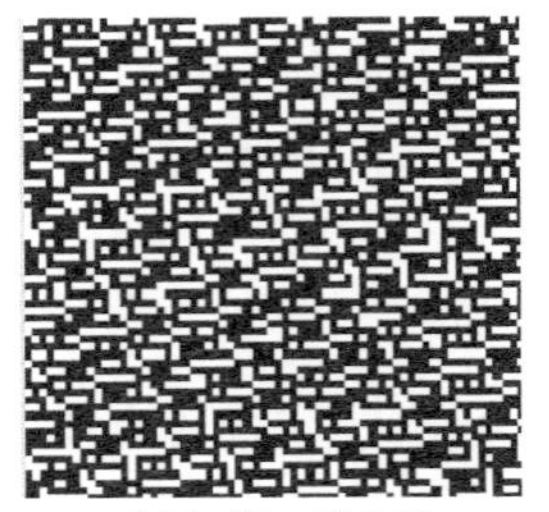

(b) 加密二值水印

图 3.46　水印置乱

层分解，原本大小为 128×128×27 像素的体数据变成 64×64×14 像素，再对 DWT 后的逼近子图进行 DFT，并选取前 64 个低频系数矩阵 $\mathrm{FWD}(i,j,k)$，再对所提取的低频系数进行三维 DFT 逆变换和三维小波重构，得到压缩后的体数据 $\mathrm{FID}(i,j,k)$，并通过感知 Hash 算法对其处理，根据 Hash 函数 PH 得到体数据的 Hash 值 $\boldsymbol{h}$，即体数据的特征向量 $\boldsymbol{V}(j)$。主要过程描述如下

$$\mathrm{WD}(i,j,k)=\mathrm{DWT3}(F(i,j,k)) \tag{3.37}$$

$$\mathrm{FWD}(i,j,k)=\mathrm{DFT3}(\mathrm{WD}(i,j,k)) \tag{3.38}$$

$$\mathrm{WID}(i,j,k)=\mathrm{IDFT3}(\mathrm{FWD}(i,j,k)) \tag{3.39}$$

$$\mathrm{ID}(i,j,k)=\mathrm{IDWT3}(\mathrm{WID}(i,j,k)) \tag{3.40}$$

$$\boldsymbol{h}=\mathrm{PH}(\mathrm{ID}(i,j,k)) \tag{3.41}$$

$$\boldsymbol{V}(j)=\boldsymbol{h} \tag{3.42}$$

(3) 生成逻辑密钥 $\mathrm{Key}(i,j)$。

利用已经预处理过的水印 $\mathrm{BW}(i,j)$ 和原始体数据的视觉特征向量 $\boldsymbol{V}(j)$ 生成一个二值逻辑序列 $\mathrm{Key}(i,j)$。$\mathrm{Key}(i,j)$ 是由图像的视觉特征向量 $\boldsymbol{V}(j)$ 和加密水印 $\mathrm{BW}(i,j)$，通过密码学常用的 Hash 函数的异或运算生成的，保存为 $\mathrm{Key}(i,j)$，在以后提取水印时需用，并将 $\mathrm{Key}(i,j)$ 作为密钥向第三方申请，以获得原体数据的所有权，从而达到对医学体数据保护的目的，即

$$\mathrm{Key}(i,j)=\boldsymbol{V}(j)\oplus\mathrm{BW}(i,j) \tag{3.43}$$

2) 水印的提取算法

水印提取总共包括提取待测体数据的特征向量、提取置乱水印和水印解密三部分。

首先，求出待测体数据的特征向量 $\boldsymbol{V}'(j)$。设待测体数据为 $F'(i,j,k)$，按上述水印嵌入的第(2)步，对医学体数据经过一系列的三维 DWT、三维 DFT、三维 DWT 逆变换、三维 DFT 逆变换、量化和求均值等步骤，求得 Hash 值 $\boldsymbol{h}'$ 即待测体数据的特征向量 $\boldsymbol{V}'(j)$

$$\mathrm{WD}'(i,j,k)=\mathrm{DWT3}(F'(i,j,k)) \tag{3.44}$$

$$\mathrm{FWD}'(i,j,k)=\mathrm{DFT3}(\mathrm{WD}'(i,j,k)) \tag{3.45}$$

$$\mathrm{WID}'(i,j,k)=\mathrm{IDFT3}(\mathrm{FWD}'(i,j,k)) \tag{3.46}$$

$$\mathrm{ID}'(i,j,k)=\mathrm{IDWT3}(\mathrm{WID}'(i,j,k)) \tag{3.47}$$

$$\boldsymbol{h}'=\mathrm{PH}(\mathrm{ID}'(i,j,k)) \tag{3.48}$$

$$\boldsymbol{V}'(j)=\boldsymbol{h}' \tag{3.49}$$

其次，在待测体数据中提取出置乱的水印 $\mathrm{BW}'(i,j)$。根据在嵌入水印时生成的 $\mathrm{Key}(i,j)$ 和待测图像的视觉特征向量 $\boldsymbol{V}'(j)$，利用 Hash 性质可以提取出待测体数据的置乱的水印 $\mathrm{BW}'(i,j)$，即

$$\mathrm{BW}'(i,j)=\mathrm{Key}(i,j)\oplus\boldsymbol{V}'(j) \tag{3.50}$$

最后，将提取出的加密水印进行解密处理。还原置乱水印的方法有两种，一是根据 Arnold 置乱的周期性，再对原本杂乱无章的水印进行 Arnold 置乱处理，针对 64×64 像素的水印，经过实验得之，置乱周期是 48，也就是说，还要经过的置乱次数较多，计算量很大；二是利用 Arnold 置乱的逆变换，这种方法可直接攻击，不用考虑不同大小水印所对应的周期值，因为，不同尺寸的图像周期也不同，但不成正比，所以相对而言，计算量小，攻击更方便。本节采用第二种方法，将提取的置乱水印 $\mathrm{BW}'(i,j)$ 进行还原，得到待测图像的水印 $W'(i,j)$，即

$$W'(i,j)=\mathrm{IAT}(\mathrm{BW}'(i,j)) \tag{3.51}$$

采用 Arnold 逆变换进行水印还原的实验效果图如下，图 3.47(b) 为水印还原后的图像，与原始水印在视觉上没有差异。

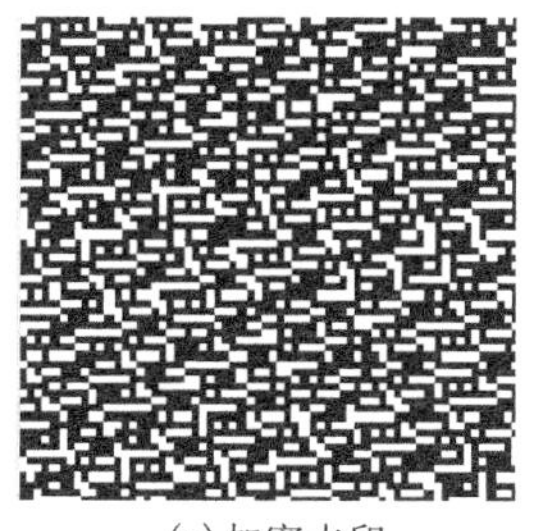
(a) 加密水印

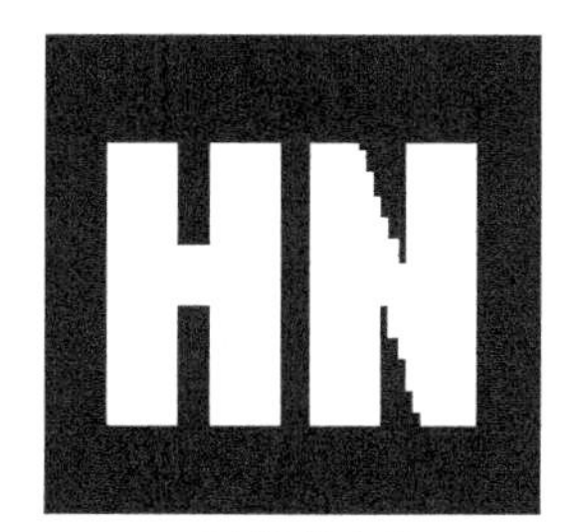

(b) 还原水印

图 3.47　水印还原

3) 水印的检测算法

常用的水印检测方法有两种，采用 PSNR 来度量水印检测结果，利用图像的 NC 来评价两个水印的相似程度，框图如图 3.48 所示。

NC 用来判断水印是否存在，本章通过 NC 值来证明经过处理后提取的水印 $W'(i,j)$ 和原始水印 $W(i,j)$ 的相似程度，二者呈正比关系，相似度越大，NC 值越大，其定义为

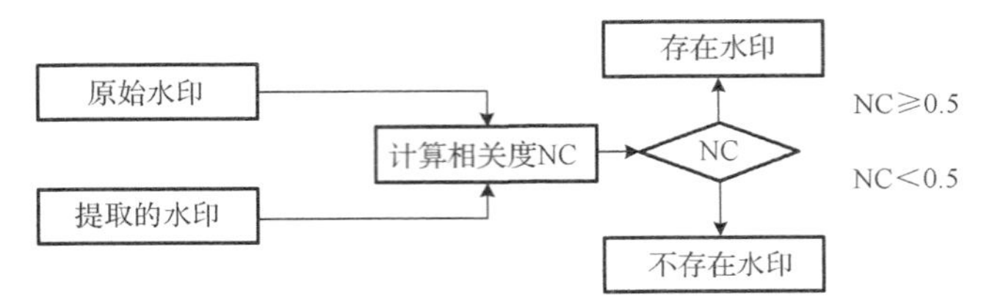

图 3.48　水印检测

$$\mathrm{NC}=\frac{\sum_i\sum_j W(i,j)W'(i,j)}{\sum_i\sum_j W^2(i,j)} \tag{3.52}$$

计算 PSNR 主要是评测加入水印后的医学图像的质量，但是 PSNR 的数值无法和人眼看到的视觉品质完全一致，有可能 PSNR 较高者看起来反而比 PSNR 较低者差，这是因为人眼的视觉对于误差的敏感度并不是绝对的，其感知结果会受到许多因素的影响而产生变化，PSNR 计算公式为

$$\mathrm{PSNR}=10\lg\left[\frac{MN\max\limits_{i,j}(I(i,j))^2}{\sum_i\sum_j (I(i,j)-I'(i,j))^2}\right] \tag{3.53}$$

式中，$I(i,j)$、$I'(i,j)$ 分别表示原始图像和已嵌入水印图像所对应像素点的灰度值；M 和 N 表示图像的行和列的像素值。

3.5.2　实验结果

本实验也是在 MATLAB 2010a 平台上进行仿真，和前面所使用的仿真软件相同。选用一幅有意义的二值图像作为水印，用 W 表示；F 代表原始医学体数据，其取自 MATLAB 中自带的核磁共振四维图像体数据(MRI. mat)，首先对其降维，变为三维医学头颅体数据。则 $W=\{w(i,j)\,|\,w(i,j)=0,\ 1;1\leqslant i\leqslant M_1,1\leqslant j\leqslant M_2\}$ 作为数字水印，而原始医学体数据记为 $F=\{f(i,j,k)\,|\,f(i,j,k)\in\mathbf{R};1\leqslant i\leqslant M,1\leqslant j\leqslant N,1\leqslant k\leqslant P\}$，$w(i,j)$ 和 $f(i,j,k)$ 分别表示水印和原始医学体数据的像素值，设 $M=N$(切片的长、宽相等)，P 为切片的层数。

原始医学体数据的大小为 128×128×27 像素，共由 27 个切片组成，其中选取第十个切片进行实验如图 3.49(a)所示，图 3.49(b)是三维医学立体图，选取的水印为“海南”拼音的首字母大写，大小为 64×64 像素，如图 3.48(c)所示。

下面通过具体实验来判断该数字水印算法的抗常规攻击能力和抗几何攻击能力鲁棒性。

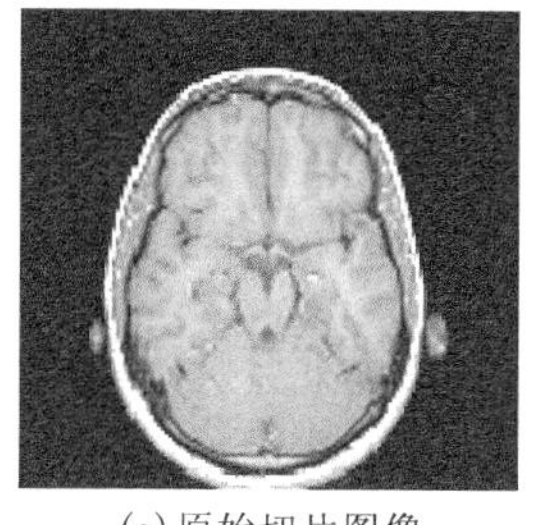

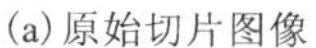

(a)原始切片图像

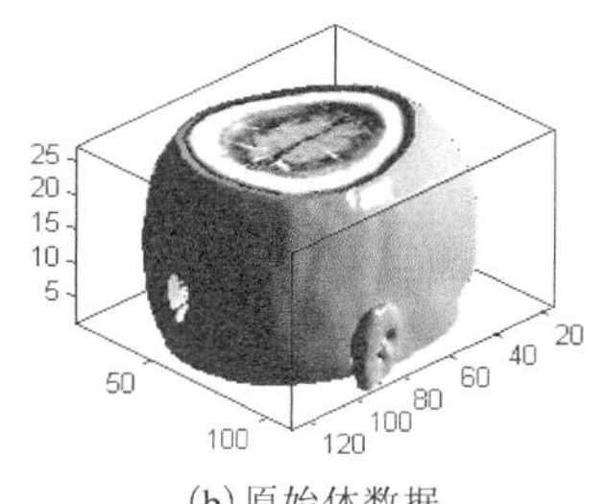

(b)原始体数据

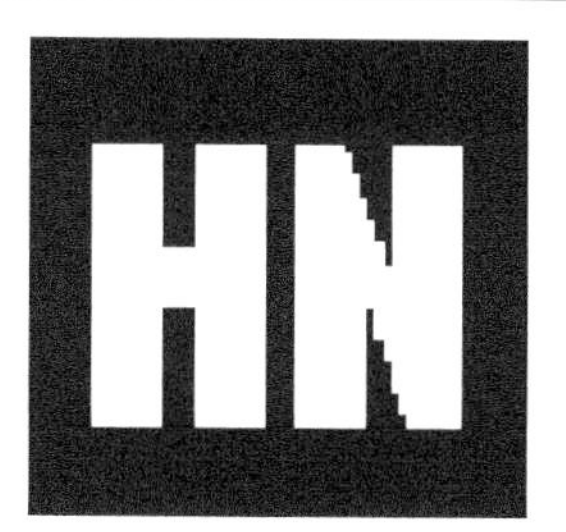

(c)原始水印

图 3.49　原始体数据和水印

1. 常规攻击

1)加高斯噪声

为了检验该算法抗高斯干扰的鲁棒性能，用图 3.50(a)形象地显示出含水印的二维医学图像切片，在受到噪声强度为 10%的情形，如图可见，在视觉上已很模糊；图 3.50(b)的立体图也受到严重的噪声干扰，体数据的 PSNR = 3.23dB，非常低；然而，当将水印提取出来之后却发现，水印能够被完全提出，如图 3.50(c)所示，很有力地说明对于高斯攻击，本算法具有较好的鲁棒性能。本实验使用 imnoise()函数在水印图像中加入高斯噪声，对不同程度的高斯干扰进行数据检测，见表 3.32，从实验数据可知，当高斯噪声强度高达 30%时，体数据受到很强噪声干扰的情况下，检测水印的相关系数仍然为 1.00，通过大量实验测试得出，当高斯噪声强度达 40%时，水印的相关系数仍大于 0.9，提取的水印与原水印相似度很高。

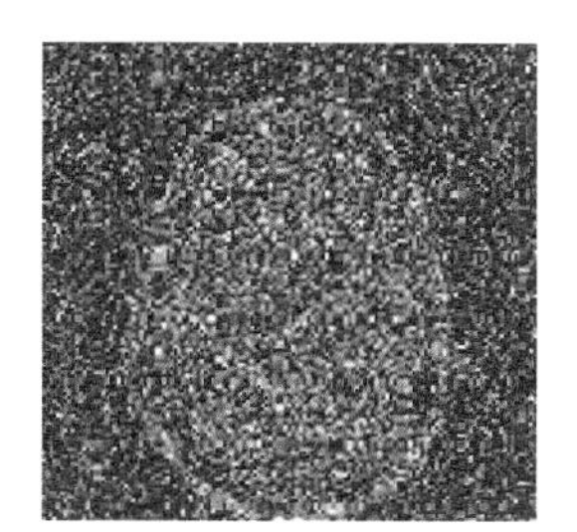

(a)高斯噪声下的切片

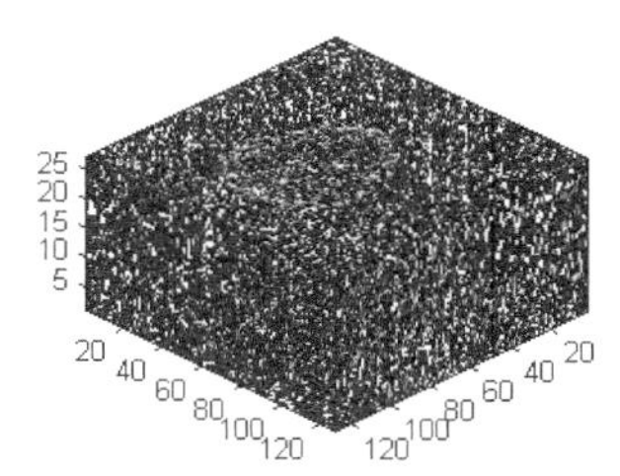

(b)高斯噪声下的体数据

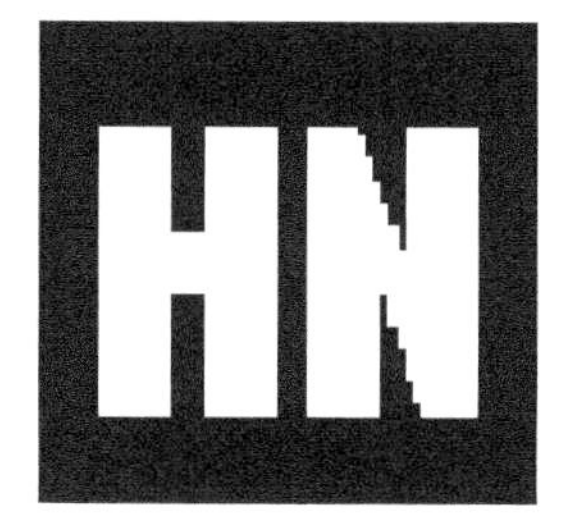

(c)提取的水印

图 3.50　高斯噪声攻击下的实验结果

表 3.32　高斯噪声攻击下的实验数据

噪声强度/%	1	3	5	10	15	20	25	30
PSNR/dB	12.45	8.78	6.33	3.23	1.67	0.79	0.35	0.08
NC	1.00	1.00	1.00	1.00	1.00	1.00	1.00	1.00

2)JPEG 压缩

压缩质量为 4%的实验结果如下，图 3.51(a)是 JPEG 压缩后的切片图像，该图像周围已经出现明显的方块效应；图 3.51(b)是对应的三维成像，也能明显看出体数据表面有突起；图 3.51(c)是受攻击后提取的水印，与原始水印的相似程度为 1，即水印完全无失真地被提取出来。表 3.33 为体数据抗 JPEG 压缩的实验数据，为了避免实验数据的局限性，扩大压缩质量范围从 2%～80%，如表 3.33 所示，当压缩质量仅为 2%时，压缩质量很低，但仍然可以提取出水印，且 NC = 0.97，表明对于 JPEG 压缩，有很理想的抗攻击能力。

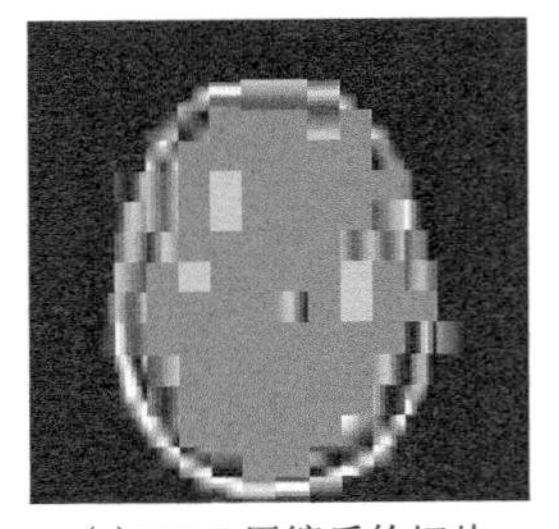
(a) JPEG 压缩后的切片

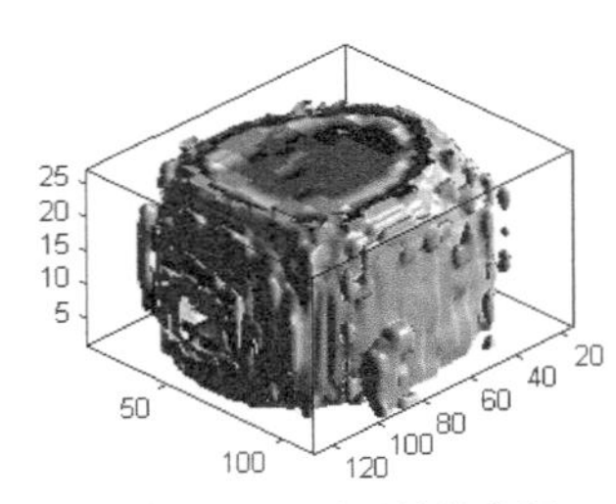

(b) JPEG 压缩后的体数据

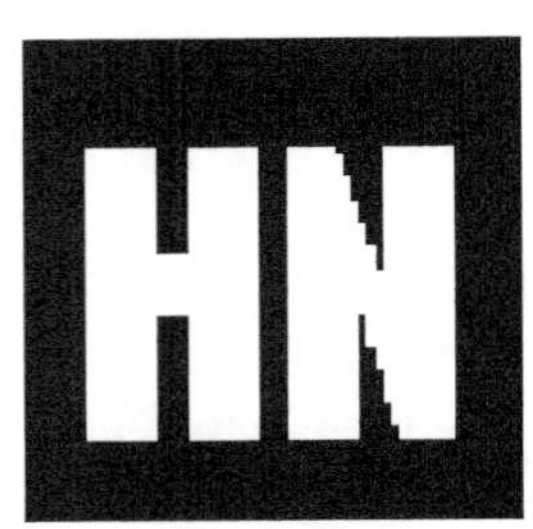

(c) 提取的水印

图 3.51　JPEG 压缩攻击下的实验结果

表 3.33　JPEG 压缩攻击下的实验数据

压缩质量/%	2	4	8	10	20	40	60	80
PSNR/dB	16.58	17.82	20.22	21.20	23.10	25.06	26.61	29.31
NC	0.97	1.00	1.00	1.00	1.00	1.00	1.00	1.00

3) 中值滤波

中值滤波 7×7、重复 10 次的实验结果见图 3.52，图 3.52(a)是攻击后的切片图像，该图像表面已经变得平滑，周围形状有所改变，图 3.52(b)是对应的三维成像，也能明显看出体数据表面被平滑处理，基本看不清细节部分，图 3.52(c)是受攻击后提取的水印，与原始水印的相似程度为 0.97，即水印的主体信息都能被提取出。表 3.34 为体数据抗中值滤波的实验数据，保证实验数据的全面性，选取中值滤波窗口大小分别为 3×3、5×5 和 7×7 进行实验，并从滤波范围 1～20 随机选取三个迭代值，如表 3.34

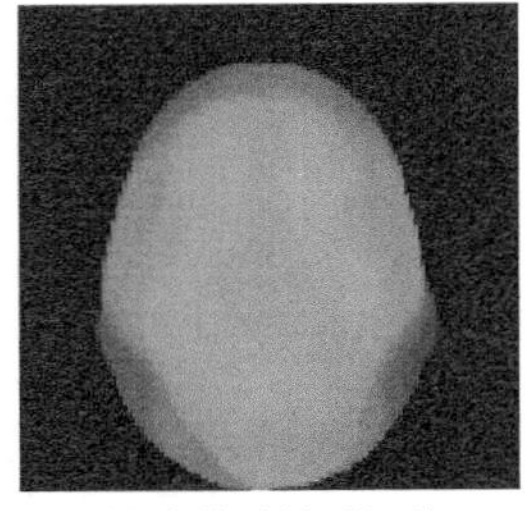
(a) 中值滤波后切片

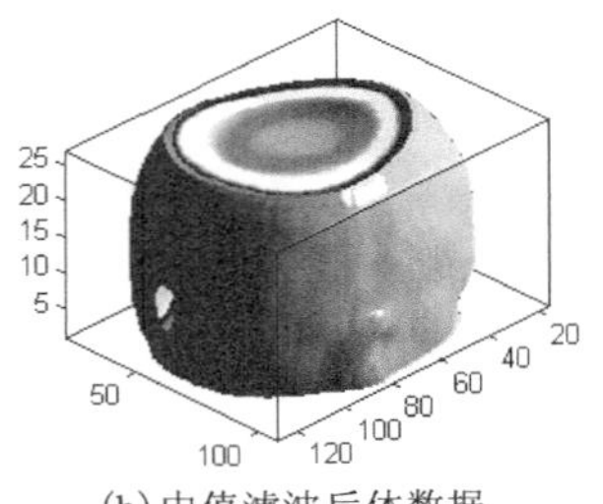

(b) 中值滤波后体数据

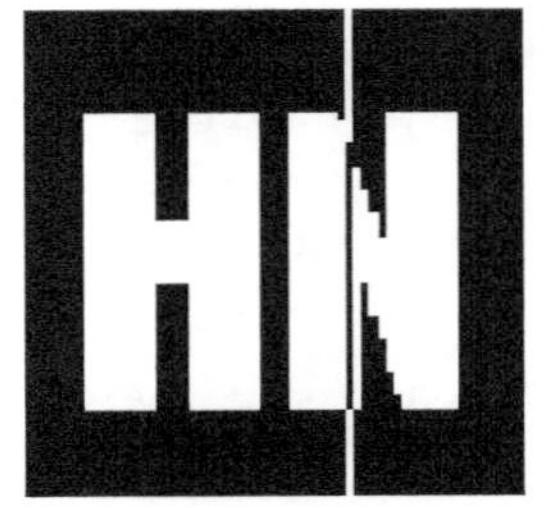

(c) 提取的水印

图 3.52　中值滤波攻击下的实验结果

所示，当中值滤波 7×7 且滤波次数为 20 次时，信噪比为 16.55dB，体数据质量相对低些，但提取水印的能力和准确度非常高，相似度为 0.95，因此具有很强的抗中值滤波能力。

表 3.34　中值滤波攻击下的实验数据

	中值滤波 3×3			中值滤波 5×5			中值滤波 7×7		
滤波次数	1 次	10 次	20 次	1 次	10 次	20 次	1 次	10 次	20 次
PSNR/dB	24.63	22.44	21.98	21.11	18.66	18.03	18.86	16.94	16.55
NC	1.00	1.00	0.98	1.00	0.97	0.94	0.98	0.97	0.95

2．几何攻击

1) 旋转变换

水印顺时针旋转 5° 的实验结果如图 3.53 所示，图 3.53(a) 是医学体数据的二维切片图像，视觉直观显示已顺时针旋转一定角度，图3.53(b) 是旋转后的三维成像，这时 PSNR = 16.53dB，图 3.53(c) 为提取出的水印图像，与原始水印的相似程度为 0.95，进一步验证了本算法对该旋转攻击的鲁棒性。表 3.35 为水印抗旋转攻击实验数据，采样值为 5～40，从表中可以看到当水印图像旋转较大度数 40° 时，PSNR 为 11.01dB，图像质量较低，但提取水印后的相似度仍大于 0.60，也能完全读取有意义的水印信息，获取所需的加密信息，有很强的抗旋转攻击能力。

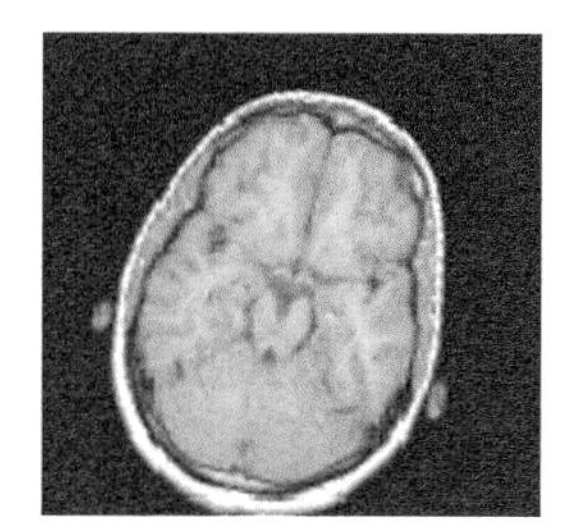

(a) 旋转后的切片

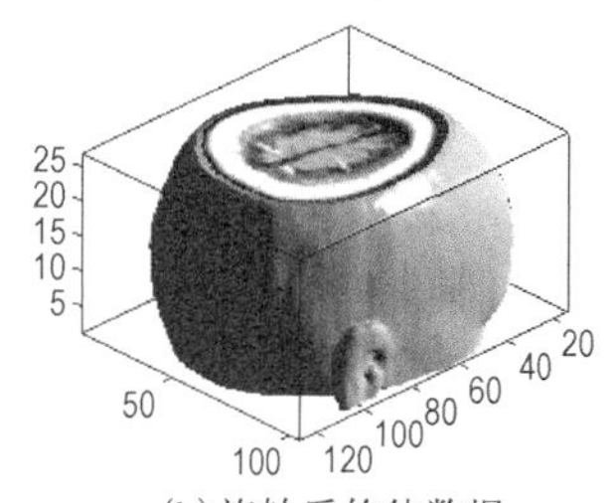

(b) 旋转后的体数据

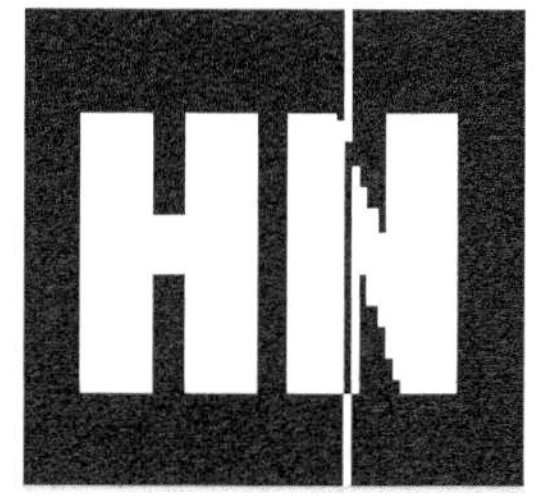

(c) 提取的水印

图 3.53　旋转攻击下的实验结果

表 3.35　旋转攻击下的实验数据

顺时旋转/(°)	5	10	15	20	25	30	35	40
PSNR/dB	16.53	13.99	12.97	12.47	12.04	11.68	11.35	11.01
NC	0.96	0.93	0.89	0.85	0.80	0.74	0.69	0.65

2) 缩放变换

水印缩放因子为 0.5 时的实验结果如图 3.54 所示，图 3.54(a) 是医学体数据的二维切片图像，体积已缩小，图 3.54(b) 是缩放后的三维成像，图 3.54(c) 为提取的水印图像，提取出的水印与原始水印相似，NC = 0.85。表 3.36 为水印抗不同程度缩放攻击的实验数据，从表中可以看到当含水印的医学体数据，缩放至 0.2 时，仍然可以提取出水印，且相关系数 NC = 0.81。缩放因子为 4.0 时，还能够完全提取出水印，NC 为 0.98，对于该缩放攻击，本算法拥有较强的鲁棒性能。

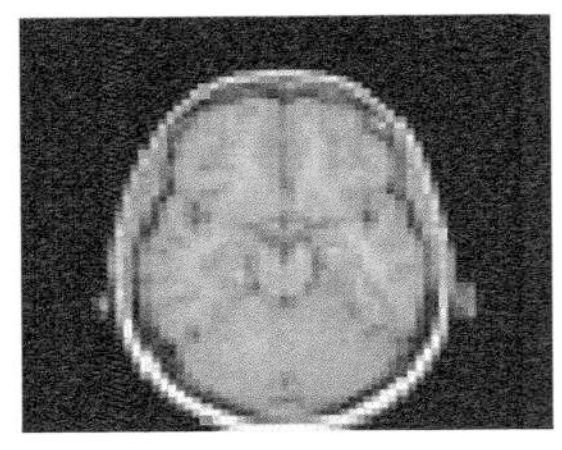

(a) 缩放后的切片

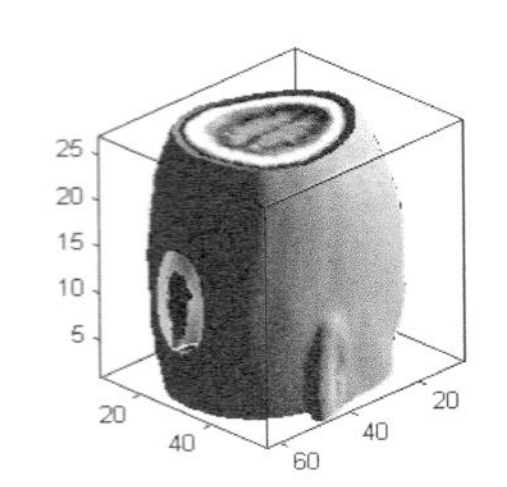

(b) 缩放后的体数据

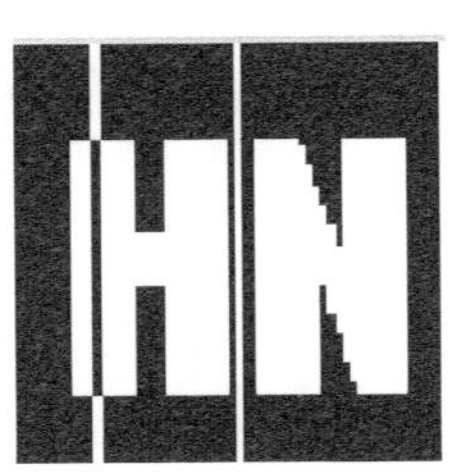

(c) 提取的水印

图 3.54　缩放攻击下的实验结果

表 3.36　缩放攻击下的实验数据

缩放因子	0.2	0.5	0.8	1.0	1.2	2.0	3.0	4.0
NC	0.81	0.85	0.88	0.91	0.94	0.96	0.98	0.98

3) 平移变换

水印垂直下移 6%时的实验结果如图 3.55 所示，图 3.55(a) 是医学体数据的二维切片图像，向下移动 6%的距离，已有部分面积移出界面；图 3.55(b) 是平移后的三维立体头颅图，更直观地看出部分体积移除，PSNR = 11.64dB，信噪比较低，相对攻击能力较强，图 3.55(c) 为提取出的水印图像，提取出的水印与原始水印较接近，NC = 0.78。表 3.37 是水印抗平移攻击的实验数据，本实验所选取的移动比例范围为 2%～16%，分别从垂直方向和水平方向进行移动，从表 3.37 中得知，当图像移动 2%～4%时，所提取出水印的 NC 值接近于 1，相当于完全提取，之后，随着平移比例的增大，即对图像的攻击程度越来越强，NC 便不断减小，但仍大于 0.5，还是能够提取水印的重要信息。表明该水印算法对平移变换具有良好的鲁棒性。

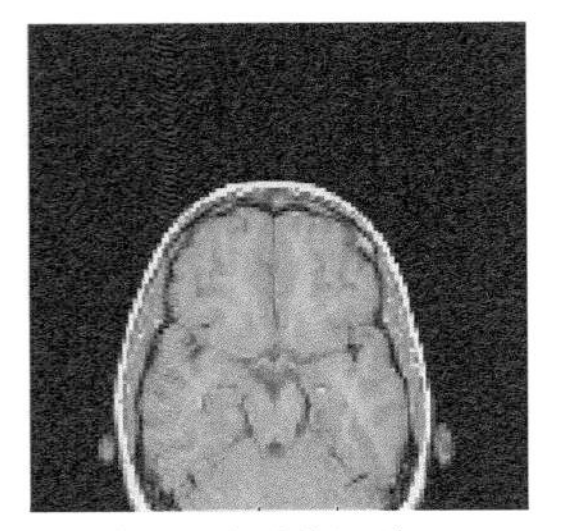

(a) 平移后的切片

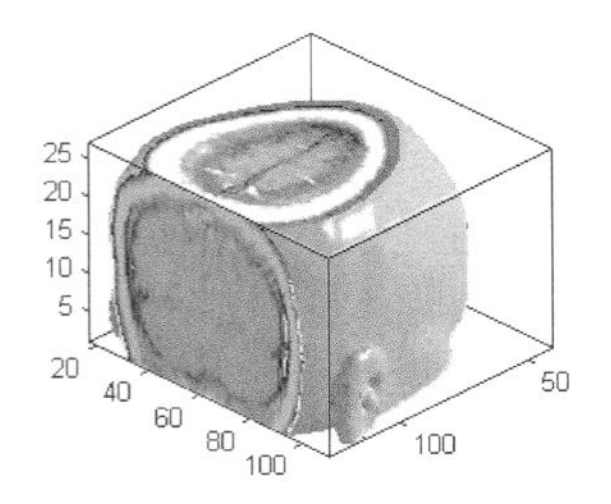

(b) 平移后的体数据

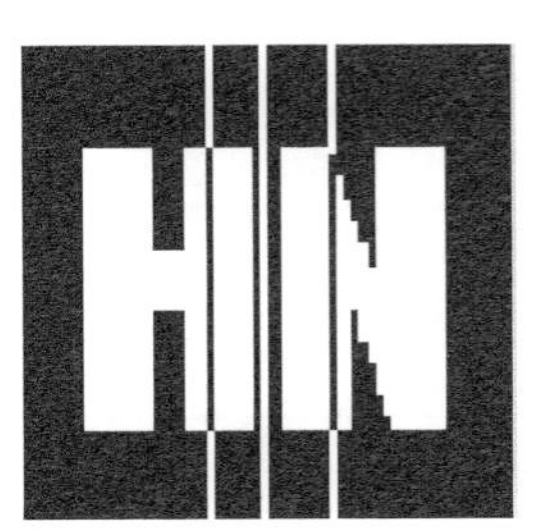

(c) 提取的水印

图 3.55　平移攻击下的实验结果

表 3.37　平移攻击下的实验数据

垂直下移距离/%	2	4	6	8	10	12	14	16
PSNR/dB	15.64	12.36	11.64	11.07	10.83	10.54	10.25	9.97
NC	0.94	0.94	0.78	0.68	0.62	0.59	0.56	0.51
左右平移距离/%	2	4	6	8	10	12	14	16
PSNR/dB	14.56	13.21	12.02	11.45	11.27	10.43	10.11	9.87
NC	0.95	0.89	0.81	0.69	0.65	0.62	0.60	0.58

4) 剪切攻击

水印沿 Z 轴方向剪切 10%时的实验结果如图 3.56 所示，图 3.56(a)是三维体数据的二维切片图；图 3.56(b)是三维立体图，可见，剪切攻击的效果明显，顶部相对原图的三维成像，切去一块；图 3.56(c)为提取出的水印图像，提取出的水印与原始水印一样，NC = 0.93。表 3.38 为水印抗剪切攻击的实验数据，分别从 X 轴、Y 轴和 Z 轴三个方向进行剪切攻击，从表中可以看到，无论对哪个方向而言，所提取的水印和原始水印的相似度均大于 0.6，能够成功地提取水印的重要信息，但是 Z 轴方向明显好于 Y 轴，且 Y 轴强于 X 轴，当从 Z 轴方向剪切，且剪切比例高达 20%时，提取的相似度仍然为 0.89，由此说明该水印算法有较强的抗剪切攻击能力。

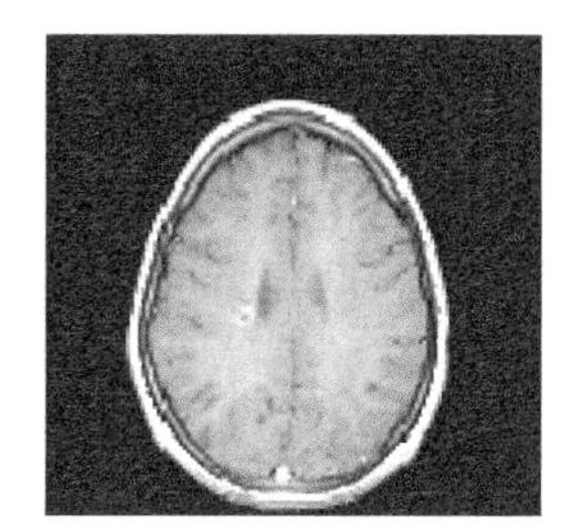
(a) 剪切后的切片

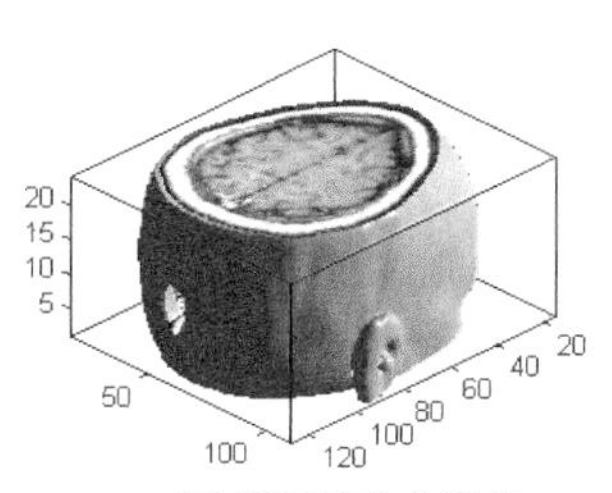

(b) 剪切后的体数据

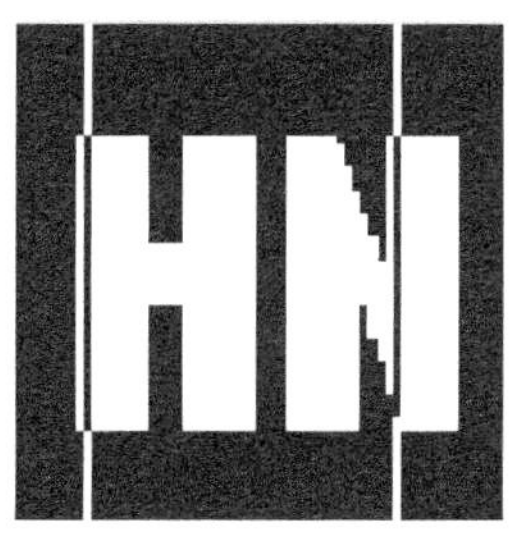
(c) 提取的水印

图 3.56　剪切攻击下的实验结果

表 3.38　剪切攻击下的实验数据

剪切比例/%	—	2	4	6	8	10	14	16	18	20
Z 轴方向	NC	1.00	0.98	0.96	0.95	0.93	0.93	0.91	0.89	0.89
Y 轴方向	NC	0.97	0.95	0.91	0.89	0.88	0.88	0.86	0.79	0.71
X 轴方向	NC	0.93	0.90	0.87	0.84	0.82	0.74	0.70	0.67	0.65

5) 扭曲攻击

扭曲因子为 30 的实验仿真结果见图 3.57，图 3.57(a)为扭曲攻击后的切片图像，已经出现严重的扭曲重叠现象，在视觉上与原始切片有极大的差距，基本改变了原图像形状，图3.57(b)为扭曲后的医学体数据，整个三维医学体数据受到严重的扭曲攻击，从外观上已经几乎看不出是人体头颅结构，PSNR 较低，为 9.72dB；提取出水印的相似度等于 0.92，如图 3.57(c)所示。

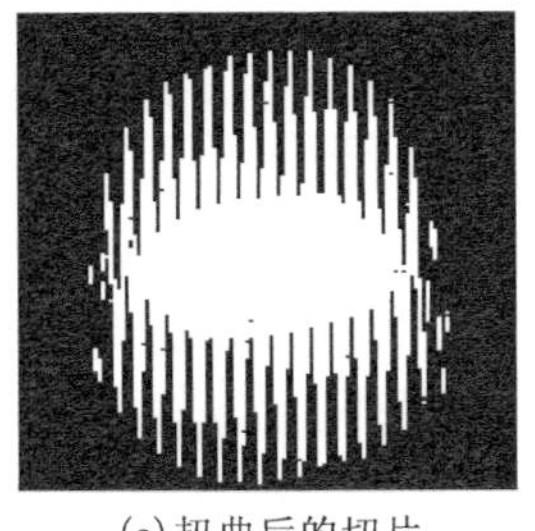

(a)扭曲后的切片

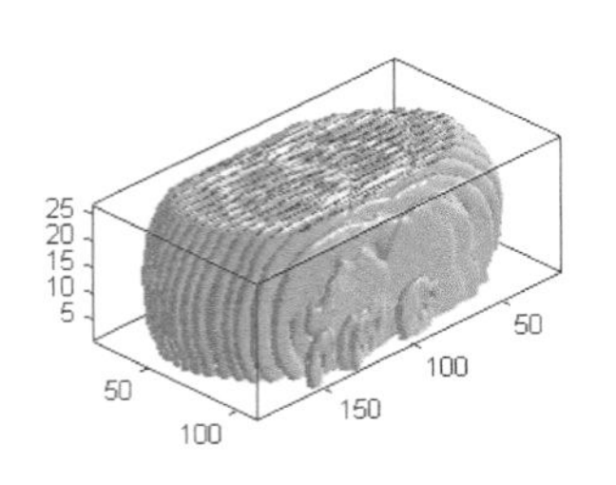

(b)扭曲后的体数据

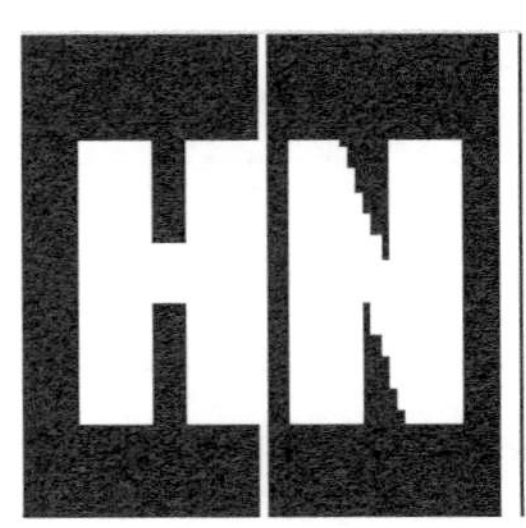

(c)提取的水印

图 3.57　扭曲攻击下的实验结果

水印抗扭曲攻击的实验数据如表 3.39 所示，为测量范围从扭曲因子 7 到扭曲因子 30 的实验数据，随着扭曲因子的增加，扭曲频率也随着增高，两者呈正比关系，从表中可明显看出，水印的抗扭曲攻击能力很强，当扭曲因子为 30 时，医学体数据的外部轮廓受到影响，可提取出水印，且提取出的水印和原始嵌入水印的相似度较大，此时信噪比较低，PSNR = 9.72dB，所以，通过扭曲攻击实验证明，本算法对该扭曲攻击有很强的鲁棒性，能够保证信息的安全性。

表 3.39　扭曲攻击下的实验数据

扭曲因子	7	9	11	13	15	20	25	30
PSNR/dB	9.87	9.59	9.44	9.85	9.75	9.69	9.74	9.72
NC	0.85	0.85	0.88	0.90	0.92	0.92	0.92	0.92

3.6　小　　结

为了更好地适应现代医疗信息技术的发展，保障其使用过程中的安全性和私密性，本章提出了四种基于三维变换感知 Hash 的医学体数据鲁棒水印算法。这四种算法将感知 Hash 和水印技术相结合，利用密码学和零水印中的思想，通过感知 Hash 值在医学体数据中嵌入与提取水印。该算法不需要选取医学体数据的感兴趣区域，嵌入的水印不影响原始医学体数据的质量。综合实验结果，可以说明这四种算法拥有理想的抗常规和几何攻击能力，具有较好的鲁棒性。

本章提出的四种基于三维变换感知 Hash 的医学体数据鲁棒水印算法，抗攻击能力理想，水印的提取不需要原始医学体数据，且不限制嵌入水印的容量，因此具有较高的实用价值。

第 4 章　基于感知 Hash 的医学体数据多水印算法

4.1　引　　言

随着医疗信息技术的发展、现代医疗信息技术系统的日益普及，医院每天都要生成大量的医学数字图像，其中 70%～80%为三维医学体数据。出于对医学体数据的安全性和私密性的考虑，医学体数据水印技术的应用越来越普遍。医学体数据水印技术可以利用数字水印的不可见性和鲁棒性等特性，将患者的隐秘资料作为水印隐藏在医学体数据中，以保证其在互联网上传输的安全性，为远程医疗等提供保障。

众所周知，容量和鲁棒性是水印技术的两大难题[122]，很多鲁棒性较好的水印算法其水印容量往往很小。故本章提出了四种基于感知 Hash 的医学体数据多水印算法，不仅提高了水印的容量，还使得水印算法具有一定的安全性和稳健性。最后，通过实验验证，这些算法在不影响医学体数据病灶区的情况下，不论是对常规攻击还是几何攻击都具有良好的鲁棒性。

4.2　基于三维 DCT 感知 Hash 的医学体数据多水印算法

4.2.1　水印的嵌入与提取算法

1. 三维 DCT 和 Logistic Map

1) 三维 DCT

在 3.2.1 节中已经详细介绍了三维 DCT，方法参见前面所述。

2) Logistic Map

Logistic Map 混沌映射已在前面详细论述，方法参见 3.3.1 节所述。

2. 体数据的一个感知 Hash 函数的选取方法

感知 Hash 值可以由一个体数据的特征向量经过量化后得到。目前大部分水印算法抗几何攻击能力差的主要原因是：人们将数字水印嵌入在体素或变换系数中，体数据的轻微几何变换，常常会导致体素数据值或变换系数值的突然较大变化。这样嵌入在体数据中的水印便被轻易攻击了。如果能够找到一个反映体数据几何特点的感知 Hash 值，当体数据发生小的几何变换时，该 Hash 值不会发生明显的突变，然后把要嵌入的数字水印和该体数据的感知 Hash 相关联，那么嵌入的数字水印就有较好的抗几何攻击能力。

这里选取一些常规攻击和几何攻击的实验数据如表 4.1 所示。表 4.1 中用作测试的原图是图 3.1(a)，是 MATLAB 中自带的一个 MRI 体数据的一个切片(取第十个)，表 4.1 中“第 1 列”显示的是体数据受到攻击的类型，受到常规攻击后的该切片图像见图 3.1(b)～图 3.1(d)，常规攻击对应的三维成像见图 3.1(f)～图 3.1(h)；受到几何攻击后的切片图像见图 3.2(a)～图 3.2(d)，其对应的三维成像见图 3.2(e)～图 3.2(h)。表 4.1 的“第 2 列”表示的是体数据受到攻击后的 PSNR；表 4.1 的“第 3 列”～“第 10 列”，是 DCT 逆变换后的三维体数据中任意选取 $F(1,1,4)$、$F(1,2,1)$ 等八个像素值。表 4.1 的“第 11 列”是 DCT 感知 Hash 算法二值量化处理求出来的平均像素值。对于常规攻击，这些像素值 $F(1,1,4)$、$F(1,2,1)$ 等可能发生一些变换，但是它与平均像素值的大小比较仍然不变，将大于或等于平均值的，记为 1；小于平均值的，记为 0，那么对于原始体数据来说，像素值 $F(1,1,4)$、$F(1,2,1)$ 等对应的 Hash 值序列为 00010101，具体见表 4.1 的“第 12 列”，观察该列可以发现，无论常规攻击还是几何攻击，受攻击的体数据的感知 Hash 序列和原始体数据的感知 Hash 序列保持相似，与原始体数据 NC 都较大，这符合感知 Hash 函数的鲁棒性特点，对于相似的图像，其感知函数相似，它们的相关系数较大，见表 4.1“第 13 列”。

表 4.1　体数据 DCT 和感知 Hash 处理后部分系数受不同攻击后的变化值

	第 1 列	第 2 列	第 3 列	第 4 列	第 5 列	第 6 列	第 7 列	第 8 列	第 9 列	第 10 列	第 11 列	第 12 列	第 13 列
	图像操作	PSNR /dB	$F(1,1,4)$	$F(1,2,1)$	$F(2,1,4)$	$F(2,2,1)$	$F(3,1,4)$	$F(3,2,1)$	$F(4,1,4)$	$F(4,2,1)$	均值	序列	相关度
常规攻击	原图	—	–4.28	76.32	0.04	479.05	76.58	461.83	3.43	288.09	181.37	00010101	1.0
	高斯干扰(10%)	3.32	266.90	307.98	268.06	586.24	319.44	567.23	276.83	451.18	383.86	00010101	1.0
	JPEG 压缩(2%)	16.57	4.06	83.36	8.63	484.56	85.50	463.96	12.47	295.90	189.48	00010101	1.0
	中值滤波[5×5]	18.69	–4.10	73.97	–2.14	492.03	76.15	461.71	3.75	289.50	181.34	00010101	1.0
几何攻击	旋转(顺时针 20°)	12.44	–6.67	76.80	19.16	462.21	144.15	495.47	10.19	313.82	181.35	00010101	1.0
	MRI 缩放 0.5 倍	—	–2.15	38.55	0.15	239.99	38.63	230.94	1.78	144.42	90.95	00010101	1.0
	MRI 缩放 2 倍	—	–8.58	153.37	0.26	959.23	153.82	923.84	6.97	577.08	363.38	00010101	1.0
	垂直下移 10%	10.85	2.03	–4.16	–18.01	367.45	63.45	481.06	29.39	413.57	174.93	00010101	1.0
	Z 轴剪切 10%	—	–0.93	44.29	–13.30	445.11	70.75	425.71	24.94	397.36	183.28	00010101	1.0
	X 轴剪切 10%	—	–3.72	49.83	–5.05	410.36	52.08	409.24	–0.78	215.57	191.35	00010101	1.0
	Y 轴剪切 10%	—	–6.17	68.56	12.53	450.97	100.27	435.15	9.20	267.37	178.17	00010101	1.0

注：DCT 系数单位为 1×10^1

鲁棒性和不可感知性是感知 Hash 函数的两个主要特性。为了进一步证明按上述方法提取的是该体数据的一个感知 Hash 函数，对其不可碰撞性进行检测，即对于不同的体数据，其感知 Hash 值是不同的；它们之间的相关系数的值较小；把不同的测试对象(见图 3.3(a)～图 3.3(g))进行实验，通过三维 DCT 感知 Hash 算法对它们进行处理。从统计学角度，这里取了前 8×8×4 个 DCT 系数。并且求出每个体数据的感知 Hash 值相互之间的相关系数，计算结果如表 4.2 所示。

表 4.2　不同体数据感知 Hash 值之间的相关系数(向量长度为 256bit)

	Ha	Hb	Hc	Hd	He	Hf	Hg
Ha	1.00	0.58	0.46	−0.09	−0.53	0.11	0.15
Hb	0.58	1.00	0.28	0.12	−0.49	0.19	0.19
Hc	0.46	0.28	1.00	0.01	−0.30	−0.07	−0.05
Hd	−0.09	0.12	0.01	1.00	−0.07	0.14	0.14
He	−0.53	−0.49	−0.30	−0.07	1.00	−0.23	−0.21
Hf	0.11	0.19	−0.07	0.14	−0.23	1.00	0.74
Hg	0.15	0.19	−0.05	0.14	−0.21	0.74	1.00

从表 4.2 可以看出，首先，体数据自身之间的相关系数最大，为 1.00；其次，图 3.3(f)和图 3.3(g)之间的相关系数也较大，为 0.74，而这两个图是形状相似的两个肝的体数据；图 3.3(a)和图 3.3(b)，相关系数为 0.58，也较大，在表中为第三大相关系数，而这两个图都是人体的头部，也比较相似。其他感知 Hash 值之间的相关系数值较小，这与人眼实际观察到的相符合，说明按该算法提取的感知 Hash 值，反映了体数据的主要外形特征，体数据越相似，感知 Hash 值的相似程度越高。

综上所述，通过对体数据的三维 DCT 逆变换后实部系数的分析，利用三维 DCT 及其逆变换，得到体数据的一个感知 Hash 值。

3. 可抗常规和几何攻击的水印算法

首先选择一组有意义的二值图像作为要嵌入医学体数据的多水印，记为 $Wg=\{wg(i,j)|wg(i,j)=0,1;1\leqslant i\leqslant M_1,1\leqslant j\leqslant M_2\}$；同时，选取 MATLAB 中自带的一个 MRI 体数据作为原始医学体数据，表示为 $F=\{f(i,j,k)|f(i,j,k)\in\mathbf{R};1\leqslant i\leqslant M,1\leqslant j\leqslant N,1\leqslant k\leqslant P\}$。其中，$f(i,j,k)$表示原始医学体数据的体素数据值，这类似于二维图像中的像素灰度值，方便起见，设 $M_1=M_2$，$M=N$。

1) 对水印的混沌置乱

(1) 通过 Logistic Map 生成混沌序列。

由初始值 x_0 通过 Logistic Map 混沌系统生成混沌序列 $X(j)$。

(2) 得到混沌置乱的多水印。

首先，将原始多水印转化为二值多水印 $Wg(i,j)$，然后，将混沌序列 $X(j)$ 中的值按照从小到大的顺序进行排序，最后，根据 $X(j)$ 中各个值排序前后的位置变化对多水印像素的位置空间进行置乱，得到混沌置乱的多水印 $\mathrm{BWg}(i,j)$。

2) 水印的嵌入

(1) 通过对体数据进行三维 DCT 变换和逆变换，得到原始体数据的一个鲁棒感知 Hash 值 $H(j)$。

先对原始体数据 $F(i,j,k)$ 进行全局三维 DCT，得到三维 DCT 系数矩阵 $\mathrm{FD}(i,j,k)$，在系数矩阵 $\mathrm{FD}(i,j,k)$ 中选取前 4×4×2 个系数 $\mathrm{FD}_4(i,j,k)$，再对选取出的系数矩阵 $\mathrm{FD}_4(i,j,k)$ 进行三维 DCT 逆变换，得到逆变换后的系数矩阵 $\mathrm{FID}(i,j,k)$，求取逆变换后系数的平均值，通过将逆变换系数与其平均值比较和二值量化处理,得到体数据的感知 Hash 值 $H(j)$ 主要过程描述如下

$$\mathrm{FD}_4(i,j,k)=\mathrm{DCT3}(F(i,j,k)) \tag{4.1}$$

$$\mathrm{FID}(i,j,k)=\mathrm{IDCT3}(\mathrm{FD}_4(i,j,k)) \tag{4.2}$$

$$H(j)=\mathrm{BINARY}(\mathrm{FID}(i,j,k)) \tag{4.3}$$

(2) 利用 Hash 函数，嵌入多重水印；生成含多水印信息的二值密钥序 $\mathrm{Keyg}(i,j)$，即

$$\mathrm{Keyg}(i,j)=H(j)\oplus \mathrm{BWg}(i,j) \tag{4.4}$$

$\mathrm{Keyg}(i,j)$ 是由体数据的感知 Hash 值 $H(j)$ 和多水印图像 $\mathrm{BWg}(i,j)$，通过密码学常用的 Hash 函数生成的。保存 $\mathrm{Keyg}(i,j)$，在下面提取多水印时要用到。通过将 $\mathrm{Keyg}(i,j)$ 作为密钥向第三方申请，以获得医学体数据的所有权和使用权，达到版权保护的目的。并且多水印的嵌入不影响原始医学体数据的质量，是一种零水印方案。

3) 水印的提取

(1) 求出待测数据的感知 Hash 值 $H'(j)$。

设待测体数据为 $F'(i,j,k)$，经过体数据的全局三维 DCT 后得到三维 DCT 系数矩阵为 $\mathrm{FD}'(i,j,k)$，然后选取适当的系数进行逆变换，再按水印嵌入类似的方法，求得待测体数据的感知 Hash 值 $H'(j)$，即

$$\mathrm{FD}'_4(i,j,k)=\mathrm{DCT3}(F'(i,j,k)) \tag{4.5}$$

$$\mathrm{FID}'(i,j,k)=\mathrm{IDCT3}(\mathrm{FD}'_4(i,j,k)) \tag{4.6}$$

$$H'(j)=\mathrm{BINARY}(\mathrm{FID}'(i,j,k)) \tag{4.7}$$

(2) 在待测体数据中提取出多水印 $\mathrm{BWg}'(i,j)$。

$$\mathrm{BWg}'(i,j)=\mathrm{Keyg}(i,j)\oplus H'(j) \tag{4.8}$$

根据在嵌入多水印时生成的逻辑密钥序列 $\mathrm{Keyg}(i,j)$ 和待测体数据的感知 Hash 值 $H'(j)$，利用 Hash 函数性质可以提取出待测体数据中含有的多水印 $\mathrm{BWg}'(i,j)$。

4）多水印的还原

（1）通过 Logistic Map 生成混沌序列。

由与前面提到的相同的初始值 x_0 通过 Logistic Map 混沌系统生成相同的混沌序列 $X(j)$。

（2）还原提取的水印。

首先将混沌序列 $X(j)$ 中的值按照从小到大进行排序，然后根据 $X(j)$ 中各个值排序前后的位置变化对多重水印像素的位置空间进行还原，得到还原的多水印 $\mathrm{Wg}'(i,j)$。

再根据 $\mathrm{Wg}(i,j)$ 和 $\mathrm{Wg}'(i,j)$ 的相关程度来判别是否有水印嵌入，从而确认待测体数据的所有权和病患信息的安全性问题。

本算法与现有的医学水印技术比较有以下优点。

首先，由于本算法是基于三维 DCT 感知 Hash 算法的多数字水印技术，通过后面的实验数据证实，该多水印不仅有较强的抗常规攻击能力，而且有较强的抗几何攻击能力；其次，嵌入的多水印是经过 Logistic Map 混沌置乱的，使得多水印信息变得杂乱无章，提高了水印信息的安全性；最后，多水印的嵌入不影响原始体数据的体素数据值，是一种零水印技术，更好地保护了医学体数据。这个特性，尤其是在医疗图像处理等方面具有很高的实用价值，使用范围广，并且可实现大水印的嵌入与提取。

4.2.2　实验结果

仿真平台为 MATLAB 2010a，选择一组有意义的二值图像作为原始多水印，记为 $\mathrm{Wg}=\{\mathrm{wg}(i,j)\,|\,\mathrm{wg}(i,j)=0,1;\ 1\leqslant i\leqslant M_1,\ 1\leqslant j\leqslant N_1\}$，见图 4.1(a)和图 4.2(a)，这里多水印的大小都为 32×32 像素。通过 Logistic Map 混沌置乱后的多水印，见图 4.1(b)和图 4.2(b)，可以明显看到水印发生了很大的变化，安全性提高。原始医学体数据的一个切片见图 3.1(a)，是取自 MATLAB 中自带的核磁共振三维图像体数据(MRI.mat)，体数据的大小为 128×128×27 像素，见图 3.1(e)。原始体数据表示为 $F(i,j,k)$，

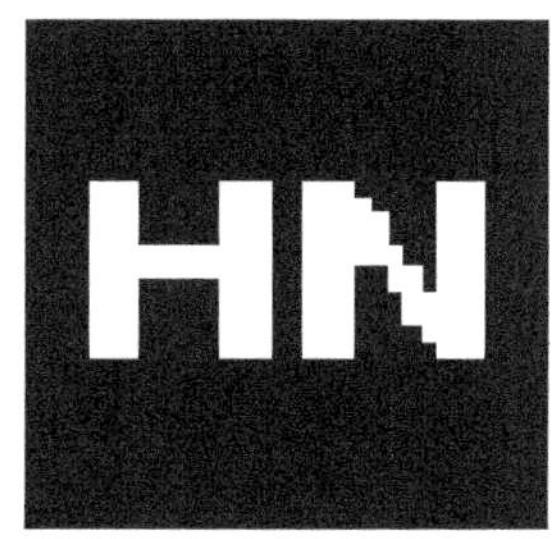

(a)原始水印 1

(b)置乱后的水印 1

图 4.1　原始水印 1 和 Logistic Map 混沌置乱后的水印 1

其中 $1\leqslant i,j\leqslant 128$; $1\leqslant k\leqslant 27$，对应的三维 DCT 系数矩阵为 $\mathrm{FD}(i,j,k)$，其中 $1\leqslant i,j\leqslant 128$; $1\leqslant k\leqslant 27$。考虑到鲁棒性和一次性嵌入水印的容量时取前 4×4×4 个系数。通过水印算法检测出 $W'(j)$ 后，通过计算 NC 来判断是否有水印嵌入。判断指标 NC、PSNR 见第 3 章 3.2.2 节中所述。

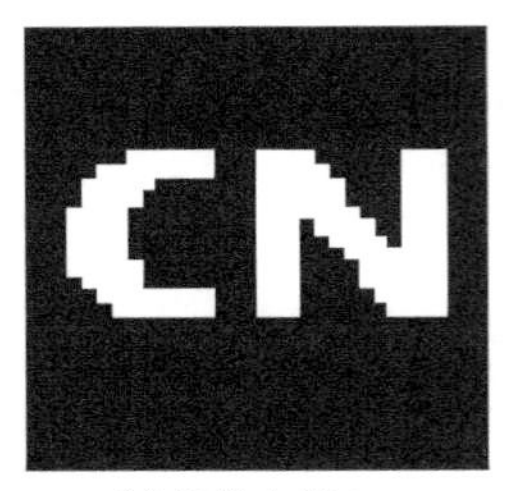

(a) 原始水印 2

(b) 置乱后的水印 2

图 4.2　原始水印 2 和 Logistic Map 混沌置乱后的水印 2

图 4.3(a) 是不加干扰时的切片图像(这里默认选择第十个切片，测试用体数据共由 27 个切片组成)；图 4.3(b) 是不加干扰时的体数据三维成像；图 4.3(c) 是不加干扰时提取的水印 HN，可以看到 NC1 = 1.00，图 4.3(d) 是不加干扰时提取的水印 CN，NC2 = 1.00，可以准确地提取多水印。

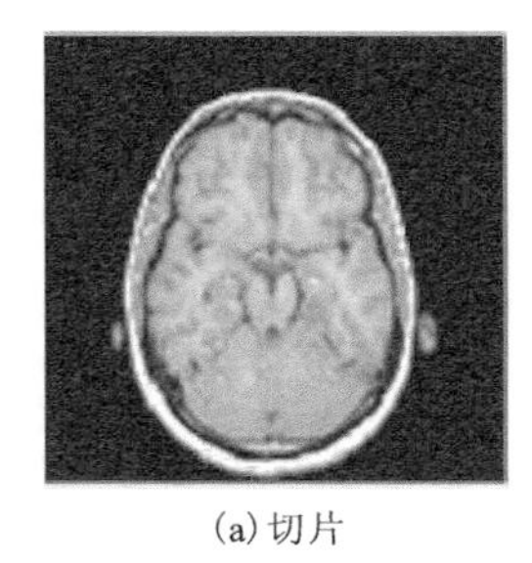

(a) 切片

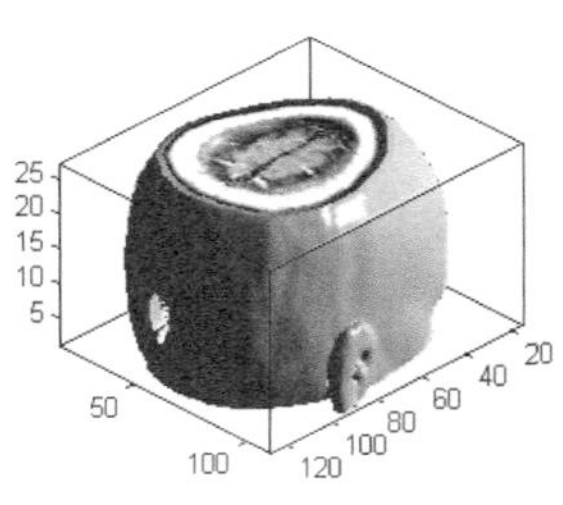

(b) 体数据

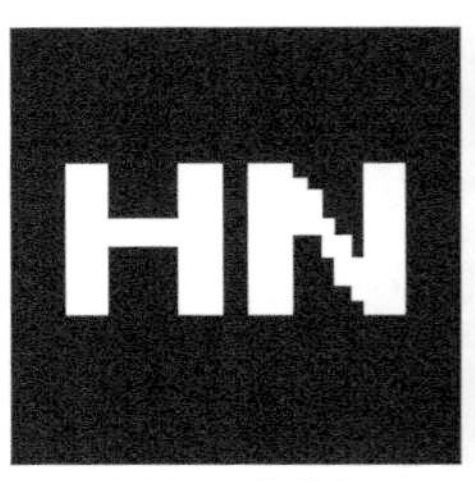

(c) 提取的水印 1

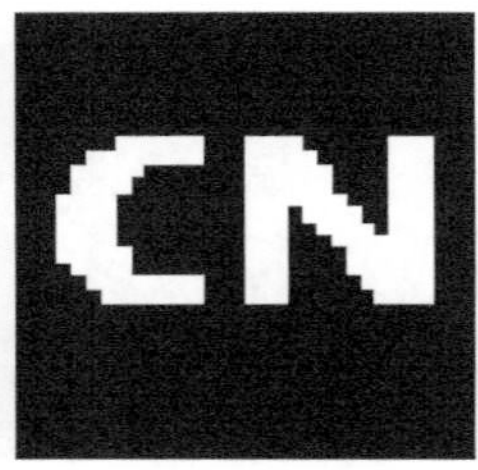

(d) 提取的水印 2

图 4.3　不加干扰时的医学体数据及水印检测

下面通过具体实验来判断该数字水印方法的抗常规攻击能力和抗几何攻击能力。

1. 常规攻击

1) 加高斯噪声

使用 imnoise() 函数在水印图像中加入高斯噪声。图 4.4(a) 是高斯噪声强度 10% 时的切片图像，在视觉上已很模糊；图 4.4(b) 是对应的体数据三维成像，在视觉上已很模糊，体数据的 PSNR = 3.30dB，较低；图 4.4(c) 和图 4.4(d) 分别是提取的水印 HN 和水印 CN，能准确地提取多水印，NC1 = 1.00，NC2 = 1.00。表 4.3 是多水印抗高斯噪声干扰的实验数据。从中可以看到，当高斯噪声强度高达 25%时，多水印

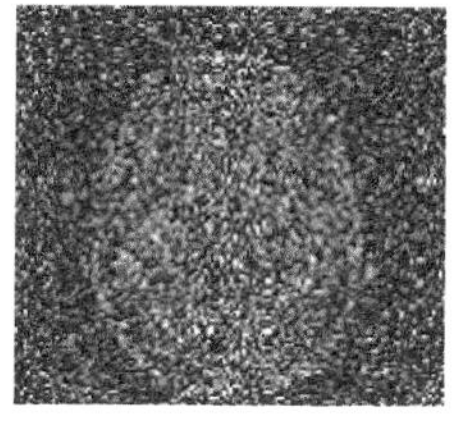
(a) 高斯噪声下的切片

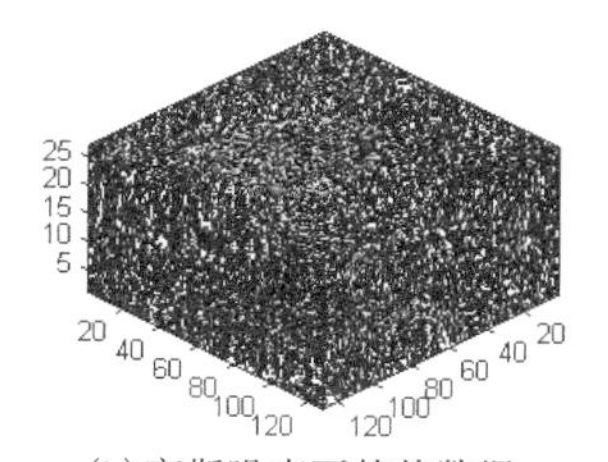

(b) 高斯噪声下的体数据

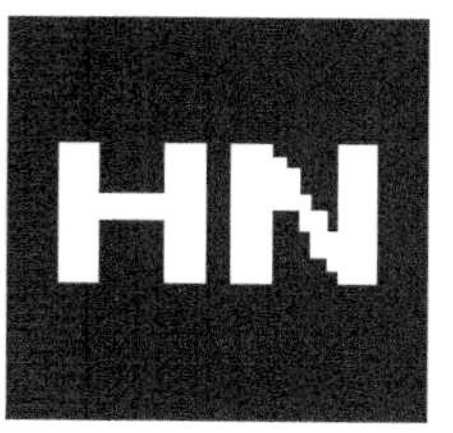

(c) 提取的水印 1

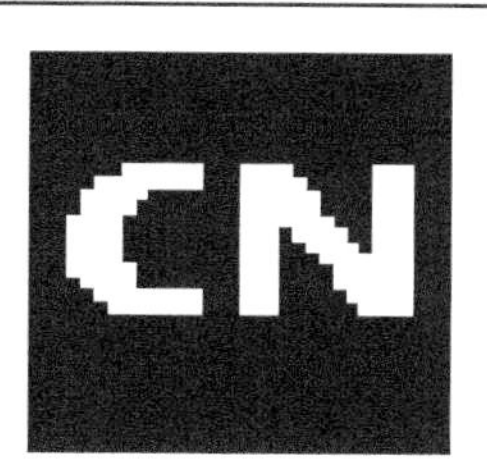

(d) 提取的水印 2

图 4.4　多水印抗高斯噪声的实验结果

体数据的 PSNR 降至 0.10dB，这时提取的多水印，相关系数 NC1 = 1.00，NC2 = 1.00，仍能准确地提取多水印。表明该多水印算法具有非常好的抗高斯噪声能力。

表 4.3　多水印抗高斯噪声的实验数据

噪声强度/%	1	3	5	10	15	20	25
PSNR/dB	12.52	8.02	6.03	3.32	1.80	0.82	0.10
NC1	1.00	1.00	1.00	1.00	1.00	1.00	1.00
NC2	1.00	1.00	1.00	1.00	1.00	1.00	1.00

2) JPEG 压缩

采用图像压缩质量百分数作为参数对水印体数据进行 JPEG 压缩。图 4.5(a) 是压缩质量为 5%的切片图像，该图已经出现方块效应；图 4.5(b) 是对应的体数据三维成像，该图已经出现立体方块效应；图 4.5(c) 和图 4.5(d) 分别是提取的水印 HN 和水印 CN，NC1 = 1.00，NC2 = 1.00，可以准确地提取多水印。表 4.4 为多水印抗 JPEG 压缩的实验数据。当压缩质量仅为 2%时，这时压缩质量较低，仍然可以提取出多水印，NC1 = 1.00，NC2 = 1.00。表明该多水印算法具有较强的抗 JPEG 压缩能力。

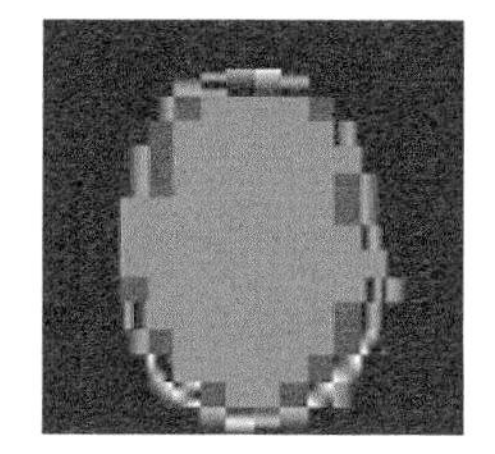
(a) JEPG 压缩后的切片

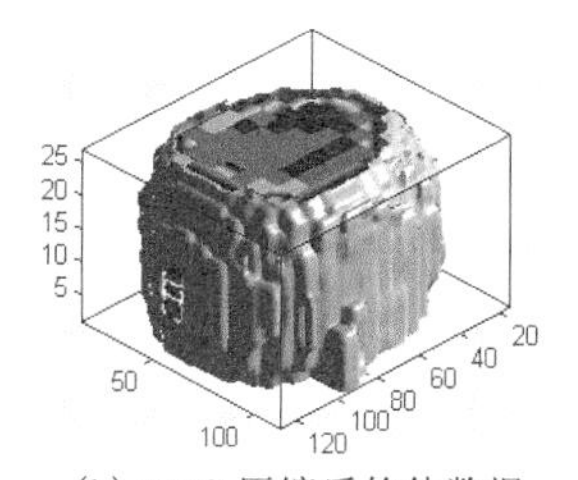

(b) JEPG 压缩后的体数据

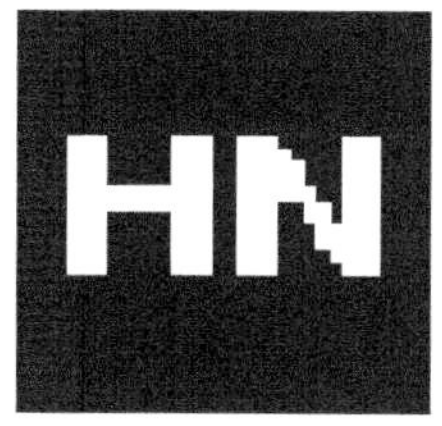

(c) 提取的水印 1

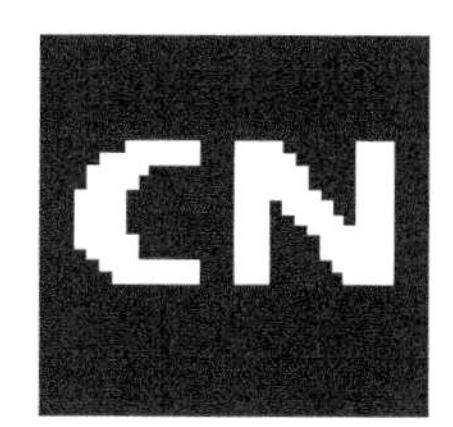

(d) 提取的水印 2

图 4.5　多水印抗 JPEG 压缩的实验结果

表 4.4　多水印抗 JPEG 压缩的实验数据

压缩质量/%	2	4	8	10	20	40	60	80
PSNR/dB	16.57	17.82	20.21	21.20	23.10	25.06	26.61	29.31
NC1	1.00	1.00	1.00	1.00	1.00	1.00	1.00	1.00
NC2	1.00	1.00	1.00	1.00	1.00	1.00	1.00	1.00

3) 中值滤波

对含有预处理水印的三维医学体数据实施窗口大小为 3×3、5×5、7×7 的中值滤波处理。图 4.6(a)是中值滤波参数为 5×5、滤波重复次数为 1 的切片图像，图像已出现模糊；图 4.6(b)是对应的体数据三维成像，这时耳朵等轮廓已不太分明；图 4.6(c)和图 4.6(d)分别是提取的水印 HN 和水印 CN，NC1 = 1.00，NC2 = 1.00，可以准确地提取多水印。表 4.5 为多水印体数据抗中值滤波能力，从表中看出，当中值滤波参数为 7×7、滤波重复次数为 20 时，仍然可以测得水印的存在，NC1 = 1.00，NC2 = 1.00。说明该多水印算法具有较强的抗中值滤波能力。

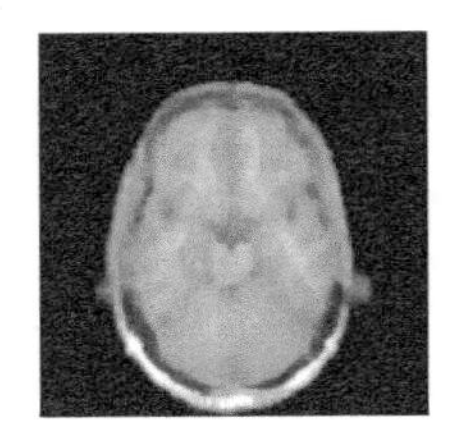
(a) 中值滤波后的切片

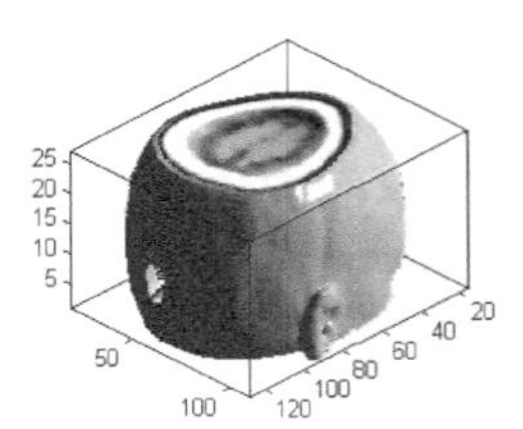

(b) 中值滤波后的体数据

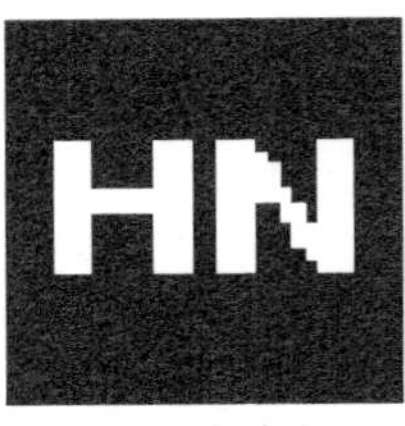

(c) 提取的水印 1

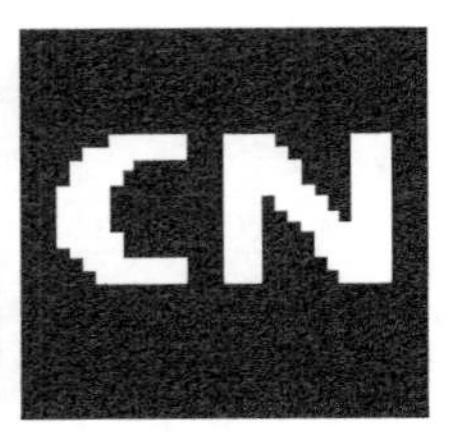

(d) 提取的水印 2

图 4.6　多水印抗中值滤波的实验结果

表 4.5　多水印抗中值滤波的实验数据

	中值滤波 3×3			中值滤波 5×5			中值滤波 7×7		
滤波次数	1	10	20	1	10	20	1	10	20
PSNR/dB	24.65	22.46	21.97	21.14	18.69	18.07	18.91	16.98	16.58
NC1	1.00	1.00	1.00	1.00	1.00	1.00	1.00	1.00	1.00
NC2	1.00	1.00	1.00	1.00	1.00	1.00	1.00	1.00	1.00

2. 几何攻击

1) 旋转变换

图 4.7(a)是顺时针旋转 20° 的水印切片图像；图 4.7(b)是相应的体数据三维成像，这时，水印体数据的信噪比较低，PSNR = 12.44dB；图 4.7(c)和图 4.7(d)分别是

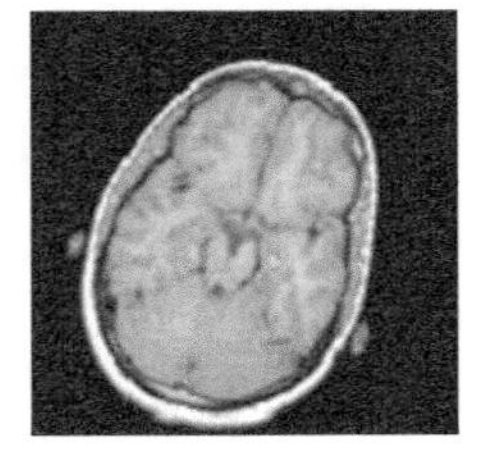
(a) 旋转后的切片

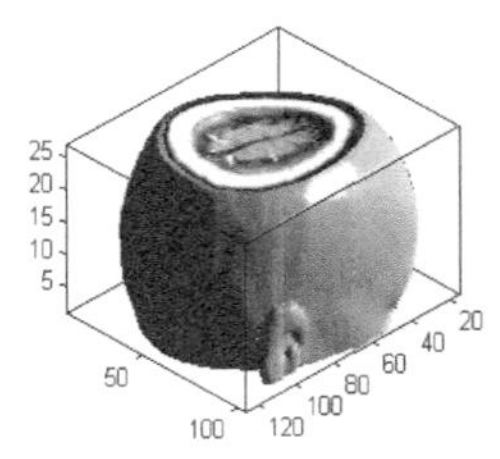

(b) 旋转后的体数据

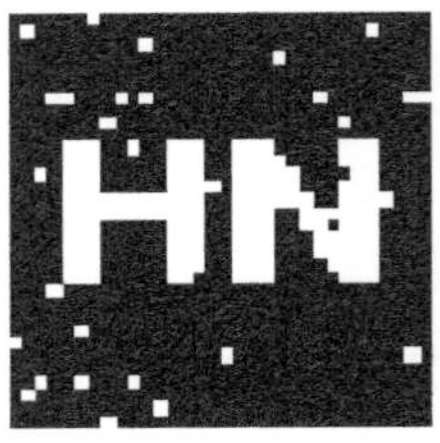

(c) 提取的水印 1

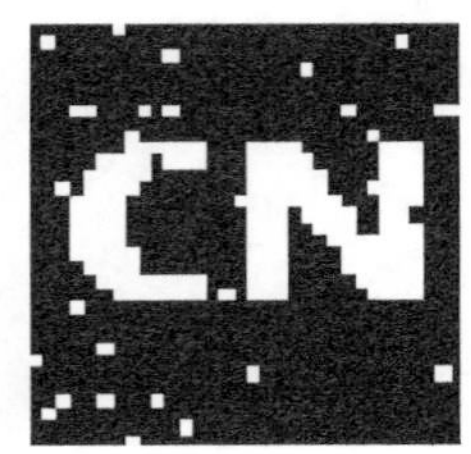

(d) 提取的水印 2

图 4.7　多水印抗旋转攻击的实验结果

提取的水印 HN 和水印 CN，NC1 = 0.95，NC2 = 0.95，可以准确地提取多水印。表 4.6 为多水印抗旋转攻击的实验数据。从表中可以看到当水印体数据顺时针旋转 35° 时，NC1 = 0.71，NC2 = 0.73，仍然可以提取多水印。该多水印算法对旋转变换具有鲁棒性。

表 4.6　多水印抗旋转攻击的实验数据

顺时旋转/(°)	5	10	15	20	25	30	35
PSNR/dB	16.54	13.97	12.98	12.44	12.04	11.68	11.33
NC1	1.00	1.00	1.00	0.95	0.71	0.71	0.71
NC2	1.00	1.00	1.00	0.95	0.73	0.73	0.73

2) 缩放变换

对医学体数据进行缩放变换，通过水印提取算法提取水印，依照 NC 检测值的大小判断是否能获取到水印，并可以验证水印算法抵抗缩放变换的能力。图 4.8(a) 是缩放后的水印切片图像(缩放因子为 0.5)；图 4.8(b) 是缩放攻击后，体数据对应的三维成像(缩放因子为 0.5)；图 4.8(c) 和图 4.8(d) 分别是缩放攻击后，提取的水印 HN 和水印 CN，NC1 = 1.00，NC2 = 1.00，可以准确地提取出多水印。表 4.7 为多水印抗缩放攻击的实验数据，从表 4.7 可以看到当水印体数据缩放因子小至 0.2 时，相关系数 NC1 = 1.00，NC2 = 1.00，可准确地提取出多水印。

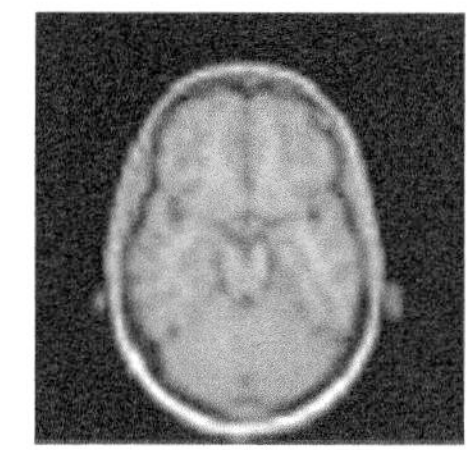
(a) 缩放后的切片

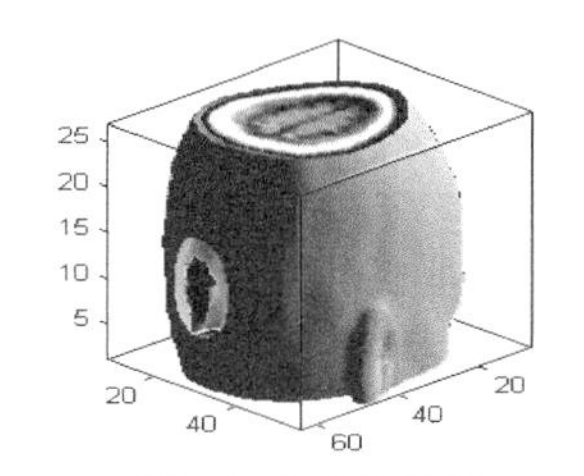

(b) 缩放后的体数据

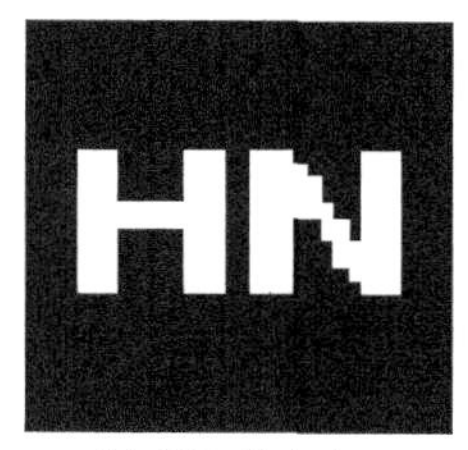

(c) 提取的水印 1

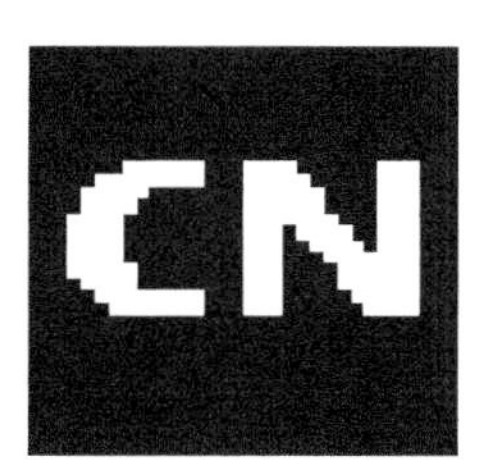

(d) 提取的水印 2

图 4.8　多水印抗缩放攻击的实验结果

表 4.7　多水印抗缩放攻击的实验数据

缩放因子	0.2	0.5	0.8	1.2	2.0	4.0
NC1	1.00	1.00	1.00	1.00	1.00	1.00
NC2	1.00	1.00	1.00	1.00	1.00	1.00

3) 平移变换

图 4.9(a) 是切片垂直下移 5%的图像；图 4.9(b) 是体数据的每个切片垂直下移 5%后，对应的三维成像，这时 PSNR = 11.97dB，信噪比较低；图 4.9(c) 和图 4.9(d) 是提取的水印 HN 和水印 CN，可以准确地提取多水印，NC1 = 1.00，NC2 = 1.00。

表 4.8 是多水印抗平移攻击的实验数据。从表中可得知当水平或垂直移动 10%时，NC 值都高于 0.5，可以准确地提取多水印，故该多水印方法有较强的抗平移变换能力。

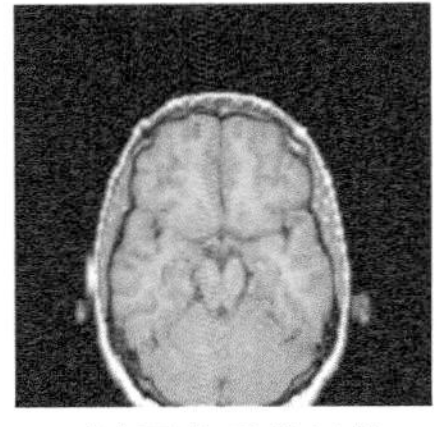
(a) 平移后的切片

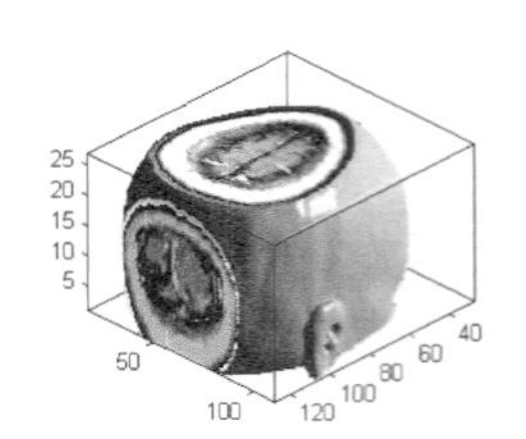

(b) 平移后的体数据

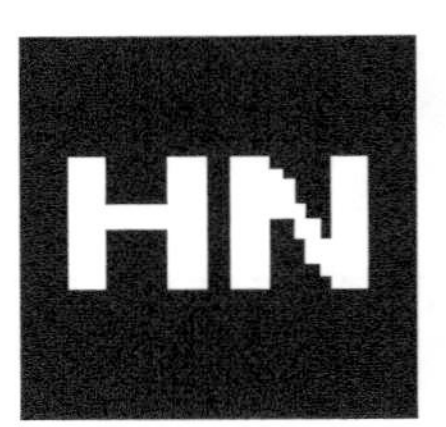

(c) 提取的水印 1

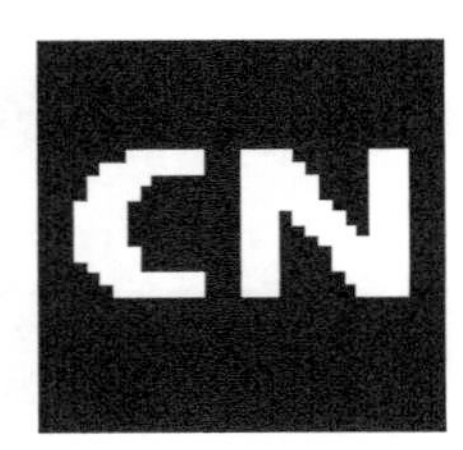

(d) 提取的水印 2

图 4.9　多水印抗平移攻击的实验结果

表 4.8　多水印抗平移攻击的实验数据

	X 轴方向水平左移				*Y* 轴方向垂直下移			
移动距离/%	4	6	8	10	4	6	8	10
PSNR/dB	11.38	10.90	10.21	9.80	12.40	11.66	11.09	10.85
NC1	1.00	0.79	0.71	0.57	1.00	1.00	1.00	1.00
NC2	1.00	0.81	0.73	0.61	1.00	1.00	1.00	1.00

4) 剪切攻击

图 4.10(a) 是按 *Z* 轴方向剪切 10%后，第一个切片图像；图 4.10(b) 是按 *Z* 轴方向剪切 10%后对应的三维成像，可以发现，剪切攻击的效果明显；顶部相对原图的三维成像，切去了一块；图 4.10(c) 和图 4.10(d) 分别是提取的水印 HN 和水印 CN，可以准确地提取多水印，NC1 = 1.00，NC2 = 1.00。表 4.9 为多水印抗剪切攻击的实验数据，从表中可以看到，当从 *Z* 轴方向剪切，剪切量为 40%时，仍然可以提取多水印，NC1 = 1，NC2 = 1，说明该多水印算法有较强的抗剪切攻击能力。

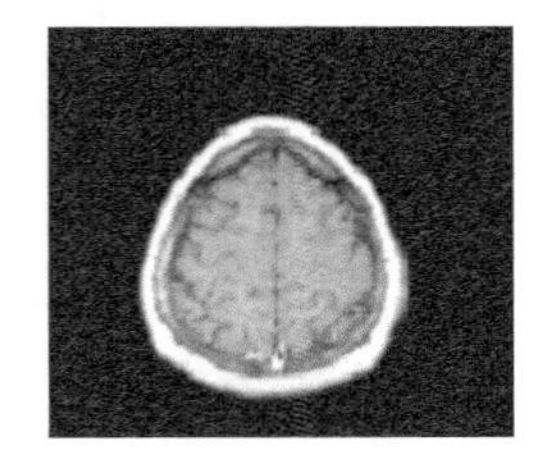
(a) 剪切后的切片

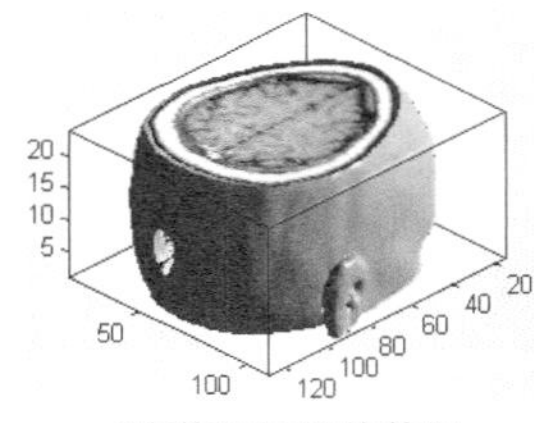

(b) 剪切后的体数据

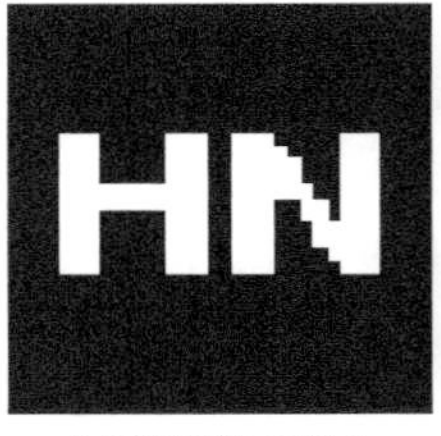

(c) 提取的水印 1

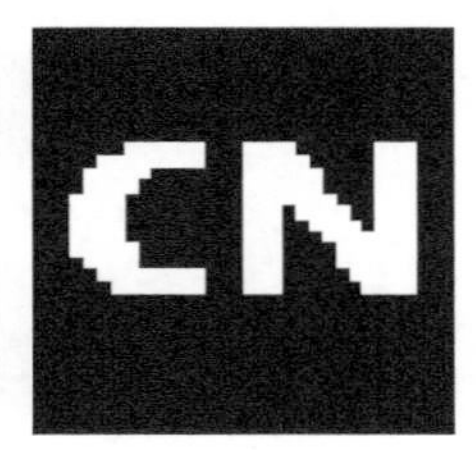

(d) 提取的水印 2

图 4.10　多水印抗剪切攻击的实验结果

表 4.9　多水印抗剪切攻击的实验数据

Z 轴剪切/%	2	4	6	8	10	20	40
NC1	1.00	1.00	1.00	1.00	1.00	1.00	1.00
NC2	1.00	1.00	1.00	1.00	1.00	1.00	1.00

5) 扭曲攻击

图 4.11(a) 是扭曲攻击后的切片图像(扭曲因子为 13)；图 4.11(b) 是扭曲攻击后对应的体数据三维成像，PSNR = 9.83dB，信噪比较低；图 4.11(c) 和图 4.11(d) 分别是提取的水印 HN 和水印 CN，NC1 = 0.91，NC2 = 0.90，可以较为准确地提取多水印。表 4.10 为多水印抗扭曲攻击的实验数据，扭曲参数为扭曲因子，扭曲因子越大，表示扭曲的频率越高，当扭曲因子为 24 时，体数据的信噪比较低，PSNR = 9.68dB，但这时 NC1 = 0.79，NC2 = 0.79，仍然可以提取多水印；当扭曲因子为 3 时，这时体数据的信噪比较低，PSNR = 10.13dB，但这时 NC1 = 0.73，NC2 = 0.73，NC 值相对较低，但是仍然可以提取多水印。并且从表 4.10 中发现，当扭曲因子较低时，对体数据的低频特性影响较大，所以 NC 值较小；而当扭曲因子较大时，对体数据的高频特性影响较大，即对体数据的外部轮廓影响较小，所以 NC 值较大；表中的数据与前面对体数据的中低频系数的分析一致。这说明该多水印算法对扭曲攻击具有良好的鲁棒性。

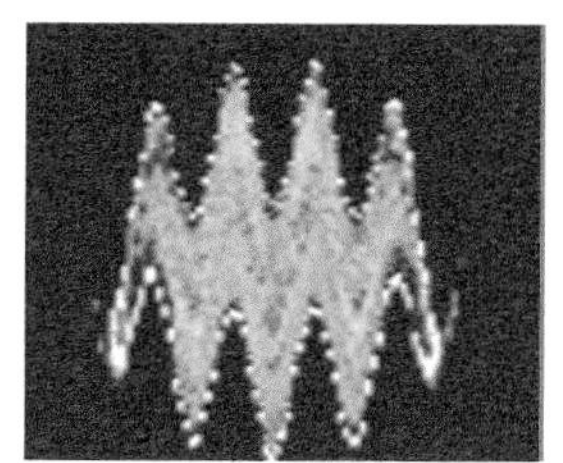
(a) 扭曲后的切片

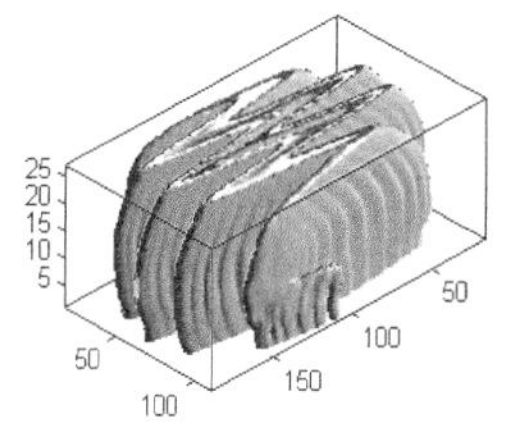

(b) 扭曲后的体数据

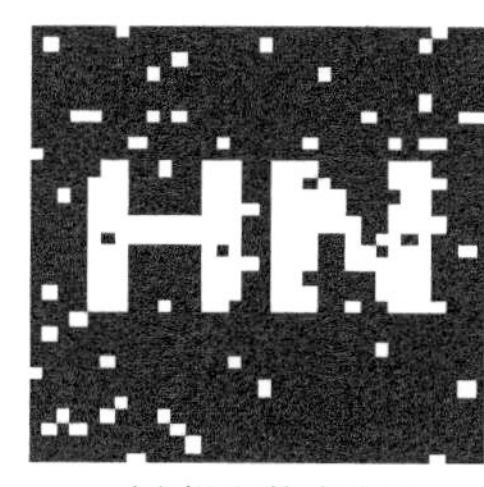

(c) 提取的水印 1

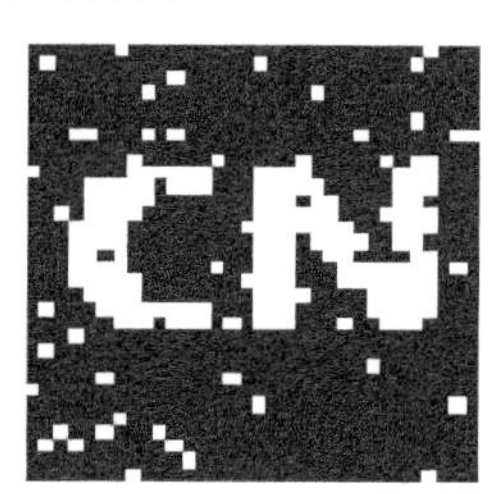

(d) 提取的水印 2

图 4.11　多水印抗扭曲攻击的实验结果

表 4.10　多水印抗扭曲攻击的实验数据

扭曲频率因子	3	5	7	9	13	20	24
PSNR/dB	10.13	10.16	9.89	9.58	9.83	9.68	9.68
NC1	0.73	0.88	0.88	0.73	0.88	0.79	0.79
NC2	0.73	0.87	0.87	0.73	0.87	0.79	0.79

4.3　基于三维 DFT 感知 Hash 的医学体数据多水印算法

4.3.1　水印的嵌入与提取算法

1. 三维 DFT

在 3.3.1 节中已经详细介绍了三维 DFT，方法参见前面所述。

2. 体数据的一个感知 Hash 函数的选取方法

目前大部分多水印算法抗几何攻击能力差的主要原因是：人们将多数字水印嵌

入在体素或变换系数中，体数据的轻微几何变换，常常会导致体素数据值或变换系数值的突然较大变化。这样嵌入在体数据中的多水印便被轻易攻击了。如果能够找到一个反映体数据几何特点的感知 Hash 值，当体数据发生小的几何变换时，该感知Hash值不会发生明显的突变,然后把要嵌入的多数字水印和该体数据的感知Hash值相关联，那么嵌入的多数字水印就有较好的抗几何攻击能力。通过大量实验数据发现，在体数据的 DFT 中可以找到一个鲁棒的感知 Hash 值。

这里选取一些常规攻击和几何攻击的实验数据如表 4.11 所示。表 4.11 中用作测试的原图为图 3.1(a)，是 MATLAB 中自带的一个 MRI 体数据的一个切片(取第十个)，表 4.11 中“第 1 列”显示的是体数据受到攻击的类型，受到常规攻击后的该切片图像见图 3.1(b)～图 3.1(d)，常规攻击对应的三维成像见图 3.1(f)～图 3.1(h)；受到几何攻击后的切片图像见图 3.2(a)～图 3. 2 (d)，其对应的三维成像见图 3.2(e)～图 3.2(h)。表 4.11 的“第 2 列”表示的是体数据受到攻击后的 PSNR；表 4.11 的“第 3 列”～“第 10 列”表示的是从 DFT 逆变换后变换系数的实部中任意选取 $F(1,3,4)$、$F(1,4,1)$等八个系数值。表 4.11 的“第 11 列”是 DFT 感知 Hash 算法二值量化处理求出来的平均值。对于常规攻击或几何攻击，这些系数值 $F(1,3,4)$、$F(1,4,1)$等可能发生一些变换，但是它与平均值的大小比较仍然不变，将大于或等于平均值的，记为 1；小于平均值的，记为 0，那么对于原始体数据来说，系数值 $F(1,3,4)$、$F(1,4,1)$等对应的 Hash 值序列为 00101110，具体见表 4.11 的“第 12 列”，观察该列可以发现，无论常规攻击还是几何攻击，受攻击的体数据的感知 Hash 序列和原始体数据的感知 Hash 序列保持相似，与原始体数据 NC 都较大，为 1.0，见表 4.11“第 13 列”(方便起见这里取了 8 个三维 DFT 逆变换系数的实部)。

表 4.11　体数据 DFT 与感知 Hash 处理后部分系数受不同攻击后的变化值

	第1列	第2列	第3列	第4列	第5列	第6列	第7列	第8列	第9列	第10列	第11列	第12列	第13列
	图像操作	PSNR/dB	$F(1,3,4)$	$F(1,4,1)$	$F(2,3,4)$	$F(2,4,1)$	$F(3,3,4)$	$F(3,4,1)$	$F(4,3,4)$	$F(4,4,1)$	均值	序列	相关度
常规攻击	原图	—	1.194	0.463	2.445	1.466	2.760	2.093	2.882	1.262	1.508	00101110	1.0
	高斯干扰(10%)	3.31	3.031	2.506	3.778	3.139	3.978	3.587	4.076	3.028	3.195	00101110	1.0
	JPEG 压缩(5%)	17.61	1.590	0.946	2.671	1.802	2.973	2.379	3.205	1.602	1.867	00101110	1.0
	中值滤波[5×5]	21.14	1.177	0.463	2.478	1.474	2.756	2.139	2.911	1.212	1.508	00101110	1.0
几何攻击	旋转(顺时针 10°)	13.97	1.039	0.475	2.470	1.415	2.813	1.987	2.954	1.066	1.508	00101110	1.0
	MRI 缩放 0.5 倍	—	0.290	0.113	0.613	0.368	0.695	0.514	0.726	0.304	0.378	00101110	1.0
	垂直下移 3%	14.00	1.400	0.469	2.356	1.340	2.687	2.100	2.828	1.373	1.507	00101110	1.0
	Z 轴剪切 3%	—	1.232	0.423	2.412	1.431	2.669	2.044	2.818	1.290	1.476	00101110	1.0
	X 轴剪切 3%	—	1.462	0.481	2.393	1.399	2.648	2.053	2.758	1.348	1.504	00101110	1.0
	Y 轴剪切 3%	—	1.203	0.531	2.396	1.529	2.689	2.249	2.781	1.471	1.508	00101110	1.0

注：DFT 系数单位为 1×10^5

感知 Hash 函数具有鲁棒性和不可碰撞性，鲁棒性表示对于相似的图像其感知 Hash 值相似；不可碰撞性表示，不相似的图像，它们的感知 Hash 值差别较大；为了进一步证明按上述方法提取的感知 Hash 值的不可碰撞性，本节又把不同的测试对象(见图 3.3(a)～图 3.3(g))，通过三维 DFT 感知 Hash 算法对它们进行处理。从统计学角度，这里取了前 8×8×4 个 DFT 系数。并且求出每个体数据的 Hash 值序列相互之间的相关系数，计算结果如表 4.12 所示。

从表 4.12 可以看出，首先，体数据自身之间的相关系数最大，为 1.00；其次，图 3.3(f) 和图 3.3(g) 之间的相关系数也较大，为 0.72，而这两个图是形状相似的两个肝的体数据；图 3.3(a) 和图 3.3(b)，相关系数为 0.61，也较大，在表中为第三大相关系数，而这两个图都是人体的头部，也比较相似。其他感知 Hash 值之间的相关系数值较小，这与人眼观察到的相符合，说明按该算法提取的感知 Hash 值，反映了体数据的主要外形特征。

表 4.12　不同体数据感知 Hash 值的相关系数(向量长度为 256bit)

	Ha	Hb	Hc	Hd	He	Hf	Hg
Ha	1.00	0.61	0.48	−0.04	−0.47	0.20	0.16
Hb	0.61	1.00	0.30	0.21	−0.39	0.21	0.14
Hc	0.48	0.30	1.00	0.12	−0.29	-0.12	−0.16
Hd	−0.04	0.21	0.12	1.00	−0.05	0.12	0.01
He	−0.47	−0.39	−0.29	−0.05	1.00	−0.18	−0.14
Hf	0.20	0.21	−0.12	0.12	−0.18	1.00	0.72
Hg	0.16	0.14	−0.16	0.01	−0.14	0.72	1.00

综上所述，通过对体数据的三维 DFT 逆变换后实部系数的分析，利用三维 DFT 及其逆变换，得到体数据的一个感知 Hash 值。

3. 可抗常规和几何攻击的水印算法

首先选择一组有意义的二值序列作为要嵌入医学体数据的多水印，记为 $Wg = \{wg(j) | wg(j) = 0,1; 1 \leqslant j \leqslant L\}$；同时，选取 MATLAB 中自带的一个 MRI 体数据作为原始医学体数据，表示为 $F = \{f(i,j,k) | f(i,j,k) \in \mathbf{R}; 1 \leqslant i \leqslant M, 1 \leqslant j \leqslant N, 1 \leqslant k \leqslant P\}$。其中，$f(i,j,k)$ 表示原始医学体数据的体素数据值，这类似于二维图像中的像素灰度值，方便起见，设 $M = N$。

1) 多水印的嵌入

(1) 通过全局三维 DFT 感知 Hash 算法，得到一个鲁棒的感知 Hash 值 $H(j)$。

先对原始体数据 $F(i,j,k)$ 进行全局三维 DFT，得到三维 DFT 系数矩阵 $\mathrm{FF}(i,j,k)$，在系数矩阵 $\mathrm{FF}(i,j,k)$ 中选取前 4×4×4 个系数 $\mathrm{FF}_4(i,j,k)$，再对选取出的系数矩阵

$FF_4(i,j,k)$进行三维 DFT 逆变换，得到逆变换后的系数，并取其实部 $FIF(i,j,k)$，求取实部系数 $FIF(i,j,k)$的平均值，通过平均值将逆变换后的实部系数进行二值量化处理，得到体数据的感知 Hash 值 $H(j)$为

$$FF_4(i,j,k)=\mathrm{DFT3}(F(i,j,k)) \tag{4.9}$$

$$FIF(i,j,k)=\mathrm{IDFT3}(FF_4(i,j,k)) \tag{4.10}$$

$$H(j)=\mathrm{BINARY}(FIF(i,j,k)) \tag{4.11}$$

(2) 利用 Hash 函数，嵌入多重水印；生成含多水印信息的二值密钥序列 $Keyg(j)$为

$$Keyg(j)=H(j)\oplus Wg(j) \tag{4.12}$$

$Keyg(j)$是由体数据的感知 Hash 值 $H(j)$和多水印序列 $Wg(j)$，通过密码学常用的 Hash 函数生成的。保存 $Keyg(j)$，在下面提取多水印时要用到。通过将 $Keyg(j)$作为密钥向第三方申请，以获得医学体数据的所有权和使用权，达到版权保护的目的。并且多水印的嵌入不影响原始医学体数据的质量，是一种零水印方案。

2) 多水印的提取

(1) 求出待测数据的感知 Hash 值 $H'(j)$。

设待测体数据为 $F'(i,j,k)$，经过体数据的全局三维 DFT 后得到三维 DFT 系数矩阵为 $FF'(i,j,k)$，选取适当的系数矩阵，然后进行 DFT 逆变换，取其实部，然后按上述多水印嵌入类似的方法，求得待测体数据的感知 Hash 值 $H'(j)$为

$$FF'_4(i,j,k)=\mathrm{DFT3}(F'(i,j,k)) \tag{4.13}$$

$$FIF'(i,j,k)=\mathrm{IDFT3}(FF'_4(i,j,k)) \tag{4.14}$$

$$H'(j)=\mathrm{BINARY}(FIF'(i,j,k)) \tag{4.15}$$

(2) 利用存在于第三方的二值逻辑密钥序列 $Keyg(j)$和待测体数据的感知 Hash 值 $H'(j)$，提取出多水印 $Wg'(j)$，即

$$Wg'(j)=Keyg(j)\oplus H'(j) \tag{4.16}$$

根据在嵌入多水印时生成的逻辑密钥序列 $Keyg(j)$和待测体数据的感知 Hash 值 $H'(j)$，利用 Hash 函数性质可以提取出待测体数据中含有的多水印 $Wg'(j)$。再根据 Wg 和 Wg′的相关程度来判别是否有水印嵌入，从而确认待测体数据的所有权和病患信息的安全性问题。

本算法与现有的医学水印技术比较有以下优点。

首先，由于本算法是基于三维 DFT 感知 Hash 算法的多数字水印技术，通过后面的实验数据证实，该多水印不仅有较强的抗常规攻击能力，而且有较强的抗几何攻击能力；并且，多水印的嵌入不影响原始体数据的体素数据值，是一种零水印技术，更好地保护了医学体数据。这个特性，尤其是在医疗图像处理等方面具有很高的实用价值，使用范围广，并且可实现大水印的嵌入与提取。

4.3.2　实验结果

仿真平台为 MATLAB 2010a，使用 1000 组独立的二值伪随机序列(取值+1 或 –1)，每组序列长度为 64bit，在这 1000 组数据中，任抽取三组(这里选取第 300、500 和 700 组)作为嵌入的三个水印序列。原始医学体数据的一个切片如图 3.1(a)所示，是取自 MATLAB 中自带的核磁共振三维图像体数据(MRI.mat)，体数据的大小为 128×128×27 像素，如图 3.1(e)所示。原始体数据表示为 $F(i,j,k)$，其中 $1\leqslant i,j\leqslant 128$; $1\leqslant k\leqslant 27$，对应的三维 DFT 系数矩阵为 $\mathrm{FF}(i,j,k)$，其中 $1\leqslant i,j\leqslant 128$; $1\leqslant k\leqslant 27$。考虑到鲁棒性和一次性嵌入多水印的容量，取前 4×4×4 个系数。通过水印算法检测出 $W'(j)$ 后，通过计算 NC 来判断是否有水印嵌入。判断指标 NC、PSNR 见第 3 章 3.2.2 节中所述。

图 4.12(a)是不加干扰时的切片图像(这里默认选择第十个切片，测试用体数据共由 27 个切片组成)；图 4.12(b)是不加干扰时的体数据三维成像；图 4.12(c)是不加干扰时提取的水印，可以看到 NC1 = 1.00、NC2 = 1.00、NC3 = 1.00，可以准确地提取多水印。

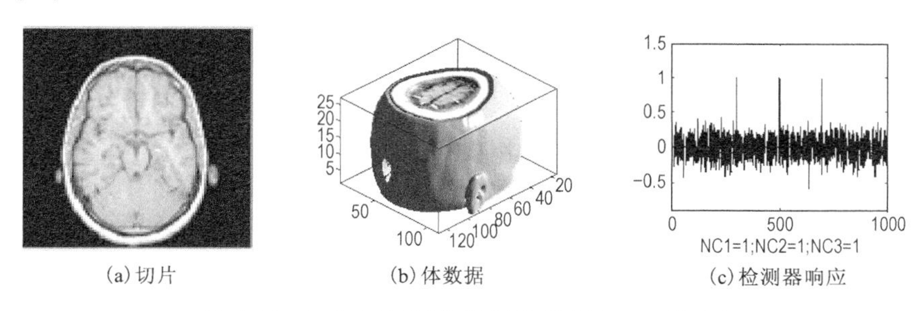

(a) 切片　　(b) 体数据　　(c) 检测器响应

图 4.12　不加干扰时的医学体数据及水印检测

下面通过具体实验来判断该数字水印方法的抗常规攻击能力和抗几何攻击能力。

1．常规攻击

1) 加高斯噪声

使用 imnoise() 函数在水印图像中加入高斯噪声。图 4.13(a)是高斯噪声强度 10%时的切片图像，在视觉上已很模糊；图 4.13(b)是对应的体数据三维成像，在视觉上已很模糊，体数据的 PSNR = 3.30dB，较低；图 4.13(c)是提取的多水印，能准确地提取多水印，NC1 = 1.00、NC2 = 1.00、NC3 = 1.00。表 4.13 是多水印抗高斯噪声攻击的实验数据。从中可以看到，当高斯噪声强度高达 25%时，多水印体数据的 PSNR 降至 0.10dB，这时提取的多水印，相关系数 NC1 = 1.00、NC2 = 1.00、NC3 = 1.00，仍能准确地提取多水印。因此，该多水印算法对高斯噪声攻击具有鲁棒性。

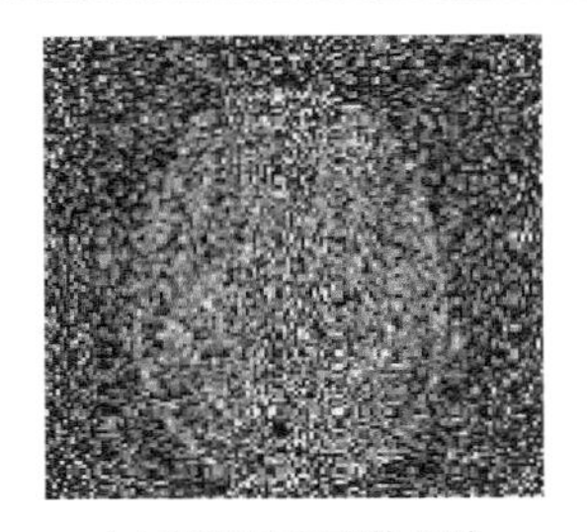

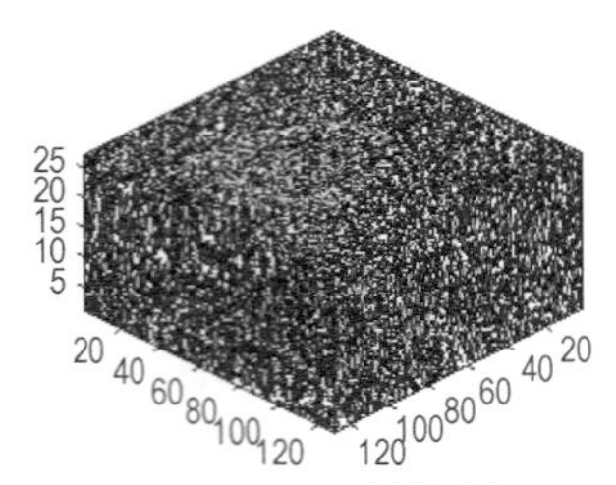

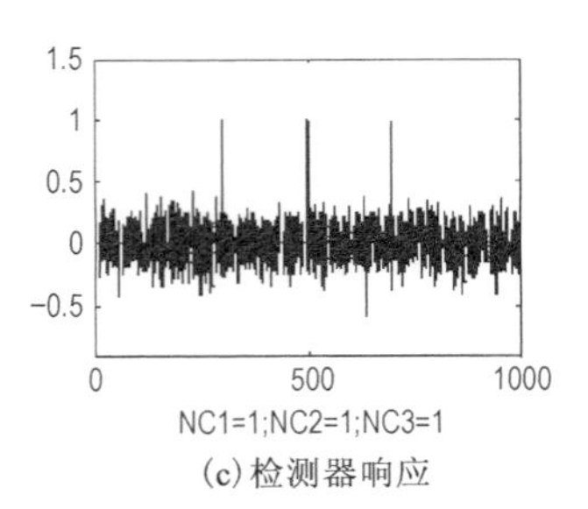

(a) 高斯噪声下的切片　(b) 高斯噪声下的体数据　(c) 检测器响应

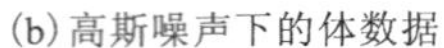

图 4.13　多水印抗高斯噪声的实验结果

表 4.13　多水印抗高斯噪声攻击的实验数据

噪声强度/%	1	3	5	10	15	20	25
PSNR/dB	12.52	8.02	6.03	3.32	1.80	0.82	0.10
NC1	1.00	1.00	1.00	1.00	1.00	1.00	1.00
NC2	1.00	1.00	1.00	1.00	1.00	1.00	1.00
NC3	1.00	1.00	1.00	1.00	1.00	1.00	1.00

2) JPEG 压缩

采用图像压缩质量百分数作为参数对多水印体数据进行 JPEG 压缩；图 4.14(a)是压缩质量为 5%的切片图像，该图已经出现方块效应；图 4.14(b)是对应的体数据三维成像，该图已经出现立体方块效应；图 4.14(c)是提取的多水印，NC1≈0.97、NC2≈0.96、NC3≈= 0.97，可以准确地提取多水印。表 4.14 为多水印体数据抗 JPEG 压缩的实验数据。当压缩质量仅为 20%时，压缩质量较低，仍然可以提取出多水印，NC1≈1.00、NC2≈1.00、NC3≈1.00。因此，该多水印算法具有抗 JPEG 压缩攻击的能力。

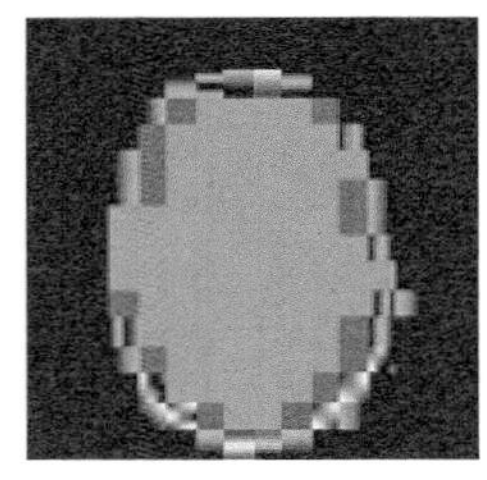

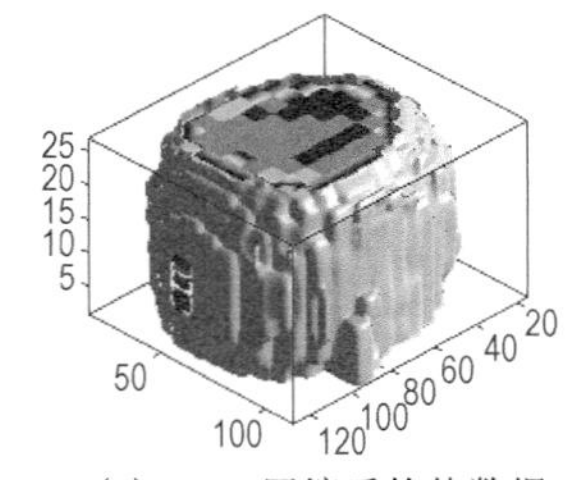

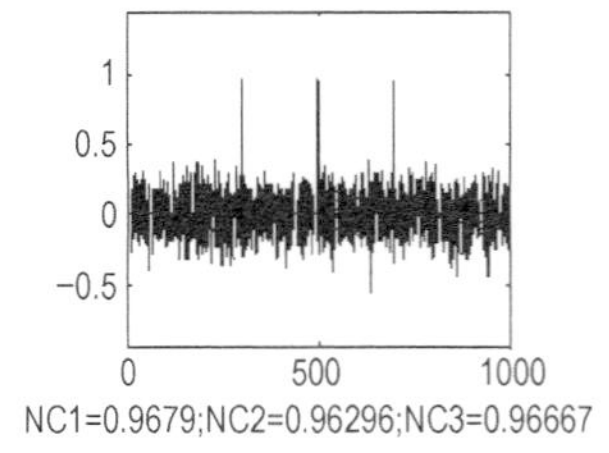

(a) JEPG 压缩后的切片　(b) JEPG 压缩后的体数据　(c) 检测器响应

图 4.14　多水印抗 JPEG 压缩的实验结果

表 4.14　多水印抗 JPEG 压缩的实验数据

压缩质量/%	2	4	8	10	20	40	60	80
PSNR/dB	16.57	17.82	20.21	21.20	23.10	25.06	26.61	29.31
NC1	0.98	0.98	0.98	0.98	1.00	1.00	1.00	1.00
NC2	0.98	0.98	0.98	0.98	1.00	1.00	1.00	1.00
NC3	0.98	0.98	0.98	0.98	1.00	1.00	1.00	1.00

3) 中值滤波

图 4.15(a)是中值滤波参数为 5×5、滤波重复次数为 1 的切片图像，图像已出现模糊；图 4.15(b)是对应的体数据三维成像，这时耳朵等轮廓已不太分明；图 4.15(c)是提取的多水印，NC1 = 1.00、NC2 = 1.00、NC3 = 1.00，可以准确地提取多水印。表 4.15 为多水印体数据抗中值滤波能力，从表中看出，当中值滤波参数为 7×7、滤波重复次数为 20 时，仍然可以测得多水印的存在，NC1 = 0.94、NC2 = 0.93、NC3 = 0.94。因此，该多水印算法具有抗中值滤波攻击能力。

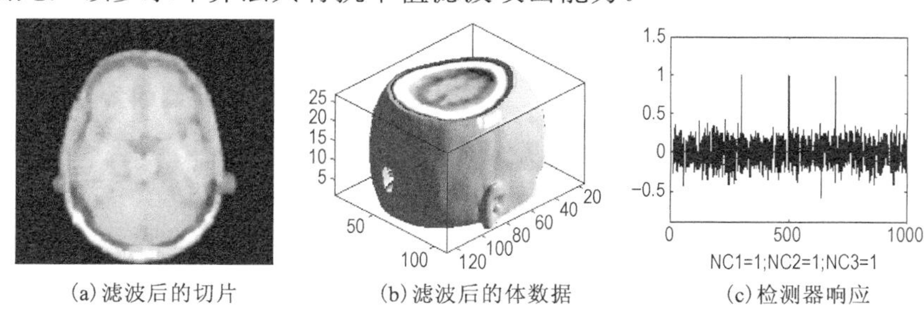

(a) 滤波后的切片　(b) 滤波后的体数据　(c) 检测器响应

图 4.15　多水印抗中值滤波的实验结果(滤波参数 5×5、重复次数为 1)

表 4.15　多水印抗中值滤波的实验数据

	中值滤波 3×3			中值滤波 5×5			中值滤波 7×7		
滤波次数	1	10	20	1	10	20	1	10	20
PSNR/dB	24.65	22.46	21.97	21.14	18.69	18.07	18.91	16.98	16.58
NC1	1.00	1.00	0.97	1.00	0.94	0.94	0.97	0.97	0.94
NC2	1.00	1.00	0.98	1.00	0.93	0.93	0.96	0.96	0.93
NC3	1.00	1.00	0.97	1.00	0.94	0.94	0.97	0.97	0.94

2. 几何攻击

1) 旋转变换

图 4.16(a)是顺时针旋转 10° 的多水印切片图像；图 4.16(b)是相应的体数据三维成像，这时，多水印体数据的信噪比较低，PSNR = 12.44dB；图 4.16(c)是提取的多

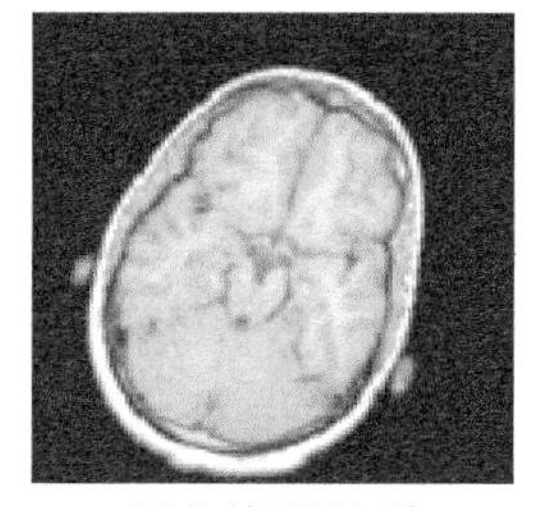

(a) 旋转后的切片

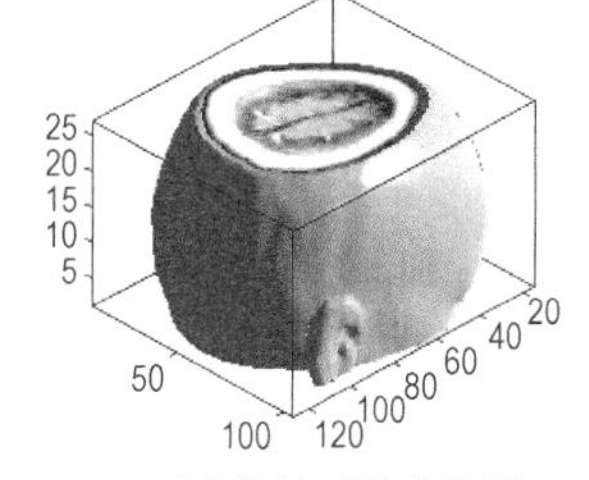

(b) 旋转后的体数据

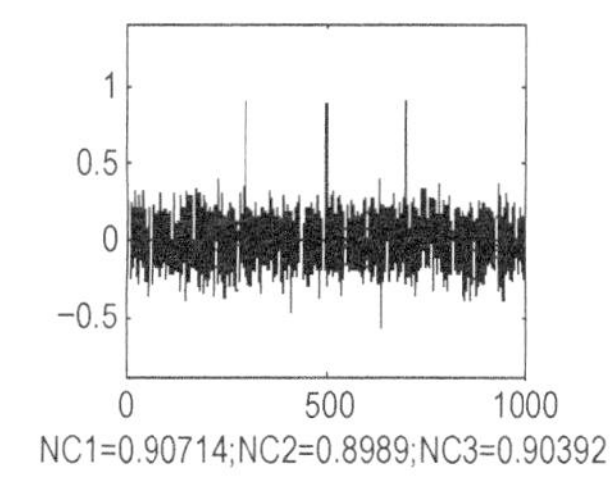

(c) 检测器响应

图 4.16　多水印抗旋转攻击的实验结果

水印，NC1 ≈ 0.91、NC2 ≈ 0.90、NC3 ≈ 0.90，可以准确地提取多水印。表 4.16 为多水印抗旋转攻击的实验数据。从表中可以看到，当多水印体数据顺时针旋转 20°时，NC1 = 0.84、NC2 = 0.83、NC3 = 0.85，仍然可以提取多水印。该多水印算法对旋转变换具有鲁棒性。

表 4.16 多水印抗旋转攻击的实验数据

顺时旋转/(°)	5	10	15	20	25	30
PSNR/dB	16.54	13.97	12.98	12.44	12.04	11.68
NC1	0.95	0.91	0.88	0.84	0.78	0.72
NC2	0.96	0.90	0.87	0.83	0.77	0.72
NC3	0.95	0.90	0.87	0.85	0.77	0.72

2) 缩放变换

图 4.17(a)是缩放后的多水印切片图像(缩放因子为 0.5)；图 4.17(b)是缩放攻击后，体数据对应的三维成像(缩放因子为 0.5)；图 4.17(c)是缩放攻击后，提取的多水印，NC1 = 1.00、NC2 = 1.00、NC3 = 1.00，可以准确地提取出多水印。表 4.17 为多水印抗缩放攻击的实验数据，从表 4.17 可以看到当水印体数据缩放因子小至 0.2 时，相关系数 NC1 = 0.85、NC2 = 0.83、NC3 = 0.84，可准确提取出多水印。表明该多水印算法对缩放攻击具有鲁棒性。

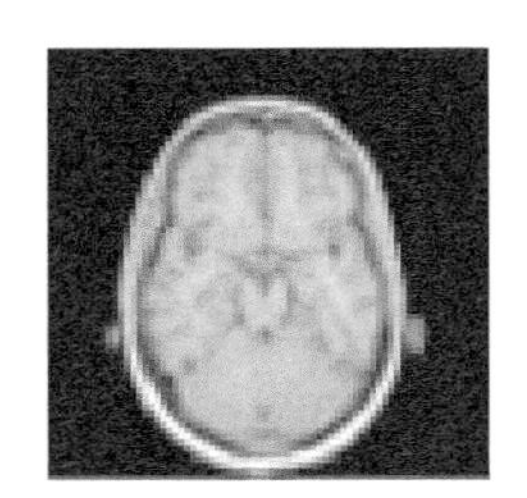

(a) 缩放后的切片

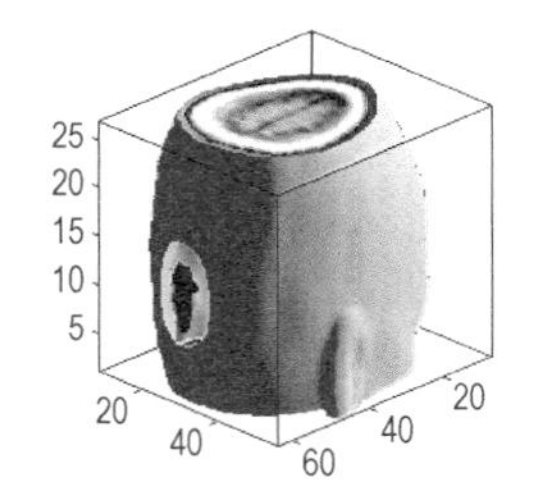

(b) 缩放后的体数据

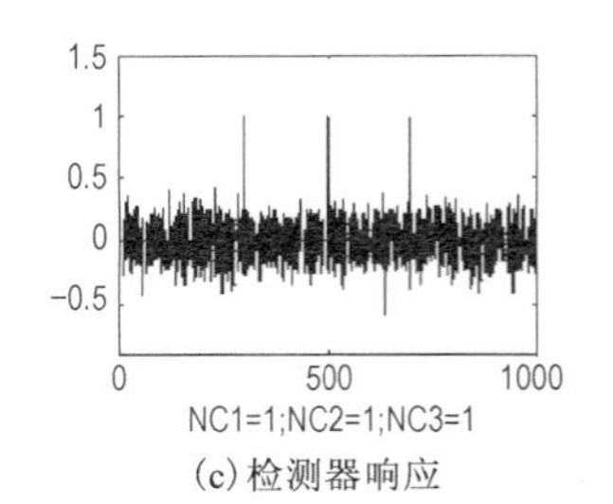

(c) 检测器响应

图 4.17 多水印抗缩放攻击的实验结果

表 4.17 多水印抗缩放攻击的实验数据

缩放因子	0.2	0.5	0.8	1.2	2.0	4.0
NC1	0.85	1.00	0.97	1.00	1.00	1.00
NC2	0.83	1.00	0.96	1.00	1.00	1.00
NC3	0.84	1.00	0.97	1.00	1.00	1.00

3) 平移变换

图 4.18(a)是切片垂直下移 5%的图像；图 4.18(b)是体数据的每个切片垂直下移 5%后，对应的三维成像，这时 PSNR = 11.97dB，信噪比较低；图 4.18(c)可以准

确提取多水印，NC1≈0.82、NC2≈0.80、NC3≈0.83。表 4.18 是多水印抗平移攻击的实验数据。从表中得知当水平或垂直移动 10%时，NC1、NC2、NC3 的值都高于 0.5，可以准确提取多水印，故该多水印方法有较强的抗平移变换能力。

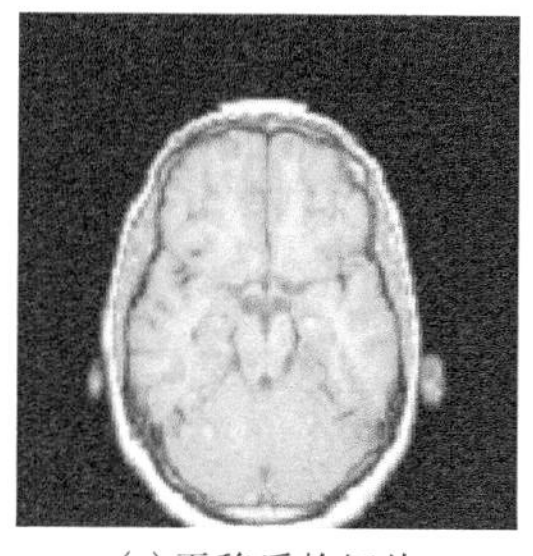

(a) 平移后的切片

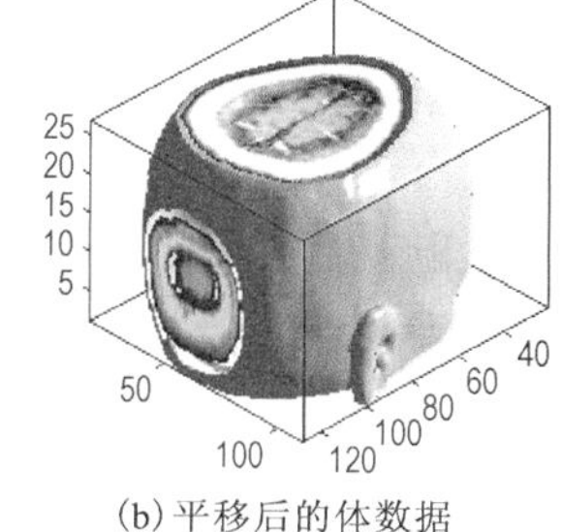

(b) 平移后的体数据

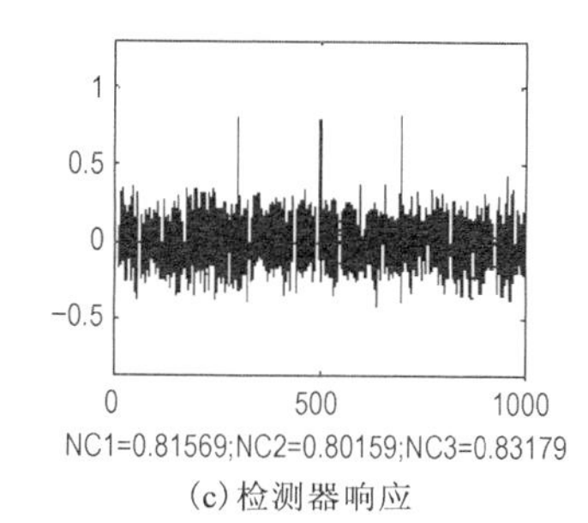

(c) 检测器响应

图 4.18　多水印抗平移攻击的实验结果

表 4.18　多水印抗平移攻击的实验数据

	水平方向左移				垂直方向下移			
移动距离/%	4	6	8	10	4	6	8	10
PSNR/dB	11.38	10.90	10.21	9.80	12.40	11.66	11.09	10.85
NC1	0.67	0.67	0.64	0.56	0.88	0.76	0.73	0.70
NC2	0.66	0.66	0.63	0.58	0.87	0.74	0.71	0.67
NC3	0.67	0.66	0.63	0.57	0.90	0.77	0.73	0.70

4) 剪切攻击

图 4.19(a)是按 Z 轴方向剪切 10%后，第一个切片图像；图 4.19(b)是按 Z 轴方向剪切 10%后对应的三维成像，可以发现，剪切攻击的效果明显；顶部相对原图的三维成像，切去了一块；图 4.19(c)是提取的多水印，可以准确地提取多水印，NC1 = 1.00、NC2 = 1.00、NC3 = 1.00。表 4.19 为多水印抗剪切攻击的实验数据，从表中可以看到，当从 Z 轴方向剪切，剪切量为 6%时，仍然可以提取多水印，NC1 = 1.00、NC2 = 1.00、NC3 = 1.00，说明该多水印算法有较强的抗剪切攻击能力。

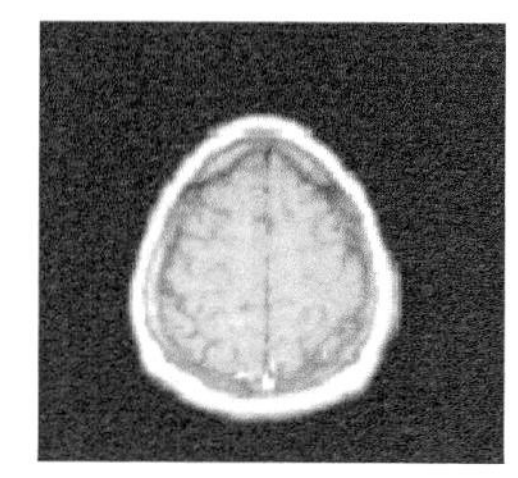

(a) 剪切后的切片

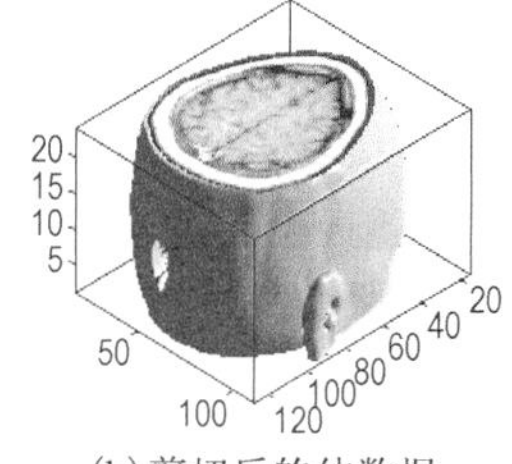

(b) 剪切后的体数据

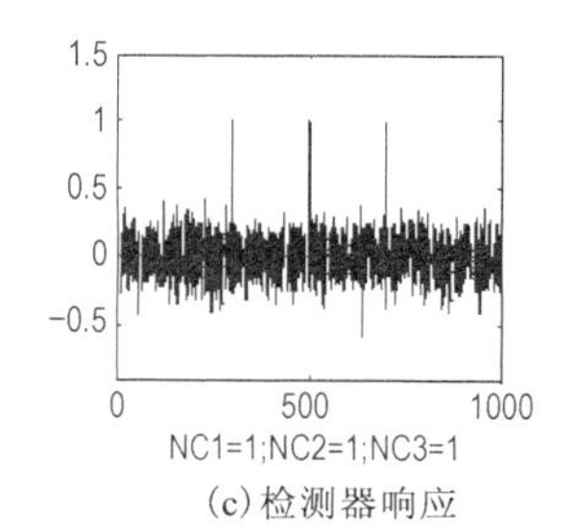

(c) 检测器响应

图 4.19　多水印抗剪切攻击的实验结果

表 4.19　多水印抗剪切攻击的实验数据

Z 轴剪切/%	2	4	6	8	10	20
NC1	1.00	1.00	1.00	0.96	0.94	0.90
NC2	1.00	1.00	1.00	0.96	0.94	0.90
NC3	1.00	1.00	1.00	0.96	0.94	0.91

5) 扭曲攻击

图 4.20(a)是扭曲攻击后的切片图像(扭曲因子为 13)；图 4.20(b)是扭曲攻击后对应的体数据三维成像，PSNR = 9.83dB，信噪比较低；图 4.20(c)是提取的多水印，NC1 ≈ 0.91、NC2 ≈ 0.90、NC3 ≈ 0.90，可以较为准确地提取多水印。

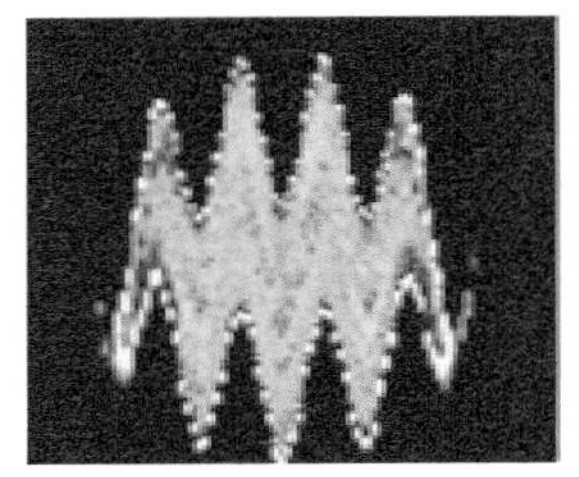
(a) 扭曲后的切片

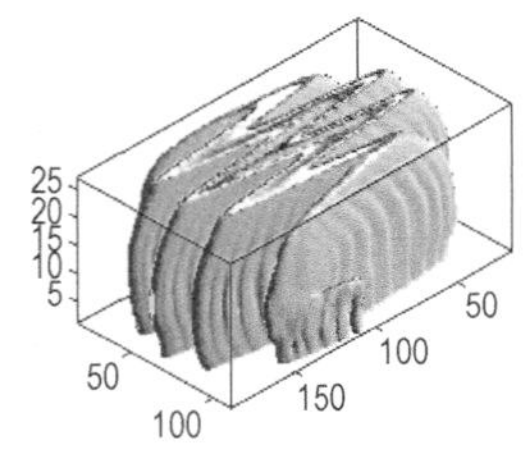

(b) 扭曲后的体数据

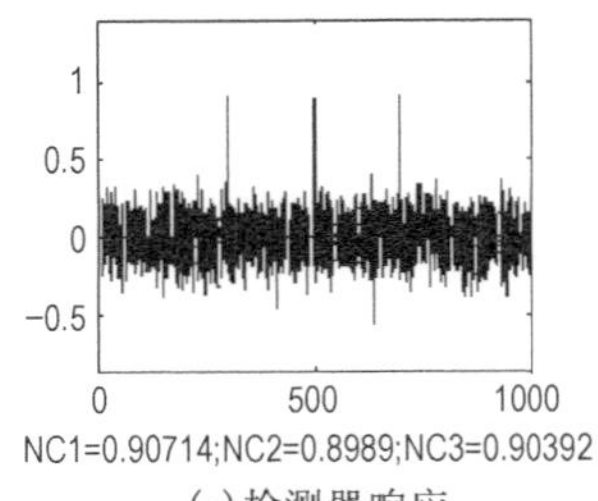

(c) 检测器响应

图 4.20　多水印抗扭曲攻击的实验结果(扭曲因子为 13)

表 4.20 为多水印抗扭曲攻击的实验数据，扭曲参数为扭曲因子，扭曲因子越大，表示扭曲的频率越高，当扭曲因子为 24 时，体数据的信噪比较低，PSNR = 9.68dB，但这时 NC1 = 0.91、NC2 = 0.90、NC3 = 0.90，仍然可以提取多水印；当扭曲因子为 5 时，这时体数据的信噪比较低，PSNR = 10.16dB，但这时 NC1 = 0.61、NC2 = 0.58、NC3 = 0.59，NC 值相对较低，但是仍然可以提取多水印。并且从表 4.20 中可以发现，当扭曲因子较低时，对体数据的低频特性影响较大，所以 NC 值较小；而当扭曲因子较大时，对体数据的高频特性影响较大，即对体数据的外部轮廓影响较小，所以 NC 值较大，说明该多水印算法有较强的抗扭曲攻击能力。

表 4.20　多水印抗扭曲攻击的实验数据

扭曲频率因子	2	3	5	7	9	13	20	24
PSNR/dB	10.12	10.13	10.16	9.89	9.58	9.83	9.68	9.68
NC1	0.78	0.75	0.61	0.88	0.91	0.91	0.91	0.91
NC2	0.77	0.74	0.58	0.87	0.90	0.90	0.90	0.90
NC3	0.78	0.75	0.59	0.87	0.90	0.90	0.90	0.90

4.4　基于三维 DWT-DCT 感知 Hash 的医学体数据多水印算法

4.4.1　水印的嵌入与提取算法

1. 三维 DWT-DCT

1) 三维 DWT

在 3.4.1 节中已经详细介绍了三维 DWT，方法参见前面所述。

2) 三维 DCT

在 3.2.1 节中已经详细介绍了三维 DCT，方法参见前面所述。

2. 体数据的一个感知 Hash 函数的选取方法

目前大部分水印算法抗几何攻击能力差的主要原因是：人们将数字水印嵌入在体素或变换系数中，体数据的轻微几何变换，常常会导致体素数据值或变换系数值的突然较大变化。这样嵌入在体数据中的多水印便被轻易攻击了。如果能够找到一个反映体数据几何特点的感知 Hash 值，当体数据发生小的几何变换时，该感知 Hash 值不会发生明显的突变，然后把要嵌入的数字水印和该体数据的感知 Hash 值相关联，就可以较好地解决水印的鲁棒性问题。这里选取一些常规攻击和几何攻击的实验数据如表 4.21 所示。表 4.21 中用作测试的原图是图 3.1(a)，是 MATLAB 中自带的一个 MRI 体数据的一个切片(取第十个)，表 4.21 中“第 1 列”显示的是体数据受到攻击的类型，受到常规攻击后的该切片图像见图 3.1(b)～图 3.1(d)，常规攻击对应的三维成像见图 3.1(f)～图 3.1(h)；受到几何攻击后的切片图像见图 3.2(a)～图 3.2(d)，其对应的三维成像见图 3.2(e)～图 3.2(h)。表 4.21 的“第 2 列”表示的是体数据受到攻击后的 PSNR；表 4.21 的“第 3 列”～“第 10 列”表示的是从 DCT 逆变换后变换系数的实部中任意选取 $F(1,1,4)$、$F(1,2,1)$ 等八个系数值。表 4.21 的“第 11 列”是 DWT-DCT 感知 Hash 算法二值量化处理后求出来的平均值。对于常规攻击或几何攻击，这些系数值 $F(1,1,4)$、$F(1,2,1)$ 等可能发生一些变换，但是它与平均值的大小关系仍然不变，将大于或等于平均值的，记为 1；小于平均值的，记为 0，那么对于原始体数据来说，系数值 $F(1,1,4)$、$F(1,2,1)$ 等对应的 Hash 值序列为 00010101，具体见表 4.21 的“第 12 列”，观察该列可以发现，无论常规攻击还是几何攻击，受攻击的体数据的感知 Hash 序列和原始体数据的感知 Hash 序列保持相似，与原始体数据 NC 都较大，为 1.0，见表 4.21“第 13 列”(方便起见这里取了 8 个三维 DCT 逆变换系数符号)。

表 4.21　基于 DWT-DCT 体数据感知 Hash 值受不同攻击后的变化值

	第1列	第2列	第3列	第4列	第5列	第6列	第7列	第8列	第9列	第10列	第11列	第12列	第13列
	图像操作	PSNR/dB	$F(1,1,4)$	$F(1,2,1)$	$F(2,1,4)$	$F(2,2,1)$	$F(3,1,4)$	$F(3,2,1)$	$F(4,1,4)$	$F(4,2,1)$	均值	序列	相关度
常规攻击	原图	—	−0.35	7.90	−0.07	48.60	6.31	47.11	0.25	29.55	17.81	00010101	1.0
	高斯干扰(10%)	3.31	23.66	32.72	22.67	60.01	27.55	57.68	22.31	46.47	37.75	00010101	1.0
	JPEG 压缩(2%)	16.57	0.35	8.71	0.65	49.28	7.01	47.44	0.97	30.30	18.61	00010101	1.0
	中值滤波[5×5]	21.14	−0.34	7.63	−0.23	49.84	6.29	47.13	0.28	29.71	17.81	00010101	1.0
几何攻击	旋转(顺时针 20°)	12.44	−0.55	7.89	1.56	46.86	1.19	50.64	0.08	34.05	17.81	00010101	1.0
	MRI 缩放 0.5 倍	—	−0.17	4.01	0.02	24.20	3.20	23.52	0.16	14.78	8.93	00010101	1.0
	MRI 缩放 2 倍	—	−0.70	15.85	−0.17	97.44	12.64	94.32	0.49	59.20	35.68	00010101	1.0
	垂直下移 10%	10.85	0.18	−0.31	−1.54	37.29	5.22	49.01	2.38	42.15	17.18	00010101	1.0
	Z 轴剪切 10%	—	−0.62	6.84	1.35	44.71	10.16	43.32	0.95	26.79	17.82	00010101	1.0
	X 轴剪切 10%	—	−0.08	4.94	−1.12	45.32	5.94	43.95	1.84	38.94	17.92	00010101	1.0
	Y 轴剪切 10%	—	−0.31	5.40	−0.46	42.05	4.43	42.04	-0.07	22.74	18.71	00010101	1.0

注：DWT-DCT 系数单位为 1×10^2

为了进一步证明按上述方法提取的感知 Hash 值具有不可碰撞性，即对于不同的体数据，感知 Hash 值不同；本节又把不同的测试对象(见图 3.3(a)～图 3.3(g))，通过三维 DWT-DCT 感知 Hash 算法对它们进行处理。从统计学角度，这里取了前 8×8×4 个 DWT-DCT 系数。并且求出每个体数据的 Hash 值序列相互之间的相关系数，计算结果如表 4.22 所示。

表 4.22　不同体数据感知 Hash 值之间的相关系数(向量长度为 256bit)

	Ha	Hb	Hc	Hd	He	Hf	Hg
Ha	1.00	0.62	0.46	−0.10	−0.51	0.11	0.14
Hb	0.62	1.00	0.26	0.08	−0.51	0.18	0.18
Hc	0.46	0.26	1.00	−0.05	−0.37	−0.12	−0.14
Hd	−0.10	0.08	−0.05	1.00	−0.10	0.09	0.12
He	−0.51	−0.51	−0.37	−0.10	1.00	−0.24	−0.21
Hf	0.11	0.18	−0.12	0.09	−0.24	1.00	0.69
Hg	0.14	0.18	−0.14	0.12	−0.21	0.69	1.00

从表 4.22 可以看出，首先感知 Hash 值自身之间的相关系数最大，为 1.00；其次，图 3.3(f)和图 3.3(g)之间的相关系数也较大，为 0.69，而这两个图是形状相似的两个肝的体数据；图 3.3(a)和图 3.3(b)，相关系数为 0.62，也较大，在表中为第三大相关系数，而这两个图都是人体的头部，也比较相似。其他感知 Hash 值之间

的相关系数值较小，这与人眼观察到的相符合，说明按该发明的方法提取的感知Hash值，反映了体数据的主要外形特征，有较好的鲁棒性和不可感知性。

综上所述，利用三维DWT-DCT感知Hash值，得到体数据水印的嵌入与提取方法。

3. 可抗常规和几何攻击的水印算法

首先选择一组有意义的二值序列作为要嵌入医学体数据的多水印，记为 $Wg=\{wg(j)|wg(j)=0,1;1\leqslant j\leqslant L\}$；同时，选取MATLAB中自带的一个MRI体数据作为原始医学体数据，表示为 $F=\{f(i,j,k)|f(i,j,k)\in\mathbf{R};1\leqslant i\leqslant M,1\leqslant j\leqslant N,1\leqslant k\leqslant P\}$。其中，$f(i,j,k)$ 表示原始医学体数据的体素数据值，这类似于二维图像中的像素灰度值，方便起见，设 $M=N$。

1) 多水印的嵌入

(1) 通过三维DWT-DCT感知Hash算法，得到原始体数据的一个抗几何攻击的感知Hash值 $H(j)$。

先对原始体数据 $F(i,j,k)$ 进行三维小波变换，得到逼近子图系数FAL，再对逼近子图FAL进行全局三维DCT，得到DWT-DCT系数矩阵 $FD(i,j,k)$，在系数矩阵 $FD(i,j,k)$ 中选取前4×4×4个系数 $FD_4(i,j,k)$，再对选取出的系数矩阵 $FD_4(i,j,k)$ 进行三维DCT逆变换，得到逆变换后的系数 $FID(i,j,k)$，求取逆变换后系数的平均值，然后将每个逆变换后的系数与平均值进行比较，进行二值量化处理，大于或等于平均值的，记为1；小于平均值的，记为0，得到体数据的感知Hash值 $H(j)$。主要过程描述如下

$$FAL(i,j,k)=DWT3(F(i,j,k)) \tag{4.17}$$

$$FD_4(i,j,k)=DCT3(FAL(i,j,k)) \tag{4.18}$$

$$FID(i,j,k)=IDCT3(FD_4(i,j,k)) \tag{4.19}$$

$$H(j)=BINARY(FID(i,j,k)) \tag{4.20}$$

(2) 利用Hash函数，嵌入多重水印，生成含多水印信息的二值密钥序列 $Keyg(j)$ 为

$$Keyg(j)=H(j)\oplus Wg(j) \tag{4.21}$$

$Keyg(j)$ 是由体数据的感知Hash值 $H(j)$ 和多水印序列 $Wg(j)$，通过密码学常用的Hash函数生成的。保存 $Keyg(j)$，在下面提取多水印时要用到。通过将 $Keyg(j)$ 作为密钥向第三方申请，以获得医学体数据的所有权和使用权，达到版权保护的目的。并且多水印的嵌入不影响原始医学体数据的质量，是一种零水印方案。

2) 多水印的提取

(1) 求出待测体数据的感知Hash值 $H'(j)$。

设待测体数据为 $F'(i,j,k)$，经过三维小波变换得到逼近子图系数FA'L，再对逼近子图FA'L进行全局三维DCT，得到系数矩阵 $FD'(i,j,k)$，选取低频部分的前4×4×4

系数矩阵，然后进行 DCT 逆变换，再按上述多水印嵌入类似的方法，求得待测体数据的感知 Hash 值 $H'(j)$ 为

$$\mathrm{FA'L}(i,j,k)=\mathrm{DWT3}(F'(i,j,k)) \tag{4.22}$$

$$\mathrm{FD'_4}(i,j,k)=\mathrm{DCT3}(\mathrm{FA'L}(i,j,k)) \tag{4.23}$$

$$\mathrm{FID'}(i,j,k)=\mathrm{IDCT3}(\mathrm{FD'_4}(i,j,k)) \tag{4.24}$$

$$H'(j)=\mathrm{BINARY}(\mathrm{FID'}(i,j,k)) \tag{4.25}$$

(2) 利用存在于第三方的二值逻辑密钥序列 Keyg(j) 和待测体数据的感知 Hash 值 $H'(j)$，提取出多水印 $\mathrm{Wg}'(j)$ 为

$$\mathrm{Wg}'(j)=\mathrm{Keyg}(j)\oplus H'(j) \tag{4.26}$$

根据在嵌入多水印时生成的逻辑密钥序列 Keyg(j) 和待测体数据的感知 Hash 值 $H'(j)$，利用 Hash 函数性质可以提取出待测体数据中含有的多水印 $\mathrm{Wg}'(j)$。再根据 Wg 和 Wg′的相关程度来判别是否有水印嵌入，从而确认待测体数据的所有权和病患信息的安全性问题。

本算法与现有的医学水印技术比较有以下优点。

首先，由于本算法是基于三维 DWT-DCT 感知 Hash 算法的多数字水印技术，通过后面的实验数据证实，该多水印不仅有较强的抗常规攻击能力，而且有较强的抗几何攻击能力；并且，多水印的嵌入不影响原始体数据的体素数据值，是一种零水印技术，更好地保护了医学体数据。这个特性，尤其是在医疗图像处理等方面具有很高的实用价值，使用范围广，并且可实现大水印的嵌入与提取。

4.4.2 实验结果

仿真平台为 MATLAB 2010a，使用 1000 组独立的二值伪随机序列(取值+1 或 –1)，每组序列长度为 64bit，在这 1000 组数据中，任抽取三组(这里选取第 300、500 和 700 组)作为嵌入的三个水印序列。原始医学体数据的一个切片如图 3.1(a)所示，是取自 MATLAB 中自带的核磁共振三维图像体数据(MRI.mat)，体数据的大小为 128×128×27 像素，见图 3.1(e)。原始体数据表示为 $F(i,j,k)$，其中 $1\leqslant i,j\leqslant 128$; $1\leqslant k\leqslant 27$，对应的三维 DWT-DCT 系数矩阵为 $\mathrm{FD}(i,j,k)$，其中 $1\leqslant i,j\leqslant 128$; $1\leqslant k\leqslant 27$。考虑到鲁棒性和一次性嵌入多水印的容量，取前 4×4×4 个系数。通过水印算法检测出 $W'(j)$ 后，通过计算 NC 来判断是否有水印嵌入。判断指标 NC、PSNR 见第 3 章 3.2.2 节中所述。

图 4.21(a) 是不加干扰时的切片图像(这里默认选择第十个切片，测试用体数据共由 27 个切片组成)；图 4.21(b) 是不加干扰时的体数据三维成像；图 4.21(c) 是不加干扰时提取的水印，可以看到 NC1 = 1.00、NC2 = 1.00、NC3 = 1.00，可以准确地提取多水印。

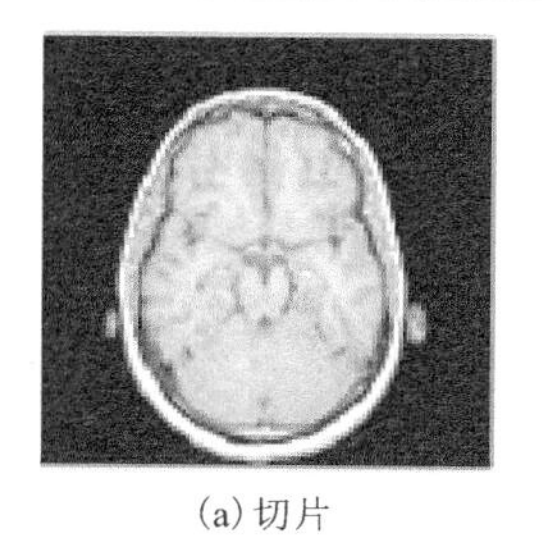
(a) 切片

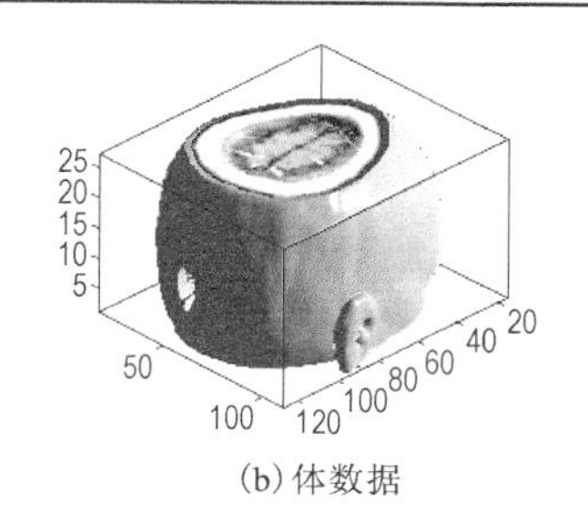

(b) 体数据

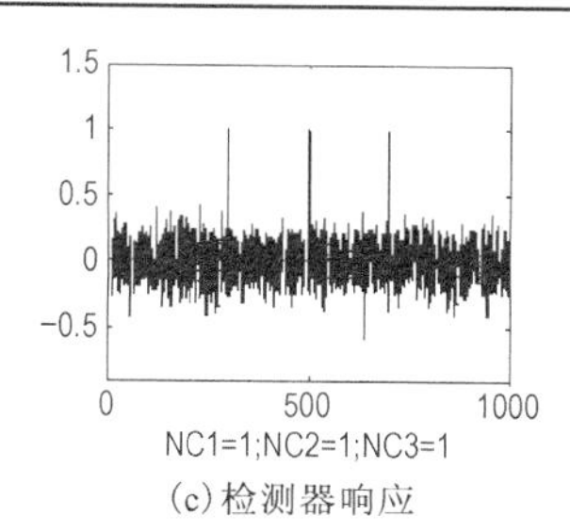

(c) 检测器响应

图 4.21 不加干扰时的医学体数据及水印检测

下面通过具体实验来判断该数字水印方法的抗常规攻击能力和抗几何攻击能力。

1. 常规攻击

1) 加高斯噪声

使用imnoise()函数在水印图像中加入高斯噪声。图4.22(a)是高斯噪声强度10%时的切片图像，在视觉上已很模糊；图4.22(b)是对应的体数据三维成像，在视觉上已很模糊；图4.22(c)是提取的多水印，能准确地提取多水印，NC1＝1.00、NC2＝1.00、NC3＝1.00。表4.23是多水印抗高斯噪声的实验数据。从中可以看到，当高斯噪声强度高达25%时，多水印体数据的PSNR降至0.07dB，这时提取的多水印，相关系数NC1＝0.97、NC2＝0.97、NC3＝0.97，仍能准确地提取多水印。这说明该多水印算法有良好的抗高斯噪声能力。

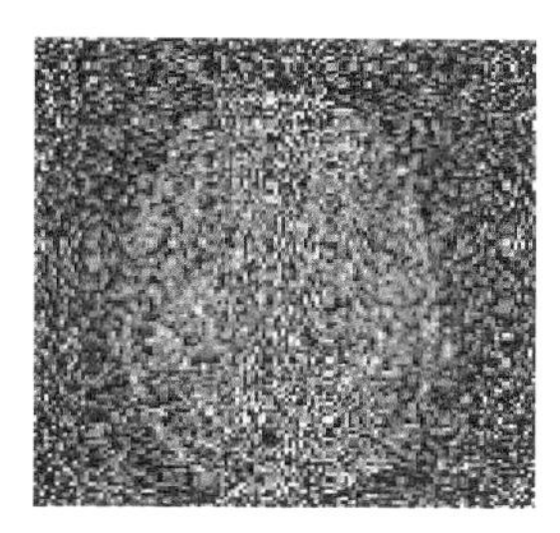
(a) 加高斯干扰后的切片

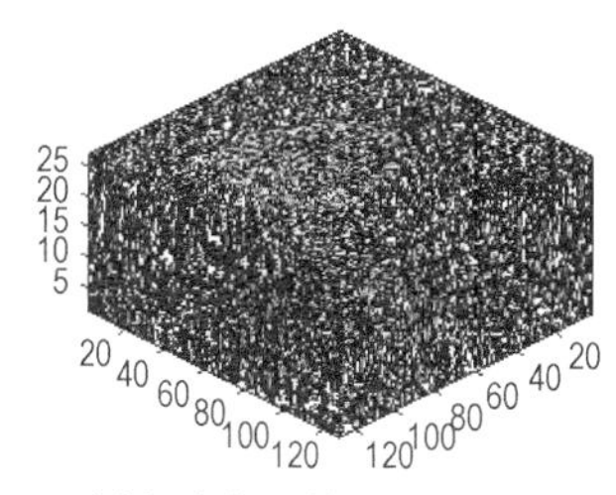

(b) 加高斯干扰后的体数据

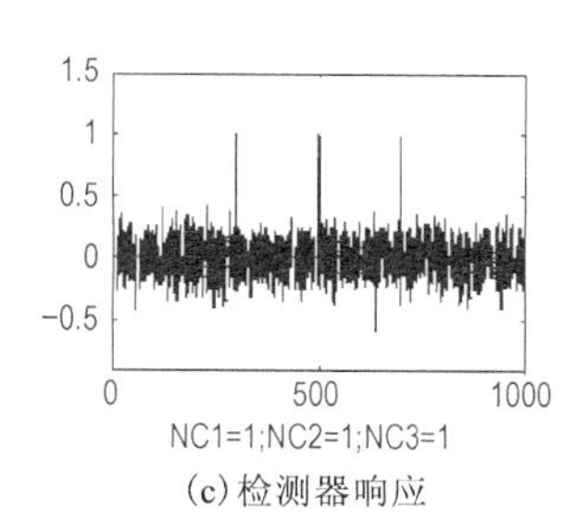

(c) 检测器响应

图 4.22 多水印抗高斯噪声的实验结果

表 4.23 多水印抗高斯噪声的实验数据

噪声强度/%	1	3	5	10	15	20	25
PSNR/dB	12.52	8.02	6.03	3.32	1.80	0.81	0.07
NC1	1.00	1.00	1.00	1.00	0.97	0.97	0.97
NC2	1.00	1.00	1.00	1.00	0.97	0.97	0.97
NC3	1.00	1.00	1.00	1.00	0.97	0.97	0.97

2) JPEG 压缩

采用图像压缩质量百分数作为参数对多水印体数据进行 JPEG 压缩。图 4.23(a)是压缩质量为 5%的切片图像，该图已经出现方块效应；图 4.23(b)是对应的体数据三维成像，该图已经出现立体方块效应；图 4.23(c)是提取的多水印，NC1 = 1.00、NC2 = 1.00、NC3 = 1.00，可以准确提取多水印。表 4.24 为多水印体数据抗 JPEG 压缩的实验数据。当压缩质量仅为 2%时，压缩质量较低，仍然可以提取出多水印，NC1 = 0.97、NC2 = 0.96、NC3 = 0.97。表明该多水印算法具有较强的抗 JPEG 压缩能力。

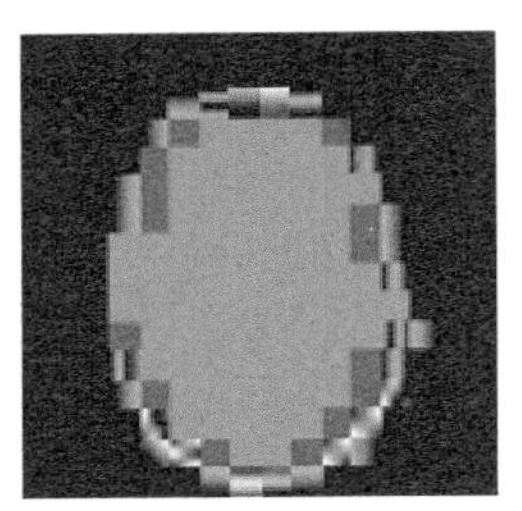

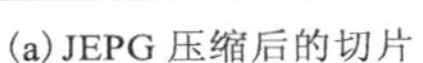
(a) JEPG 压缩后的切片

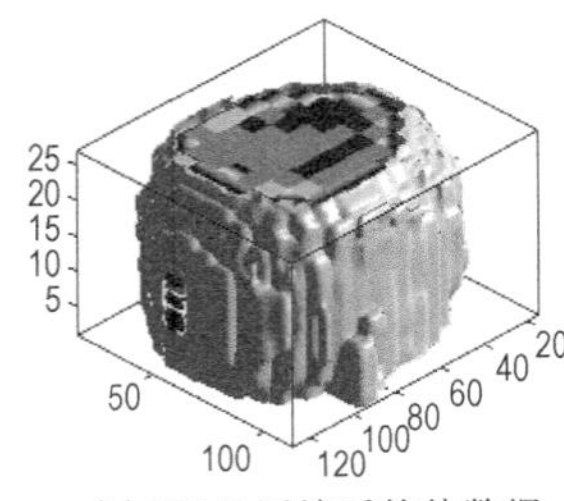

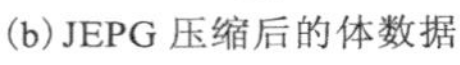
(b) JEPG 压缩后的体数据

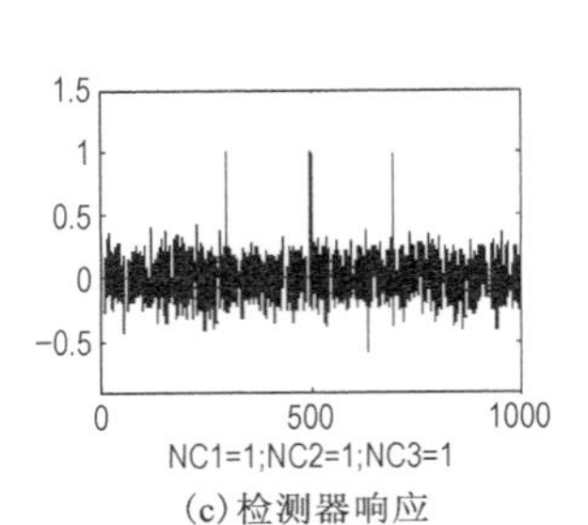

(c) 检测器响应

图 4.23　多水印抗 JPEG 压缩的实验结果

表 4.24　多水印抗 JPEG 压缩的实验数据

压缩质量/%	2	4	8	10	20	40	60	80
PSNR/dB	16.57	17.82	20.21	21.20	23.10	25.06	26.61	29.31
NC1	0.97	1.00	1.00	1.00	1.00	1.00	1.00	1.00
NC2	0.96	1.00	1.00	1.00	1.00	1.00	1.00	1.00
NC3	0.97	1.00	1.00	1.00	1.00	1.00	1.00	1.00

3) 中值滤波处理

图 4.24(a)是中值滤波参数为 5×5、滤波重复次数为 1 的切片图像，图像已出现模糊；图 4.24(b)是对应的体数据三维成像，这时耳朵等轮廓已不太分明；图 4.24(c)是提取的多水印，NC1 ≈ 0.97、NC2 ≈ 0.96、NC3 ≈ 0.97，可以准确地提取多水印。

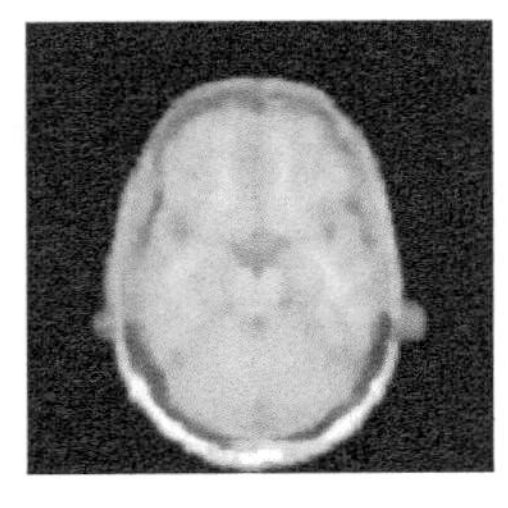
(a) 中值滤波后的切片

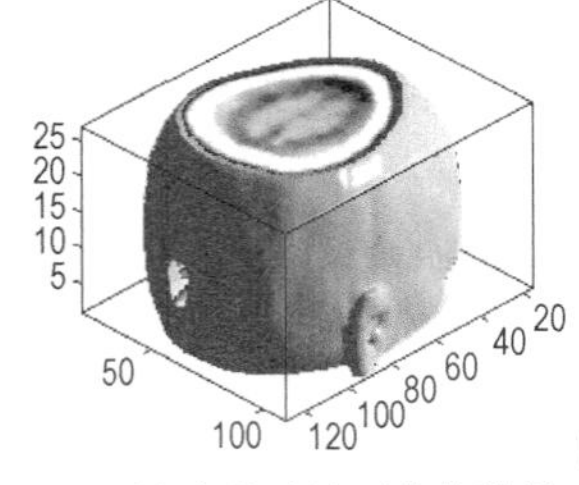

(b) 中值滤波后的体数据

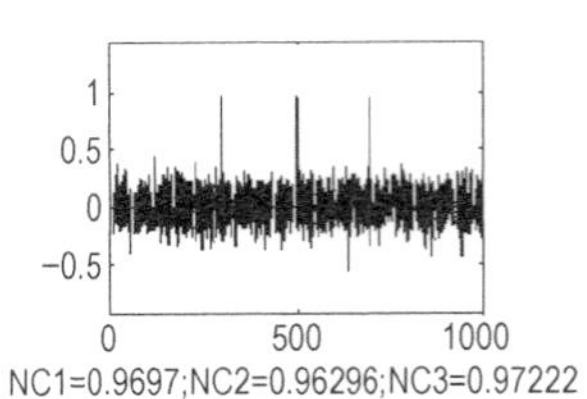

(c) 检测器响应

图 4.24　多水印抗中值滤波的实验结果

表 4.25 为多水印体数据抗中值滤波能力，从表中看出，当中值滤波参数为 7×7、滤波重复次数为 20 时，仍然可以测得多水印的存在，NC1＝0.97、NC2＝0.96、NC3＝0.97。

表 4.25　多水印抗中值滤波的实验数据

	中值滤波 3×3			中值滤波 5×5			中值滤波 7×7		
滤波次数	1	10	20	1	10	20	1	10	20
PSNR/dB	24.65	22.46	21.97	21.14	18.69	18.07	18.91	16.98	16.58
NC1	1.00	0.97	0.97	0.97	0.97	0.97	0.97	0.97	0.97
NC2	1.00	0.96	0.96	0.96	0.96	0.96	0.96	0.96	0.96
NC3	1.00	0.97	0.97	0.97	0.97	0.97	0.97	0.97	0.97

2．几何攻击

1) 旋转变换

图 4.25(a) 是顺时针旋转 20° 的多水印切片图像；图 4.25(b) 是相应的体数据三维成像，这时，多水印体数据的信噪比较低，PSNR＝12.44dB；图 4.25(c) 是提取的多水印，NC1≈0.91、NC2≈0.90、NC3≈0.90，可以准确地提取多水印。表 4.26 为多水印抗旋转攻击的实验数据。从表中可以看到当多水印体数据顺时针旋转 35°时，NC1＝0.82、NC2＝0.80、NC3＝0.82，仍然可以提取多水印。

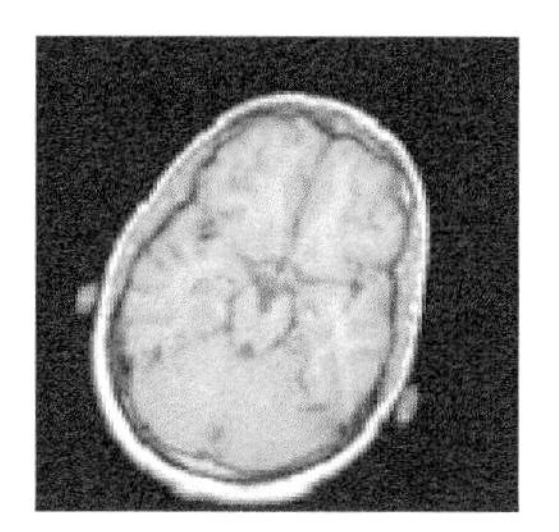

(a) 旋转后的切片

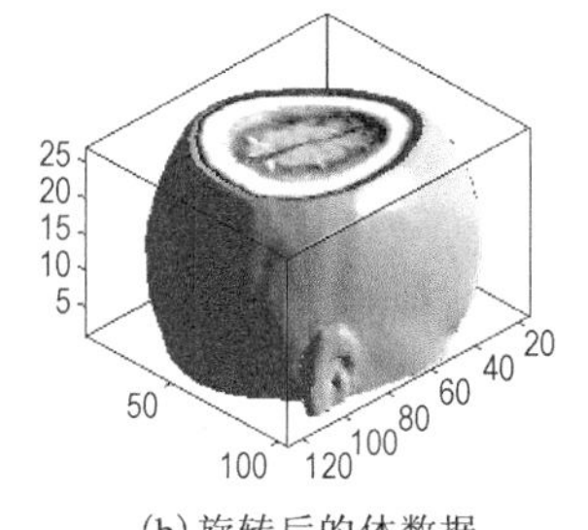

(b) 旋转后的体数据

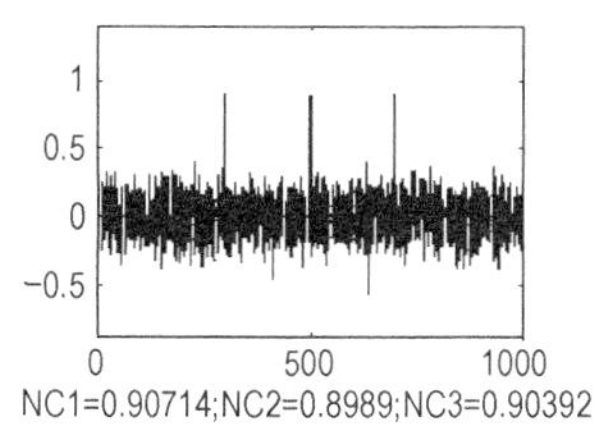

(c) 检测器响应

图 4.25　多水印抗旋转攻击的实验结果

表 4.26　多水印抗旋转攻击的实验数据

顺时旋转/(°)	5	10	15	20	25	30	35
PSNR/dB	16.54	13.97	12.98	12.44	12.04	11.68	11.33
NC1	0.97	0.97	0.97	0.91	0.91	0.82	0.82
NC2	0.96	0.96	0.96	0.90	0.90	0.80	0.80
NC3	0.97	0.97	0.97	0.90	0.90	0.82	0.82

2) 缩放变换

图 4.26(a) 是缩放后的多水印切片图像(缩放因子为 0.5)；图 4.26(b) 是缩放攻击后，体数据对应的三维成像(缩放因子为 0.5)；图 4.26(c) 是缩放攻击后，提取的多

水印，NC1≈0.97、NC2≈0.96、NC3≈0.97，可以准确地提取出多水印。表 4.27 为多水印抗缩放攻击的实验数据，从表 4.27 可以看到，当水印体数据缩放因子小至 0.2 时，相关系数 NC1＝0.84、NC2＝0.83、NC3＝0.85，可准确地提取出多水印。

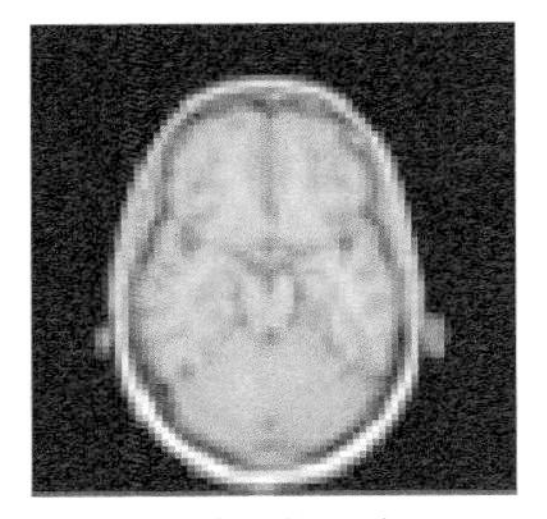
(a) 缩放后的切片

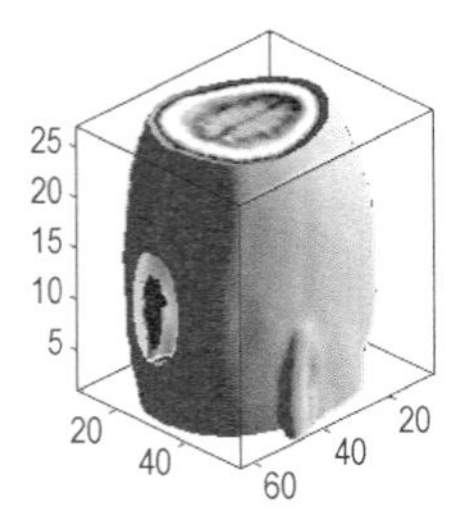

(b) 缩放后的体数据

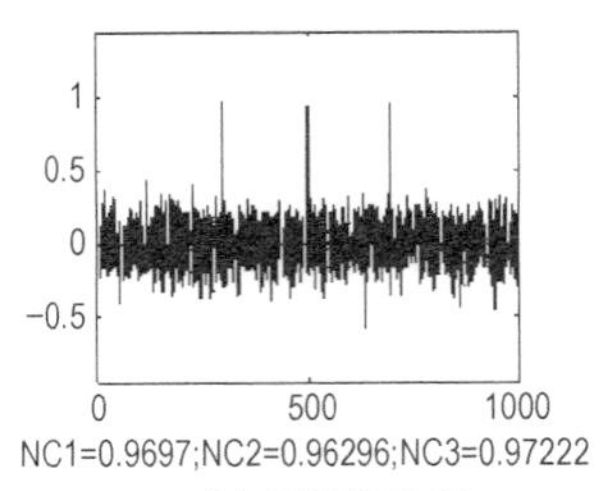

(c) 检测器响应

图 4.26　多水印抗缩放攻击的实验结果

表 4.27　多水印抗缩放攻击的实验数据

缩放因子	0.2	0.5	0.8	1.2	2.0	4.0
NC1	0.84	0.97	1.00	1.00	1.00	1.00
NC2	0.83	0.96	1.00	1.00	1.00	1.00
NC3	0.85	0.97	1.00	1.00	1.00	1.00

3) 平移变换

图 4.27(a) 是切片垂直下移 10%的图像；图 4.27(b) 是体数据的每个切片垂直下移 10%后，对应的三维成像，这时 PSNR = 10.85dB，信噪比较低；图 4.27(c) 可以准确提取多水印，NC1≈0.89、NC2≈0.88、NC3≈0.87。表 4.28 是多水印抗平移攻击的实验数据。从表中得知，当水平或垂直移动 10%时，NC1、NC2、NC3 的值都高于 0.5，可以准确提取多水印，故该多水印方法有较强的抗平移变换能力。

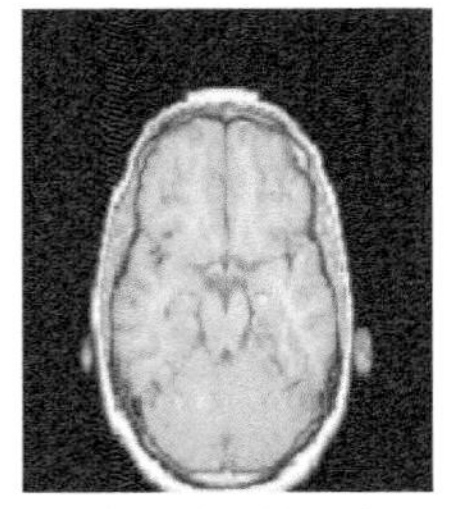
(a) 平移后的切片

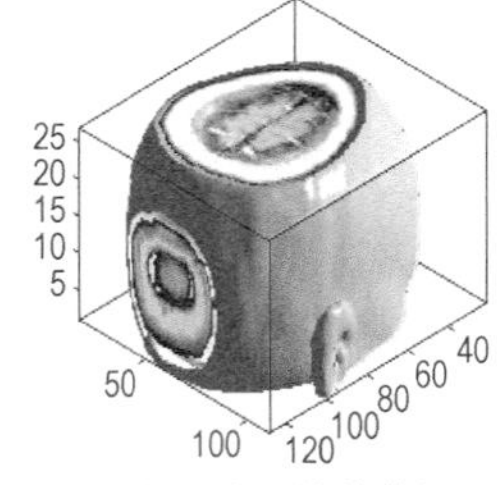

(b) 平移后的体数据

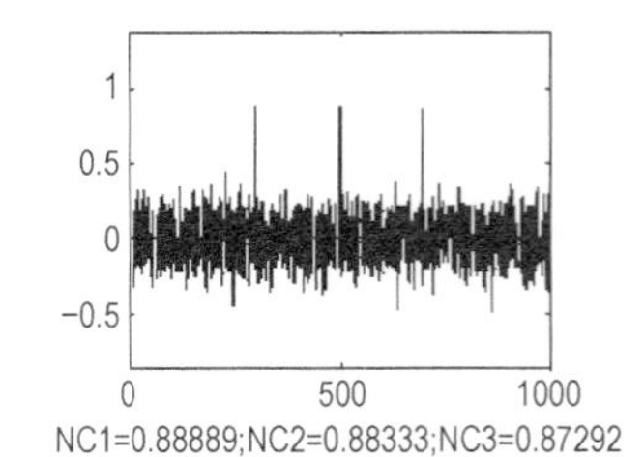

(c) 检测器响应

图 4.27　多水印抗平移攻击的实验结果

表 4.28　多水印抗平移攻击的实验数据

	水平方向左移				垂直方向下移			
移动距离/%	4	6	8	10	4	6	8	10
PSNR/dB	11.38	10.90	10.21	9.80	12.40	11.66	11.09	10.85

续表

	水平方向左移				垂直方向下移			
移动距离/%	4	6	8	10	4	6	8	10
NC1	0.91	0.84	0.69	0.63	0.94	0.91	0.91	0.89
NC2	0.90	0.83	0.68	0.61	0.94	0.91	0.91	0.88
NC3	0.90	0.85	0.69	0.62	0.94	0.90	0.90	0.87

4) 剪切攻击

图 4.28(a) 是按 Z 轴方向剪切 4%后，第一个切片图像；图 4.28(b) 是按 Z 轴方向剪切 4%后对应的三维成像，可以发现，剪切攻击的效果明显；顶部相对原图的三维成像，切去了一块；图 4.28(c) 是提取的多水印，可以准确地提取多水印，NC1 = 1.00、NC2 = 1.00、NC3 = 1.00。表 4.29 为多水印抗剪切攻击的实验数据，从表中可以看到，当从 Z 轴方向剪切，剪切量为 10%时，仍然可以提取多水印，NC1 = 0.94、NC2 = 0.94、NC3 = 0.94，说明该多水印算法有较强的抗剪切攻击能力。

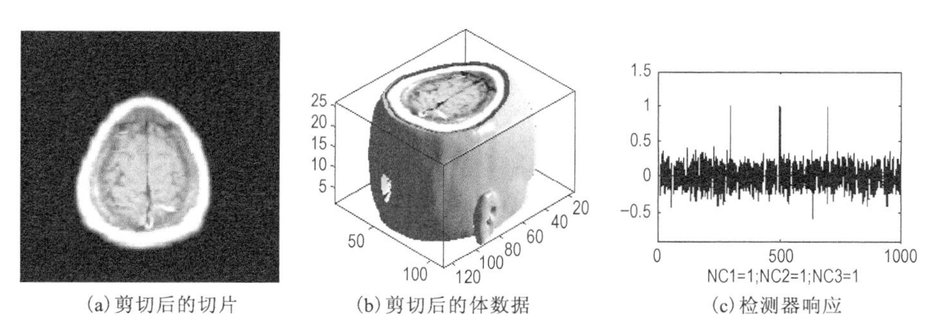

(a) 剪切后的切片　(b) 剪切后的体数据　(c) 检测器响应

图 4.28　多水印抗剪切攻击的实验结果(Z 轴方向剪切 5%)

表 4.29　多水印抗剪切攻击的实验数据

Z 轴剪切/%	2	4	6	8	10
NC1	1.00	1.00	0.97	0.95	0.94
NC2	1.00	1.00	0.96	0.96	0.94
NC3	1.00	1.00	0.97	0.95	0.94

5) 扭曲攻击

图 4.29(a) 是扭曲攻击后的切片图像(扭曲因子为 13)；图 4.29(b) 是扭曲攻击后对应的体数据三维成像，PSNR = 9.83dB，信噪比较低；图 4.29(c) 是提取的多水印，NC1 ≈ 0.94、NC2 ≈ 0.94、NC3 ≈ 0.94，可以较为准确地提取多水印。表 4.30 为多水印抗扭曲攻击的实验数据，扭曲参数为扭曲因子，当扭曲因子为 2 时，NC1 = 0.84、NC2 = 0.83、NC3 = 0.85，仍然可以提取多水印。并且从表 4.30 中发现，当扭曲因子较低时，对体数据的低频特性影响较大，所以 NC 值较小；而当扭曲因子较大时，

对体数据的高频特性影响较大，即对体数据的外部轮廓影响较小，所以 NC 值较大；表中的数据与前面对体数据的中低频系数的分析一致。

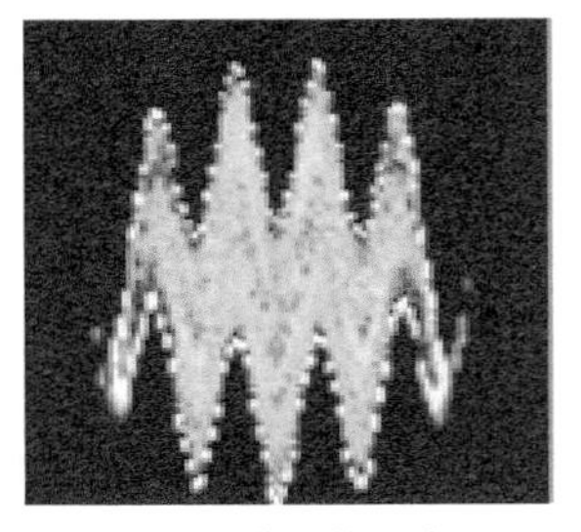

(a) 扭曲后的切片

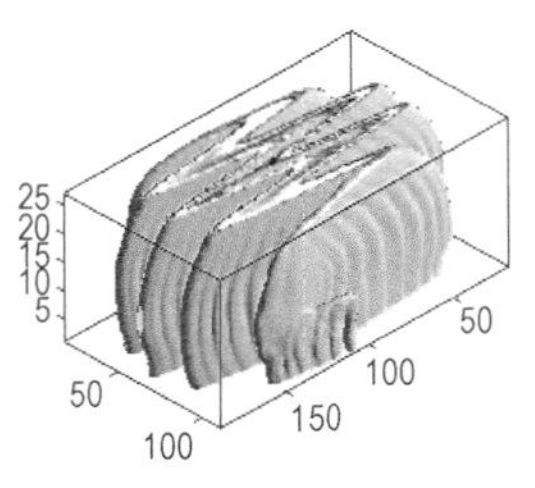

(b) 扭曲后的体数据

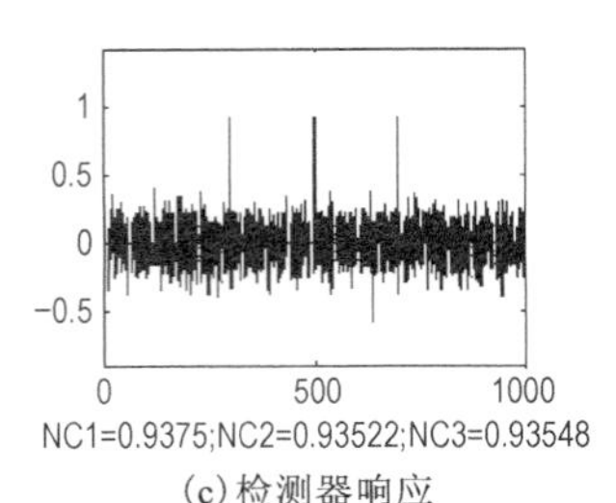

(c) 检测器响应

图 4.29　多水印抗扭曲攻击的实验结果

表 4.30　多水印抗扭曲攻击的实验数据

扭曲频率因子	2	3	5	7	9	13
PSNR/dB	10.12	10.13	10.16	9.89	9.58	9.83
NC1	0.84	0.81	0.87	0.88	0.94	0.94
NC2	0.83	0.82	0.86	0.88	0.94	0.94
NC3	0.85	0.82	0.87	0.88	0.94	0.94

4.5　基于三维 DWT-DFT 感知 Hash 的医学体数据多水印算法

4.5.1　水印的嵌入与提取算法

1. 三维 DWT-D FT 和 Logistic Map

1) 三维 DWT

在 3.4.1 节中已经详细介绍了三维 DWT，方法参见前面所述。

2) 三维 DFT

在 3.3.1 节中已经详细介绍了三维 DFT，方法参见前面所述。

3) Logistic Map

Logistic Map 混沌映射已在前面详细论述，方法参见 3.3.1 节所述。

2. 体数据的一个感知 Hash 函数的选取方法

目前大部分水印算法抗几何攻击能力差的主要原因是：人们将数字水印嵌入在体素或变换系数中，体数据的轻微几何变换，常常会导致体素数据值或变换系数值的突然较大变化。这样嵌入在体数据中的水印便被轻易攻击了。如果能够找到一个反映体数据几何特点的特征向量，将该特征向量进行二值量化，构成感知 Hash 函数；感知 Hash 函数具有鲁棒性和不可碰撞性；当体数据发生小的几何变换时，感知 Hash 值不会发生明显变化，然后把要嵌入的数字水印和该体数据的感知 Hash 值相关联，就可以设计鲁棒的数字水印算法，小波变换抗击几何攻击的能力较差，通过大量实验数据发现，将体数据进行 DWT、DFT 和 DFT 逆变换，可以找到一个感知 Hash 值。

本节选取一些常规攻击和几何攻击的实验数据如表 4.31 所示。表 4.31 中用作测试的原图是图 3.1(a)，是 MATLAB 中自带的一个 MRI 体数据的一个切片(取第十个)，表 4.31 中“第 1 列”显示的是体数据受到攻击的类型，受到常规攻击后的该切片图像见图 3.1(b)～图 3.1(d)，常规攻击对应的三维成像见图 3.1(f)～图 3.1(h)；受到几何攻击后的切片图像见图 3.2(a)～图 3.2(d)，其对应的三维成像见图 3.2(e)～图 3.2(h)。表 4.31 的“第 2 列”表示的是体数据受到攻击后的 PSNR；表 4.31 的“第 3 列”～“第 10 列”表示的是从 DFT 逆变换后变换系数的实部中任意选取 $F(1,1,4)$、$F(1,3,1)$ 等八个系数值。表 4.31 的“第 11 列”是 DWT-DFT 感知 Hash 算法二值量化处理求出来的平均值。对于常规攻击或几何攻击，这些系数值 $F(1,1,4)$、$F(1,3,1)$ 等可能发生一些变换，但是它与平均值的大小关系仍然不变，将大于或等于平均值的，记为 1；小于平均值的，记为 0，那么对于原始体数据来说，系数值 $F(1,1,4)$、$F(1,3,1)$ 等对应的 Hash 值序列为 00010101，具体见表 4.31 的“第 12 列”，观察该列可以发现，无论常规攻击还是几何攻击，受攻击的体数据的感知 Hash 序列和原始体数据的感知 Hash 序列保持相似，与原始体数据 NC 都较大，为 1.0，见表 4.31“第 13 列”(方便起见这里取了 8 个三维 DFT 逆变换系数符号)。

表 4.31 基于 DWT-DFT 体数据感知 Hash 值对应不同攻击后的变化

	第1列	第2列	第3列	第4列	第5列	第6列	第7列	第8列	第9列	第10列	第11列	第12列	第13列
	图像操作	PSNR/dB	$F(1,1,4)$	$F(1,3,1)$	$F(2,1,4)$	$F(2,3,1)$	$F(3,1,4)$	$F(3,3,1)$	$F(4,1,4)$	$F(4,3,1)$	均值	序列	相关度
常规攻击	原图	—	0.372	1.528	0.851	3.132	1.075	3.309	1.267	3.173	1.885	00010101	1.0
	高斯干扰(10%)	3.31	2.938	3.801	3.255	4.881	3.441	4.943	3.164	4.903	3.997	00010101	1.0
	JPEG 压缩(2%)	16.57	0.462	1.598	0.940	3.158	1.164	3.362	1.375	3.190	1.969	00010101	1.0
	中值滤波[5×5]	21.14	0.373	1.544	0.861	3.180	1.078	3.328	1.284	3.152	1.885	00010101	1.0
几何攻击	旋转(顺时针 20°)	12.44	0.438	1.188	0.826	3.305	1.015	3.328	1.320	3.358	1.885	00010101	1.0
	MRI 缩放 2 倍	—	1.480	6.504	3.405	12.516	4.334	12.979	5.106	12.563	7.553	00010101	1.0
	垂直下移 10%	10.85	0.582	2.176	0.679	2.080	1.031	3.054	1.190	3.246	1.818	00010101	1.0
	Z 轴剪切 10%	—	0.424	1.273	0.850	2.828	0.996	2.967	1.169	2.850	1.746	00010101	1.0
	X 轴剪切 10%	—	0.520	1.763	0.808	2.779	1.000	2.925	1.133	2.957	1.805	00010101	1.0
	Y 轴剪切 10%	—	0.297	1.467	0.849	3.094	1.025	3.059	0.945	2.882	1.885	00010101	1.0

注：DWT-DFT 系数单位为 1×10^4

为了进一步证明按上述方法提取的感知 Hash 值是该体数据的一个重要特征，本节又把不同的测试对象(见图 3.3(a)～图 3.3(g))，通过三维 DWT-DFT 感知 Hash 算法对它们进行处理。从统计学角度，这里取了前 8×8×4 个 DWT-DFT 系数。并且求出每个体数据的感知 Hash 值相互之间的相关系数，计算结果如表 4.32 所示。

从表 4.32 可以看出，首先，体数据感知 Hash 值自身之间的相关系数最大，为 1.00；其次，图 3.3(f)和图 3.3(g)之间的相关系数也较大，为 0.71，而这两个图是形状相似的两个肝的体数据；图 3.3(a)和图 3.3(b)，相关系数为 0.56，也较大，在表中为第三大相关系数，而这两个图都是人体的头部，也比较相似。其他体数据感知 Hash 值之间的相关系数值较小，这与人眼观察到的相符合，说明按该发明的方法提取的体数据的感知 Hash 值有较好的鲁棒性和不可碰撞性，感知 Hash 的鲁棒性就是对于相似的图像，其感知 Hash 值相似；感知 Hash 的不可碰撞性是指对于不同的图像，其感知 Hash 值有较大的差别。

表 4.32　不同体数据感知 Hash 值之间的相关系数(向量长度为 256bit)

	Ha	Hb	Hc	Hd	He	Hf	Hg
Ha	1.00	0.56	0.37	−0.03	−0.54	0.21	0.24
Hb	0.56	1.00	0.21	0.26	−0.46	0.26	0.25
Hc	0.37	0.21	1.00	0.14	−0.27	−0.19	−0.11
Hd	−0.03	0.26	0.14	1.00	−0.13	0.17	0.12
He	−0.54	−0.46	−0.27	−0.13	1.00	−0.20	−0.18
Hf	0.21	0.21	−0.19	0.17	−0.20	1.00	0.71
Hg	0.24	0.24	−0.11	0.12	−0.18	0.71	1.00

3. 可抗常规和几何攻击的多水印算法

选择一幅有意义的二值图像作为要嵌入医学体数据的水印，记为 $W=\{w(i,j)|w(i,j)=0,1;1\leqslant i\leqslant M_1,1\leqslant j\leqslant M_2\}$；同时，选取 MATLAB 中自带的一个 MRI 体数据作为原始医学体数据，表示为 $F=\{f(i,j,k)|f(i,j,k)\in\mathbf{R};1\leqslant i\leqslant M,1\leqslant j\leqslant N,1\leqslant k\leqslant P\}$。其中，$f(i,j,k)$表示原始医学体数据的体素数据值，这类似于二维图像中的像素灰度值，方便起见，设 $M_1=M_2$，$M=N$。

1)对水印的混沌置乱

(1)通过 Logistic Map 生成混沌序列。

由初始值 x_0 通过 Logistic Map 混沌系统生成混沌序列 $X(j)$。

(2)得到混沌置乱的水印。

首先，将原始多水印转化为二值多水印 Wg(i,j)，然后，将混沌序列 $X(j)$中的值按照从小到大的顺序进行排序，最后，根据 $X(j)$中各个值排序前后的位置变化对多水印像素的位置空间进行置乱，得到混沌置乱的多水印 BWg(i,j)。

2) 水印的嵌入

(1) 通过三维 DWT-DFT 感知 Hash 算法，得到原始体数据的一个鲁棒感知 Hash 值 $H(j)$。

先对原始体数据 $F(i,j,k)$ 进行三维小波变换，得到逼近子图系数 FAL，再对逼近子图 FAL 进行全局三维 DFT，得到 DWT-DFT 系数矩阵 $\mathrm{FF}(i,j,k)$，在系数矩阵 $\mathrm{FF}(i,j,k)$ 中选取前 4×4×2 个系数 $\mathrm{FF}_4(i,j,k)$，再对选取出的系数矩阵 $\mathrm{FF}_4(i,j,k)$ 进行三维 DFT 逆变换，得到逆变换后的系数，并取其实部 $\mathrm{FIF}(i,j,k)$，求取实部系数 $\mathrm{FIF}(i,j,k)$ 的平均值，然后将每个逆变换后系数的实部与其平均值进行比较，进行二值量化处理，大于或等于平均值的，记为 1；小于平均值的，记为 0，得到体数据的感知 Hash 值 $H(j)$。主要过程描述如下

$$\mathrm{FAL}(i,j,k)=\mathrm{DWT3}(F(i,j,k)) \tag{4.27}$$

$$\mathrm{FF}_4(i,j,k)=\mathrm{DFT3}(\mathrm{FAL}(i,j,k)) \tag{4.28}$$

$$\mathrm{FIF}(i,j,k)=\mathrm{IDFT3}(\mathrm{FF}_4(i,j,k)) \tag{4.29}$$

$$H(j)=\mathrm{BINARY}(\mathrm{FIF}(i,j,k)) \tag{4.30}$$

(2) 利用 Hash 函数，嵌入多重水印；生成含多水印信息的二值密钥序列 $\mathrm{Keyg}(i,j)$ 为

$$\mathrm{Keyg}(i,j)=H(j)\oplus \mathrm{BWg}(i,j) \tag{4.31}$$

$\mathrm{Keyg}(i,j)$ 是由体数据的感知 Hash 值 $H(j)$ 和多重水印图像 $\mathrm{BWg}(i,j)$，通过密码学常用的 Hash 函数生成的。保存 $\mathrm{Keyg}(i,j)$，在下面提取多水印时要用到。通过将 $\mathrm{Keyg}(i,j)$ 作为密钥向第三方申请，以获得医学体数据的所有权和使用权，达到版权保护的目的。并且多水印的嵌入不影响原始医学体数据的质量，是一种零水印方案。

3) 水印的提取

(1) 求出待测数据的感知 Hash 值 $H'(j)$。

设待测体数据为 $F'(i,j,k)$，经过三维小波变换得到逼近子图系数 FA′L，再对逼近子图 FA′L 进行全局三维 DFT，得到系数矩阵 $\mathrm{FF}'(i,j,k)$，选取适当的系数矩阵，然后进行 DFT 逆变换，取逆变换后系数的实部，然后按上述类似的方法，求得待测体数据的感知 Hash 值 $H'(j)$ 为

$$\mathrm{FA'L}(i,j,k)=\mathrm{DWT3}(F'(i,j,k)) \tag{4.32}$$

$$\mathrm{FF}'_4(i,j,k)=\mathrm{DFT3}(\mathrm{FA'L}(i,j,k)) \tag{4.33}$$

$$\mathrm{FIF}'(i,j,k)=\mathrm{IDFT3}(\mathrm{FF}'_4(i,j,k)) \tag{4.34}$$

$$H'(j)=\mathrm{BINARY}(\mathrm{FIF}'(i,j,k)) \tag{4.35}$$

(2) 在待测体数据中提取出多水印 $\mathrm{BWg}'(i,j)$ 为

$$BWg'(i,j) = Keyg(i,j) \oplus H'(j) \tag{4.36}$$

根据在嵌入多水印时生成的逻辑密钥序列 Keyg(i,j)和待测体数据的感知 Hash 值 $H'(j)$，利用 Hash 函数性质可以提取出待测体数据中含有的多水印 BWg$'(i,j)$。

4)水印的还原

(1)通过 Logistic Map 生成混沌序列。

由与前面相同的初始值 x_0 通过 Logistic Map 混沌系统生成相同的混沌序列 $X(j)$。

(2)还原提取的多水印。

首先将混沌序列 $X(j)$ 中的值按照从小到大进行排序，然后根据 $X(j)$ 中各个值排序前后的位置变化对多重水印像素的位置空间进行还原，得到还原的多水印 Wg$'(i,j)$。

再根据 Wg(i,j)和 Wg$'(i,j)$的相关程度来判别是否有多水印嵌入，从而确认待测体数据的所有权和病患信息的安全性问题。本算法与现有的医学水印技术比较，有以下优点。

首先，由于本算法是基于三维 DWT-DFT 感知 Hash 算法的数字水印技术，通过后面的实验数据证实，该水印不仅有较强的抗常规攻击能力，而且有较强的抗几何攻击能力；其次，嵌入的水印是经过 Logistic Map 混沌置乱的，使得水印信息变得杂乱无章，提高了水印信息的安全性；最后，水印的嵌入不影响原始体数据的体素数据值，是一种零水印技术，更好地保护了医学体数据。这个特性，尤其是在医疗图像处理等方面具有很高的实用价值，使用范围广，并且可实现大水印的嵌入与提取。

4.5.2 实验结果

仿真平台为 MATLAB 2010a，选择一组有意义的二值图像作为原始多水印，记为 Wg = {wg(i,j)|wg(i,j) = 0,1; $1\leqslant i\leqslant M_1$, $1\leqslant j\leqslant N_1$}，见图 4.1(a)和图 4.2(a)，这里多水印的大小都为 32×32 像素。通过 Logistic Map 混沌置乱后的多水印，见图 4.1(b)和图 4.2(b)，可以明显看到水印发生了很大的变化，安全性提高。原始医学体数据的一个切片见图 3.1(a)，是取自 MATLAB 中自带的核磁共振三维图像体数据(MRI.mat)，体数据的大小为 128×128×27 像素，见图 3.1(e)。原始体数据表示为 $F(i,j,k)$，其中 $1\leqslant i,j\leqslant 128$; $1\leqslant k\leqslant 27$，对应的三维 DWT-DFT 系数矩阵为 FF(i,j,k)，其中 $1\leqslant i,j\leqslant 128$; $1\leqslant k\leqslant 27$。考虑到鲁棒性和一次性嵌入水印的容量，取前 4×4×2 个系数。通过水印算法检测出 $W'(j)$后，通过计算 NC 来判断是否有水印嵌入。判断指标 NC、PSNR 见第 3 章 3.2.2 节中所述。

图 4.30(a)是不加干扰时的切片图像(这里默认选择第十个切片，测试用体数据共由 27 个切片组成)；图 4.30(b)是不加干扰时的体数据三维成像；图 4.30(c)是不

加干扰时提取的水印 HN，可以看到 NC1 = 1.00，图 4.30(d)是不加干扰时提取的水印 CN，NC2 = 1.00，可以准确地提取多水印。

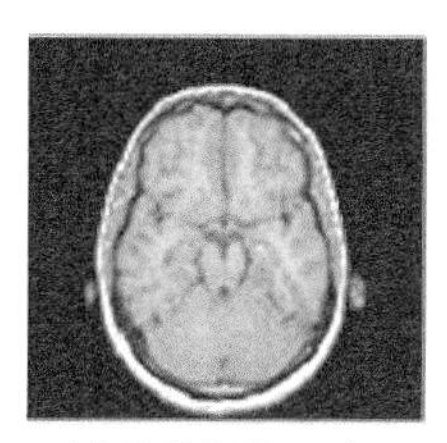
(a)体数据的切片

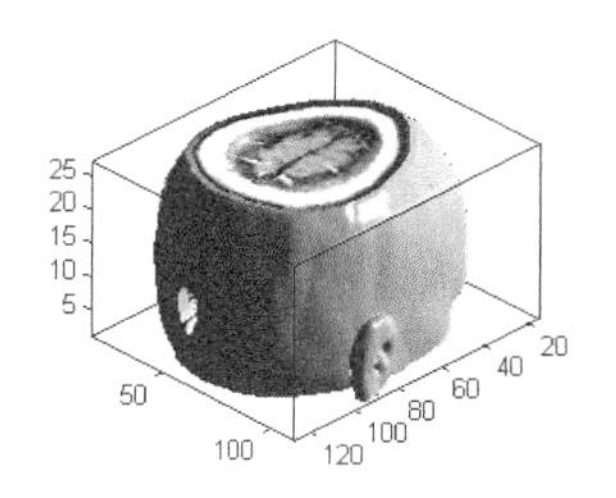

(b)含水印的体数据

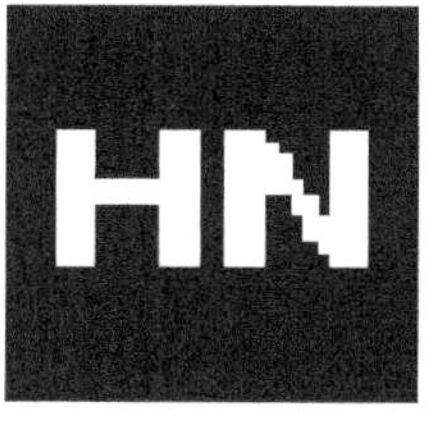

(c)检测器 1 响应

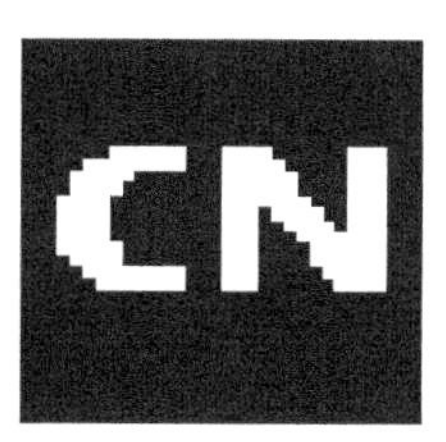

(d)检测器 2 响应

图 4.30　不加干扰时的医学体数据及水印检测

下面通过具体实验来判断该数字水印方法的抗常规攻击能力和抗几何攻击能力。

1. 常规攻击

1)加高斯噪声

使用 imnoise()函数在水印图像中加入高斯噪声。图 4.31(a)是高斯噪声强度 10%时的切片图像，在视觉上已很模糊；图 4.31(b)是对应的体数据三维成像，在视觉上已很模糊，体数据的 PSNR = 3.30dB，较低；图 4.31(c)和图 4.31(d)分别是提取的水印 HN 和水印 CN，能准确地提取多水印，NC1 = 0.95、NC2 = 0.95。表 4.33 是多水印抗高斯噪声的实验数据。从中可以看到，当高斯噪声强度高达 25%时，

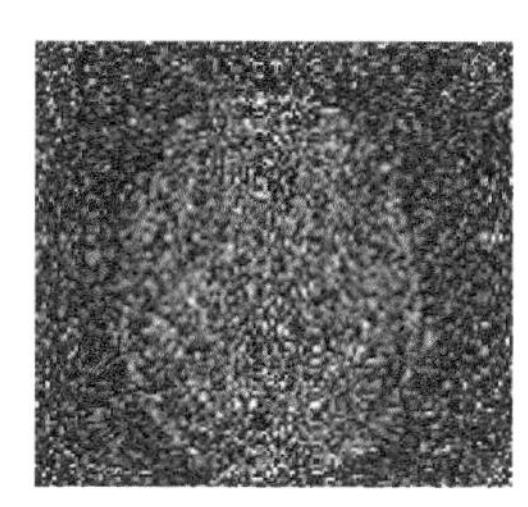
(a)高斯噪声下的切片

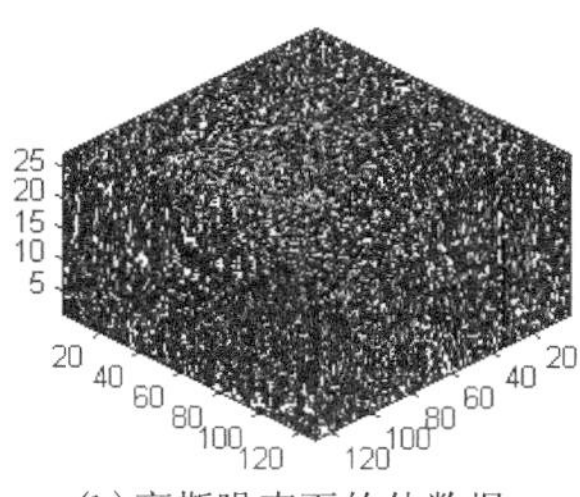

(b)高斯噪声下的体数据

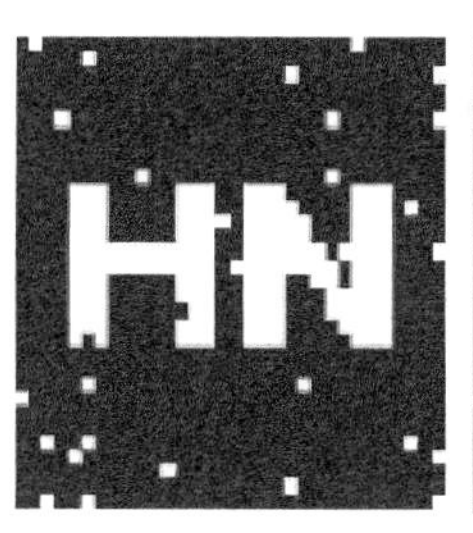

(c)提取的水印 1

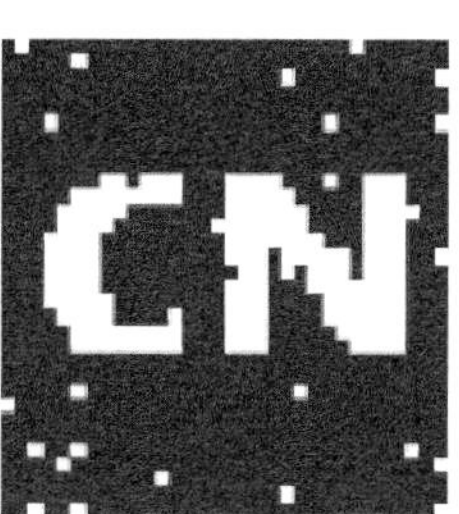

(d)提取的水印 2

图 4.31　多水印抗高斯噪声的实验结果

表 4.33　多水印抗高斯噪声的实验数据

噪声强度/%	1	3	5	10	15	20	25
PSNR/dB	12.52	8.02	6.03	3.32	1.80	0.82	0.10
NC1	1.00	1.00	1.00	0.95	0.94	0.94	0.89
NC2	1.00	1.00	1.00	0.95	0.93	0.93	0.88

多水印体数据的 PSNR 降至 0.10dB，这时提取的多水印，相关系数 NC1 = 0.89、NC2 = 0.88，仍能准确地提取多水印。表明该多水印算法具有非常好的抗高斯噪声能力。

2) JPEG 压缩

采用图像压缩质量百分数作为参数对水印体数据进行 JPEG 压缩；图 4.32(a)是压缩质量为 5%的切片图像，该图已经出现方块效应；图 4.32(b)是对应的体数据三维成像，该图已经出现立体方块效应；图 4.32(c)和图 4.32(d)分别是提取的水印 HN 和水印 CN，NC1 = 1.00、NC2 = 1.00，可以准确提取多水印。表 4.34 为多水印抗 JPEG 压缩的实验数据。当压缩质量仅为 2%时，压缩质量较低，仍然可以提取出多水印，NC1 = 1.00、NC2 = 1.00。表明该多水印算法具有良好的抗 JPEG 压缩能力。

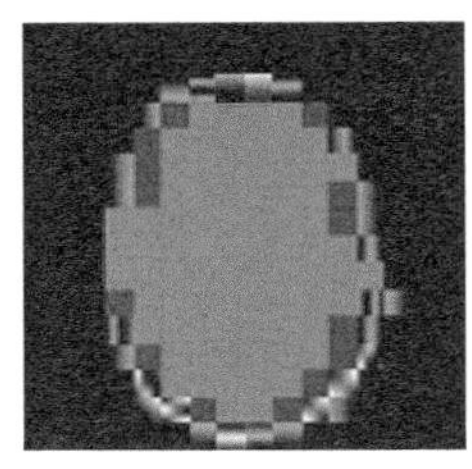

(a) JEPG 压缩后的切片　(b) JEPG 压缩后的体数据

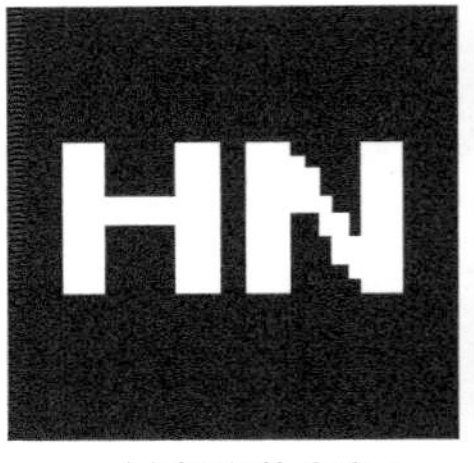

(c) 提取的水印 1

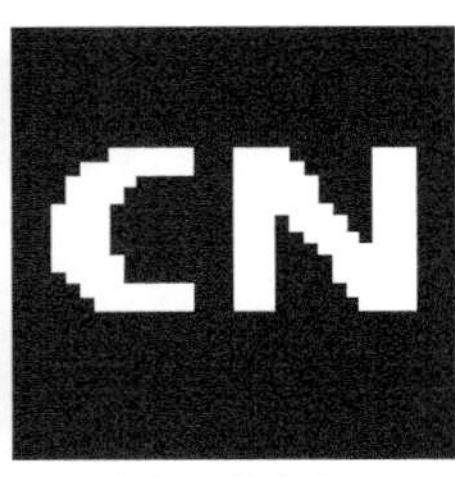

(d) 提取的水印 2

图 4.32　多水印抗 JPEG 压缩的实验结果

表 4.34　多水印抗 JPEG 压缩的实验数据

压缩质量/%	2	4	8	10	20	40	60	80
PSNR/dB	16.57	17.82	20.21	21.20	23.10	25.06	26.61	29.31
NC1	1.00	1.00	1.00	1.00	1.00	1.00	1.00	1.00
NC2	1.00	1.00	1.00	1.00	1.00	1.00	1.00	1.00

3) 中值滤波

图 4.33(a)是中值滤波参数为 5×5、滤波重复次数为 1 的切片图像，图像已出现模糊；图 4.33(b)是对应的体数据三维成像，这时耳朵等轮廓已不太分明；图 4.33(c)和图 4.33(d)分别是提取的水印 HN 和水印 CN，NC1 = 0.88、NC2 = 0.87，可以准确

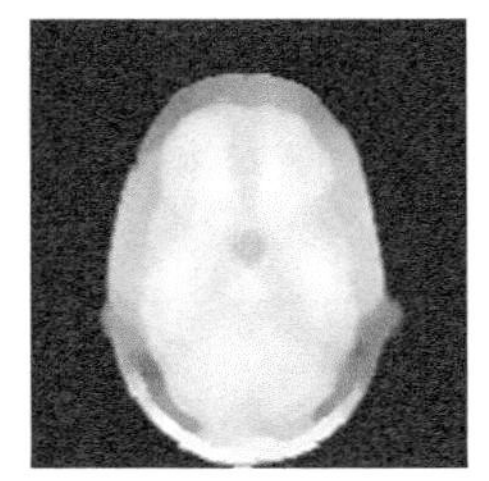

(a) 滤波后的切片

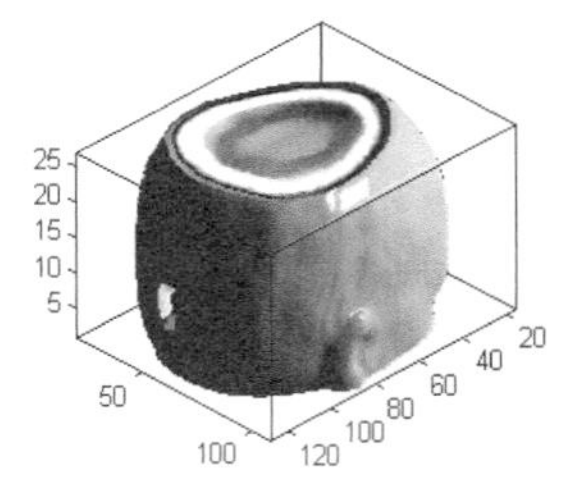

(b) 滤波后的体数据

(c) 提取的水印 1

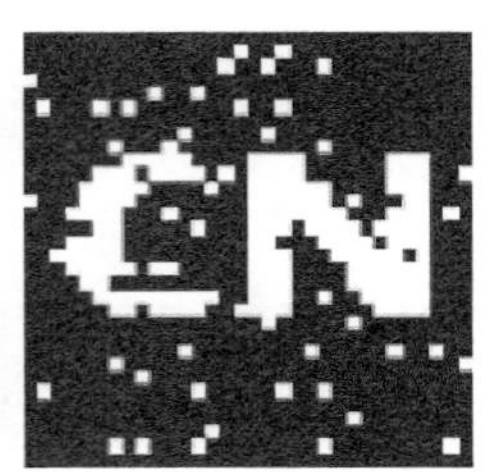

(d) 提取的水印 2

图 4.33　多水印抗中值滤波的实验结果

地提取多水印。表 4.35 为多水印体数据抗中值滤波能力，从表中看出，当中值滤波参数为 7×7、滤波重复次数为 20 时，仍然可以测得水印的存在，NC1 = 0.88、NC2 = 0.87。说明该多水印算法具有较强的抗中值滤波能力。

表 4.35　多水印抗中值滤波的实验数据

	中值滤波 3×3			中值滤波 5×5			中值滤波 7×7		
滤波次数	1	10	20	1	10	20	1	10	20
PSNR/dB	24.65	22.46	21.97	21.14	18.69	18.07	18.91	16.98	16.58
NC1	1.00	1.00	0.94	0.88	0.88	0.88	0.88	0.88	0.88
NC2	1.00	1.00	0.94	0.87	0.87	0.87	0.87	0.87	0.87

2．几何攻击

1) 旋转变换

图 4.34(a) 是顺时针旋转 20° 的水印切片图像；图 4.34(b) 是相应的体数据三维成像，这时，水印体数据的信噪比较低，PSNR = 12.44dB；图 4.34(c) 和图 4.34(d) 分别是提取的水印 HN 和水印 CN，NC1 = 0.81、NC2 = 0.80，可以准确地提取多水印。表 4.36 为多水印抗旋转攻击的实验数据。从表中可以看到，当水印体数据顺时针旋转 20°时，NC1 = 0.81、NC2 = 0.80，仍然可以提取多水印。这表明该多水印算法对旋转变换具有鲁棒性。

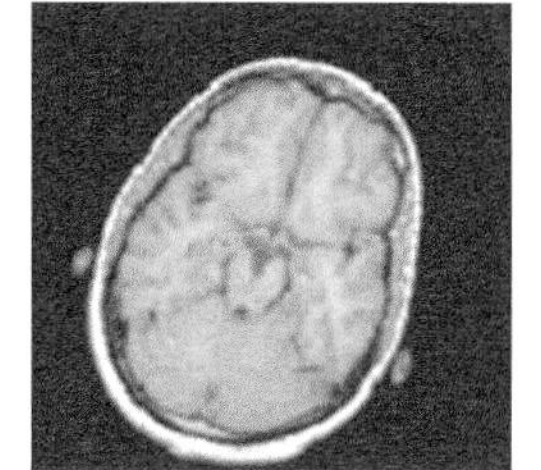

(a) 旋转后的切片

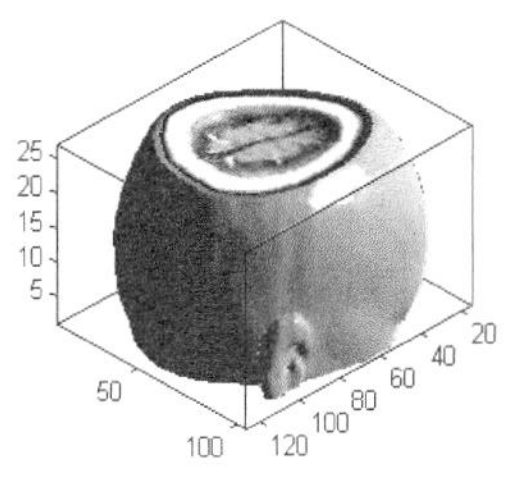

(b) 旋转后的体数据

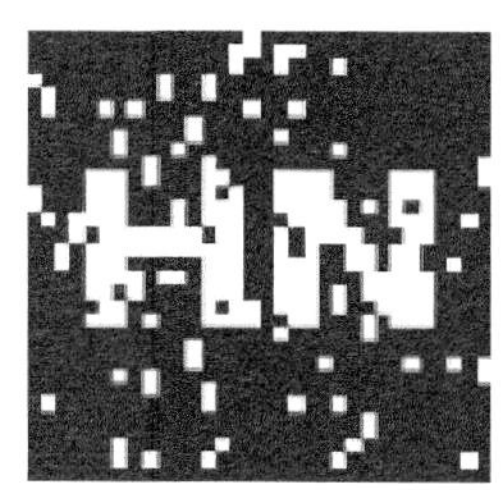

(c) 提取的水印 1

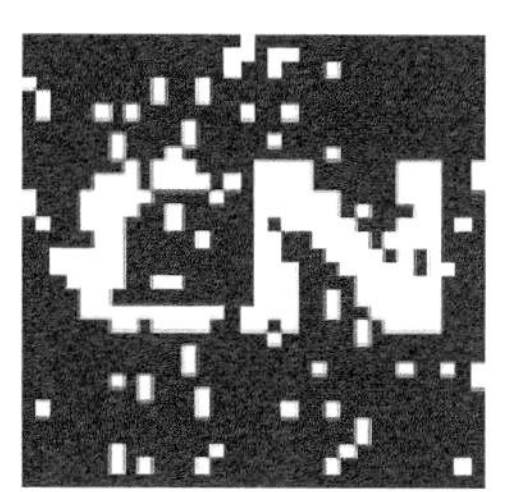

(d) 提取的水印 2

图 4.34　多水印抗旋转攻击的实验结果

表 4.36　多水印抗旋转攻击的实验数据

顺时旋转/(°)	5	10	15	20	25	30
PSNR/dB	16.54	13.97	12.98	12.44	12.04	11.68
NC1	1.00	0.94	0.89	0.81	0.75	0.71
NC2	1.00	0.93	0.88	0.80	0.74	0.73

2) 缩放变换

图 4.35(a) 是缩放后的水印切片图像(缩放因子为 0.5)；图 4.35(b) 是缩放攻击后，体数据对应的三维成像(缩放因子为 0.5)；图 4.35(c) 和图 4.35(d) 分别是缩放攻

击后，提取的水印 HN 和水印 CN，NC1 = 0.94、NC2 = 0.93，可以准确地提取出多水印。表 4.37 为多水印抗缩放攻击的实验数据，从表 4.37 可以看到，当水印体数据缩放因子小至 0.2 时，相关系数 NC1 = 0.65、NC2 = 0.63，可准确地提取出多水印。这表明该多水印算法对缩放变换具有良好的鲁棒性。

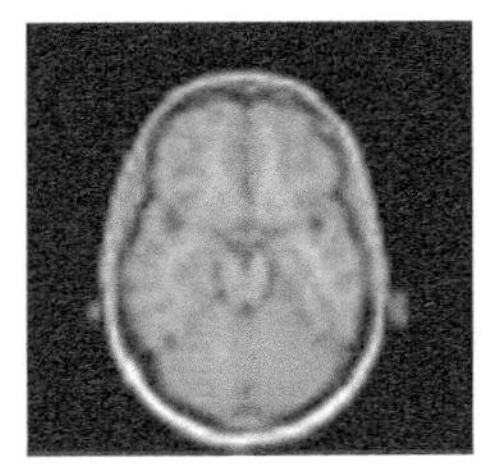
(a) 缩放后的切片

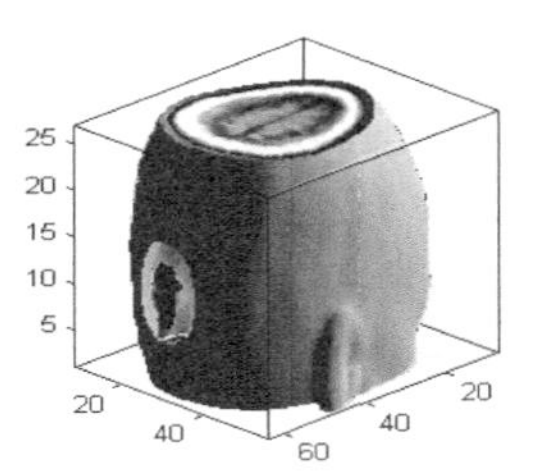

(b) 缩放后的体数据

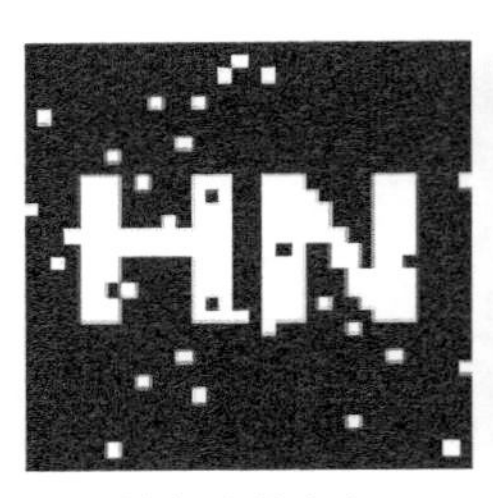

(c) 提取的水印 1

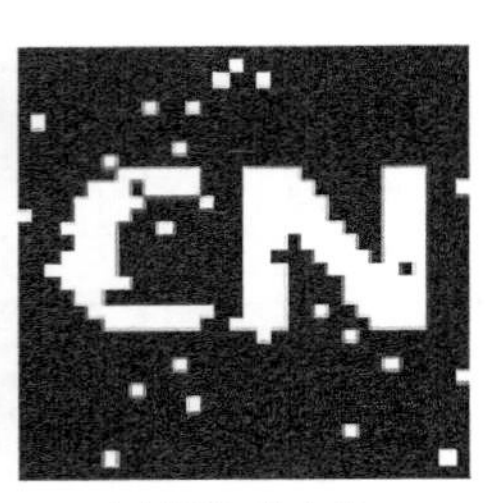

(d) 提取的水印 2

图 4.35　水印抗缩放攻击的实验结果

表 4.37　多水印抗缩放攻击的实验数据

缩放因子	0.2	0.5	0.8	1.2	2.0	4.0
NC1	0.65	0.94	0.94	0.94	0.87	0.81
NC2	0.63	0.93	0.93	0.93	0.87	0.82

3) 平移变换

图 4.36(a) 是切片垂直下移 6%的图像；图 4.36(b) 是体数据的每个切片垂直下移 5%后，对应的三维成像，这时 PSNR = 11.97dB，信噪比较低；图 4.36(c) 和图 4.36(d) 是提取的水印 HN 和水印 CN，可以准确提取多水印，NC1 = 0.72、NC2 = 0.73。表 4.38 是多水印抗平移攻击的实验数据。从表中得知，当水平或垂直移动 10%时，NC 值都高于 0.5，可以准确地提取多水印，故该多水印算法有较强的抗平移变换能力。

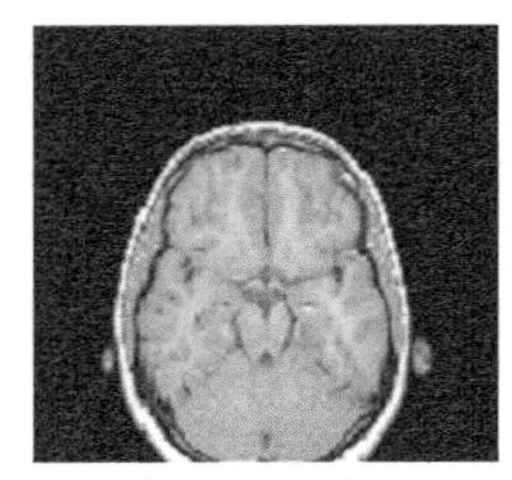
(a) 平移后的切片

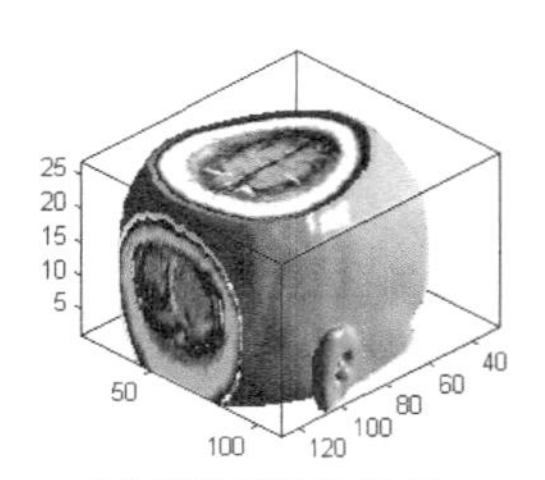

(b) 平移后的体数据

(c) 提取的水印 1

(d) 提取的水印 2

图 4.36　多水印抗平移攻击的实验结果

4) 剪切攻击

图 4.37(a) 是按 Z 轴方向剪切 20%后，第一个切片图像；图 4.37(b) 是按 Z 轴方

表 4.38　多水印抗平移攻击的实验数据

移动距离/%	水平方向左移				垂直方向下移			
	4	6	8	10	4	6	8	10
PSNR/dB	11.38	10.90	10.21	9.80	12.40	11.66	11.09	10.85
NC1	0.76	0.71	0.71	0.71	0.78	0.72	0.72	0.60
NC2	0.76	0.69	0.69	0.69	0.78	0.73	0.73	0.61

向剪切 20%后对应的三维成像，可以发现，剪切攻击的效果明显；顶部相对原图的三维成像，切去了一块；图 4.37(c)和图 4.37(d)分别是提取的水印 HN 和水印 CN，可以准确地提取多水印，NC1＝0.94、NC2＝0.93。表 4.39 为多水印抗剪切攻击的实验数据，从表中可以看到，当从 Z 轴方向剪切，剪切量为 20%时，仍然可以提取多水印，NC1＝0.94、NC2＝0.93，说明该多水印算法有较强的抗剪切攻击能力。

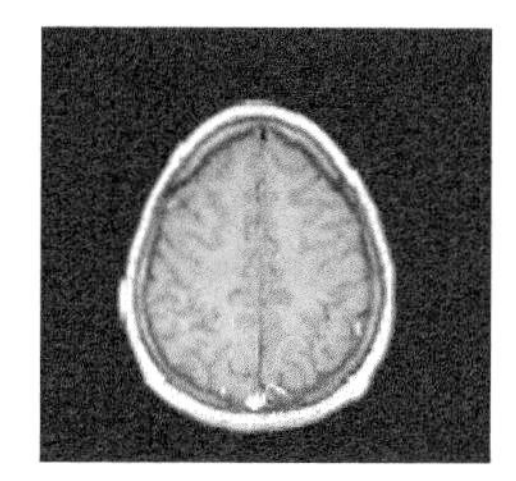
(a)剪切后的切片

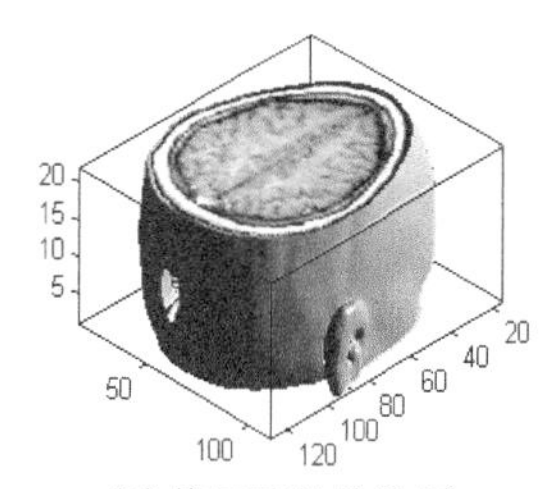

(b)剪切后的体数据

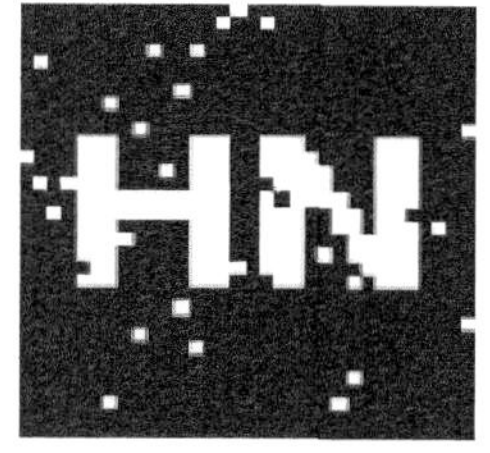

(c)提取的水印 1

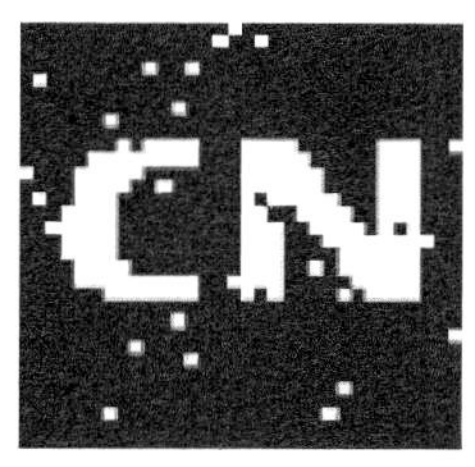

(d)提取的水印 2

图 4.37　多水印抗剪切攻击的实验结果

表 4.39　多水印抗剪切攻击的实验数据

Z 轴剪切/%	2	4	6	8	10	20
NC1	0.94	0.94	0.87	0.87	0.87	0.94
NC2	0.93	0.93	0.87	0.87	0.87	0.93

5)扭曲攻击

图 4.38(a)是扭曲攻击后的切片图像(扭曲因子为 13)；图 4.38(b)是扭曲攻击后对应的体数据三维成像，PSNR＝9.83dB，信噪比较低；图 4.38(c)和图 4.38(d)分别是提取的水印 HN 和水印 CN，NC1＝0.81、NC2＝0.80，可以较为准确地提取多水印。表 4.40 为多水印抗扭曲攻击的实验数据，扭曲参数为扭曲因子，扭曲因子越大，表示扭曲的频率越高，当扭曲因子为 20 时，这时体数据的信噪比较低，PSNR = 9.68dB，但这时 NC1 = 0.81、NC2 = 0.80，仍然可以提取多水印；当扭曲因子为 3 时，这时体数据的信噪比较低，PSNR = 10.13dB，但这时 NC1 = 0.68、NC2 = 0.67，此时 NC 值相对较低，但是仍然可以提取多水印。并且从表 4.40 中可以发现，当扭曲因子较低时，对体数据的低频特性影响较大，所以 NC 值较小；而当扭曲因子较大时，对体数据的高频特性影响较大，即对体数据的外部轮廓影响较小，所以 NC 值较大；表中的数据与前面对体数据的中低频系数的分析一致。这说明该多水印算法对扭曲攻击具有良好的鲁棒性。

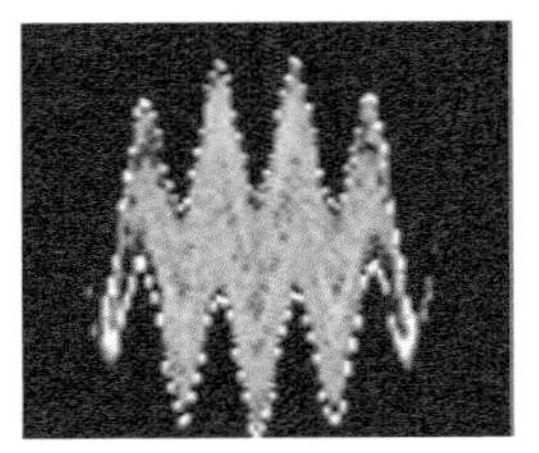

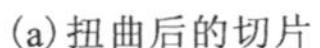

(a) 扭曲后的切片

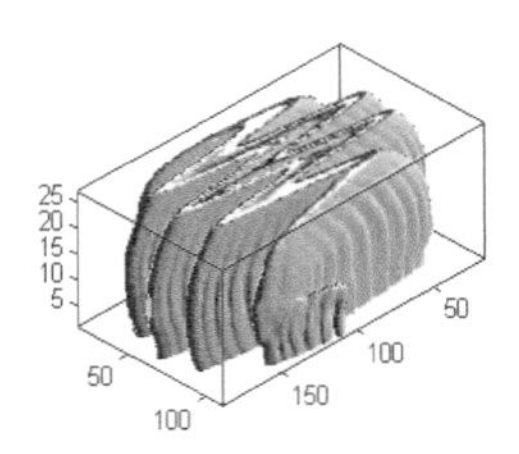

(b) 扭曲后的体数据

(c) 提取的水印 1

(d) 提取的水印 2

图 4.38　多水印抗扭曲攻击的实验结果

表 4.40　多水印抗扭曲攻击的实验数据

扭曲频率因子	3	5	7	9	13	20
PSNR/dB	10.13	10.16	9.89	9.58	9.83	9.68
NC1	0.68	0.69	0.83	0.83	0.81	0.81
NC2	0.67	0.68	0.82	0.82	0.80	0.80

4.6　小　结

考虑到水印容量问题，本章提出了四种基于感知 Hash 的医学体数据多水印算法，这四种水印算法利用三维变换和感知 Hash，提取出医学体数据的感知 Hash 值，并利用感知 Hash 值实现多水印的嵌入，有效地解决了在体数据中嵌入多个水印的问题。通过实验数据验证了这四种多水印算法具有理想的抗常规攻击和几何攻击能力。

本章算法是多水印算法，且是一种盲水印，水印的提取过程中不需要原始医学体数据的参与，并且对水印的嵌入容量没有限制，具有一定的实用价值。

参 考 文 献

[1] Kotsia I, Pitas I. Facial expression recognition in image sequences using geometric deformation features and support vector machines. IEEE Transactions on Image Processing, 2007, 16(1): 172-187.

[2] Li Q, Doerr G, Cox I G. Spread transform dither modulation using a perceptual model. 2006 IEEE 8th Workshop on Multimedia Signal Processing, 2006: 98-102.

[3] Lin L, Doerr G, Cox I J, et al. An efficient algorithm for informed embedding of dirty-paper trellis codes for watermarking. IEEE International Conference on Image Processing, 2005, 1(1): 11-14.

[4] Gavrielides M A, Sikudova E, Pitas I. Color-based descriptors for image fingerprinting. IEEE Transactions on Multimedia, 2006, 8(4): 740-748.

[5] Zafeiriou S, Tefas A, Buciu I, et al. Exploiting discriminant information in nonnegative matrix factorization with application to frontal face verification. IEEE Transactions on Neural Networks, 2006, 17(3): 683-695.

[6] Cotsaces C, Nikolaidis N, Pitas I. Video shot detection and condensed representation a review. IEEE Signal Processing Magazine, 2006, 23(2): 28-37.

[7] Cenekova Z, Pitas I, Nikou C. Information theory-based shot cut/fade detection and video summarization. IEEE Transactions on Circuits and Systems for Video Technology, 2006, 16(1): 82-91.

[8] 王炳锡.数字水印技术. 西安: 西安电子科技大学出版社, 2003.

[9] 钟桦, 张小华, 焦李成. 数字水印与图像认证——算法及应用. 西安: 西安电子科技大学出版社, 2006.

[10] Hembrooke E F. Identification of Sound and Like Signals. U. S. Patent: 004-104, 1996.

[11] Walker C. Personal Communication. Muzak Corporation, 2001.

[12] Tirkel A Z. Electronic water mark, digital image computing technology and applications. Macquarie University, 1993, 1(1): 666-673.

[13] Petitcolas F A P, Anderson R J, Kuhn M G. Information hiding-a survey. Proceedings of IEEE, 2003, 87(7): 1062-1078.

[14] http: //research.microsoR.com/IH2002/default.html.

[15] 陈峥, 姚宇红, 王晓京. 一种基于二维图形码的数字水印技术. 计算机应用, 2006, 26(8): 1998-2000.

[16] 刘瑞祯, 谭铁牛. 数字图像水印研究综述. 通信学报, 2000, 21(8): 39-48.

[17] 谢勍. 数字水印在指纹识别中的应用研究. 微计算机应用, 2006, 27(1): 98-100.

[18] 高中文, 张玮, 余璟飞. 一种面向 CT 图像的无损水印算法. 计算机技术与发展, 2010, 20(8): 171-175.

[19] 程卫东, 黄继武, 刘红梅. 一种基于 3D-DCT 的彩色图像信息隐藏算法. 自动化学报, 2003, 29(2): 258-266.

[20] 许君一, 熊吕镇, 齐东旭, 等. 量化水印算法分析. 通信学报, 2006, (3): 15-27.

[21] Pan J, Huang H, Feng W. A VQ-Based multi-watermarking algorithm. Proceedings of IEEE TENCON, 2002: 117-120.

[22] 翁韶伟. 数字图像的高容量可逆水印的研究. 北京: 北京交通大学, 2009.

[23] Tirkel A Z, Schyndel R V, Osborne C F. A digital watermark. Proceedings of IEEE International Conference on Image Processing, 1994, 2(1): 86-90.

[24] 李忠源, 郭全成, 任四萍. 图像中的信息隐含及水印技术. 电子学报, 2000, 28(4): 61-63.

[25] Puate J, Jordan F. Using fractal compression scheme to embed a digital signature into an image. Proceedings of SPIE, 1996, 29(15): 108-118.

[26] Handel T G, Sandford M T. Data hiding in the interwork model. Proceedings of First International Workshop on Information Hiding, 1996: 23-38.

[27] Fridrich J. Security of fragile authentication watermarks with localization. Proceedings of the SPIE Security and Watermarking of Multimedia Contents IV, San Jose, CA, 2002: 691-700.

[28] Wang P W, Memon N. Secret and public key image watermarking schemes for image authentication and ownership verification. IEEE Transactions on Image Processing, 2001, 10(10): 1593-1601.

[29] Holliman M, Memon N. Counterfeiting attacks on oblivious block wise independent invisible watermarking schemes. IEEE Transactions on Image Processing, 2000, 9(3): 432-441.

[30] Zhang X, Wang S. Fragile watermarking based on robustly hidden information. Journal of Shanghai University, 2003, 7(3): 261-264.

[31] 胡军全, 黄继武, 黄达人.一种基于 HVS 的图像易碎水印. 电子学报, 2003, 30(12): 2130-2133.

[32] 宋玉杰, 谭铁牛. 基于脆弱性数字水印的图像完整性验证研究. 中国图象图形学报, 2003, 8(1): 1-7.

[33] Han S, Jin H L, Kiya H, et al. Lossless data hiding in the spatial domain for image tamper detection. Proceedings of International Symposium on Intelligent Signal Processing and Communication Systems, Tottori, Japan, 2006: 760-763.

[34] Vleeschouwer C D, Delaigle J F, Macq B. Circular interpretation of histogram for reversible watermarking. Proceedings of IEEE 4th Workshop on Multimedia Signal Processing, 2001: 345-350.

[35] Vleeschouwer C D, Delaigle J F, Macq B. Circular interpretation of objective transformations in lossless watermarking for media asset management. IEEE Transactions on Multimedia, 2003, 5(1): 97-105.

[36] Macq B. Lossless multiresolution transform for image authenticating watermarking. Proceedings of EUSIPCO, Tampere, Finland, 2000: 533-536.

[37] Pereira S, Pun T. Robust template matching for affine resistant image watermarks. IEEE Transactions on Image Processing, 2000, 9(6): 1123-1129.

[38] Bas P, Chassery J M, Macq B. Geometrically invariant watermarking using feature points. IEEE Transactions on Image Processing, 2002, 11(9): 1014-1028.

[39] Solachidis V, Pitas I. Circularly symmetric watermark embedding in 2D DFT domain. IEEE Transactions On Image Processing, 2001, 10(11): 1741-1753.

[40] Tang C W, Hang H M. A feature—based robust digital image watermarking scheme. IEEE Transactions Oil Signal Processing, 2003, 51(4): 950-959.

[41] Seo J S, Yoo C D. Localized image watermarking based on feature points of scale-space representation. Pattern Recognition, 2004, 37(7): 1365-1375.

[42] Seo J S, Yoo C D. Image watermarking based on invariant regions of scale, space representation. IEEE Transactions on Signal Processing, 2006, 54(4): 1537-1549.

[43] Lee H Y, Kim H S, Lee H K. Robust image watermarking using local invariant features. Optical Engineering, 2006, 45(3): 1-11.

[44] Rivest R L. The MD5 message digest algorithm. Tech. Rep, 1992.

[45] Cox I J, Miller M L, Bloom J A. Digital Watermarking. CA: Morgan Kaufman, 2001.

[46] Ruanaidh J J K O, Pun T. Rotation scale and translation invariant spread spectrum digital image watermarking. Signal Processing, 1998, 66(3): 303-317.

[47] Zheng D, Zhao J Y, Saddik A E. RST-invariant digital image watermarking based on logpolar mapping and phase correlation. IEEE Transactions on Image Processing, 2003, 13(8): 753-765.

[48] Xin Y Q, Liao X, Pawlak M. Circularly onhogonal moments for geometrically robust image watermarking. Pattern Recognition, 2007, 40(12): 3740-3752.

[49] Dong P, Brankov J G, Galatsanos N P, et al. Digital watermarking robust to geometric distortions. IEEE Transactions on Image Processing, 2005, 14(2): 2140-2150.

[50] Alghoniemy M, Tewfik A H. Geometric invariance in image watermarking. IEEE Transactions on Image Processing, 2004, 13(2): 145-153.

[51] Simitopoulos D, Koutsonanos D, Strintzis M G. Image Watermarking resistant to geometric attacks using generalized radon transformation. IEEE DSP, 2002: 85-88.

[52] Wang X Y, Wu J, Niu P P. A new digital image watermarking algorithm resilient to resynchronization attacks. IEEE Transactions on Information Forensics and Security, 2007, 2(4):

655-663.

[53] Wang J, Ji L. A region and data hiding based on error concealment scheme for images. IEEE Transactions on Consumer Electronics, 2001, 47(2): 257-262.

[54] Hartung F, Girod B. Watermarking of uncompressed and compressed video. Signal Processing, 1998, 66(3): 283-301.

[55] Wu M, Craver S A, Felten E W, et al. Analysis of attacks on sdmi audio watermarks. Proceedings of IEEE International Conference on Acoustic, Speech, and Signal Processing, 2001.

[56] Wang X Y, Zhao H. A novel synchronization invariant audio watermarking scheme based on DWT and DCT. IEEE Transactions on Acoustics, Speech, and Signal Processing, 2006, 54(12): 4835-4840.

[57] Wang X, Qi W, Niu P. A new adaptive digital audio watermarking based on support vector regression. IEEE Transactions on Acoustics, Speech and Signal Processing, 2007, 15(8): 2270-2277.

[58] 蒋历军. 应用网格和水印技术对基于内容的肝脏 CT 图像检索的研究. 上海: 上海交通大学, 2009.

[59] 董亮. 三维网格模型数字水印研究. 上海: 上海大学, 2008.

[60] Chang C C, Lin C Y, Fan Y H. Lossless data hiding for color images based on block truncation coding. Pattern Recognition, 2008, 41(7): 2347-2357.

[61] 邵帅. 彩色医学图像数字水印算法的研究. 南京: 东南大学, 2007.

[62] Tsai C L, Chiang H F, Fan K C, et al. Reversible data hiding and lossless reconstruction of binary images using pair-wise logical computation mechanism. Pattern Recognition, 2005, 38(11): 1993-2006.

[63] Lu Z M, Luo H, Pan J S. Reversible watermarking for error diffused halftone images using statistical features. Proceedings of International Workshop on Digital Watermarking, 2006, 42(83): 71-81.

[64] Liu H M, Zhang Z F, Huang J W, et al. A high capacity distortion-free data hiding algorithm for palette image. Proceedings of 2003 International Symposium on Circuits and Systems, Bangkok, Thailand, 2003: 916-919.

[65] Hu Y J, Jeon B. Reversible visible watermarking technique for images. Proceedings of IEEE International Conference on Image Processing, GA, 2006: 2577-2580.

[66] Hu Y J, Jeon B. Reversible visible watermarking and lossless recovery of original images. IEEE Transactions on Circuits and Systems for Video Technology, 2006, 16(11): 1423-1429.

[67] 李京兵. 抗几何攻击数字水印技术. 北京: 知识产权出版社, 2007.

[68] Malvar H S, Florencio D A F. Improved spread spectrum: A new modulation technique for robust watermarking. IEEE Transactions on Signal Processing, 2003, 51(4): 898-905.

[69] Tsekeridou S. Statistical analysis of a watermarking system based on Bernoulli chaotic sequence. Signal Processing, 2001, 81(6): 1273-1293.

[70] Hemandez J. Performance analysis of a 2D multipulse amplitude modulation scheme for data hiding and watermarking of still images. IEEE Journal on Selected Areas in Communications, 1998, 16(4): 510-528.

[71] Eggers J J, Girod B. Quantization watermarking. Proceedings of SPIE Security and Watermarking of Multimedia Contents, 2000: 60-71.

[72] Chen B, Wornell G W. Dither modulation: A new approach to digital watermarking and information embedding. Proceedings of SPIE Security and Watermarking of Multimedia Contents, 1999: 342-353.

[73] Choi Y, Aizawa K. Digital watermarking using inter-block correlation. Proceedings of IEEE International Conference on Image Processing, 1999: 216-220.

[74] Langelaar G C, Lagendijk R L. Optimal differential energy watermarking of DCT encoded images and video. IEEE Transactions on Image Proceeding, 2003, 10(1): 148-158.

[75] Chen B, Wornell G W. Quantization index modulation: A class of provably good methods for digital watermarking and information embedding. IEEE Transactions on Information Theory, 2001, 47(4): 1423-1443.

[76] Kalantari N K, Ahadi S M. Vector quantization index modulation watermarking using concentric hyper spherical codebooks. Proceedings of IEEE International Conference on Acoustics, Speech and Signal Processing, Las Vegas, USA, 2008: 1741-1744.

[77] Chang C C, Tai W L, Lin M H. A reversible data hiding scheme with modified side match vector quantization. The IEEE International Conference on Advanced information Networking and Applications, Taiwan, 2005: 947-952.

[78] Yang B, Lu Z, Sun S. Reversible watermarking in vq-compressed domain. The Fifth IASTED International Conference on Visualization, Imaging, and Image Processing, 2005: 298-303.

[79] Chang C C, Wu W C, Hu Y C. Lossless recovery of a VQ index table with embedded secret data. Journal of Visual Communication and Image Representation, 2007, 18(3): 207-216.

[80] Bhattacharya S, Chattopadhyay T, Pal A. A survey on different video watermarking techniques and comparative analysis with reference to h. 264/avc. 2006 IEEE Tenth International Symposium on Consumer Electronics, 2006: 1- 6.

[81] Chan P W, Lyu M R, Chin R Y. A novel scheme for hybrid digital video watermarking: Approach evaluation and experimentation. IEEE Transactions on Circuits and Systems for Video Technology, 2005, 15(12): 1638-1649.

[82] Zheng D, Liu Y, Zhao J Y. A Survey of RST invariant image watermarking algorithms. Canadian Conference on Electrical and Computer Engineering, 2006: 2086-2089.

[83] 陈琦, 王炳锡. 一种用于版权保护的音频数字水印算法. 电声技术, 2002, 5(1): 48-50.

[84] Macq B. Special issue on identification and protection of multimedia information. Proceedings of the IEEE, 1999, 87(7): 1059-1061.

[85] Copyright B. Special issue on copyright and privacy protection. IEEE. Select. Areas Commun, 1998, 16(1): 452-593.

[86] Maes M, Kalker T, Linnartz J P M, et al. Digital watermarking for DVD video copy protection. IEEE Signal Process, 2000, 17(5): 47-57.

[87] Jin H X, Lotspiech H. Hybrid traitor tracing. 2006 IEEE International Conference, 2006: 1329-1332.

[88] Licks V, Jordan R. Geometric attacks on image watermarking systems. IEEE MultiMedia, 2005, 12(3): 68-78.

[89] Fei C H. Kundur D, Kwong R H. Analysis and design of secure watermark-based authentication systems. IEEE Transactions on Information Forensics and Security, 2006, 1(1): 43-55.

[90] Altun O, Sharma G, Celik U, et al. A set theoretic framework for watermarking and its application to semi-fragile tamper detection. IEEE Transactions on Information Forensics and Security, 2006, 1(4): 479-492.

[91] Yuan H X, Zhang X P. Multiscale fragile watermarking based on the gaussian mixture model. IEEE Transactions on Image Processing, 2006, 15(10): 3189-3200.

[92] Zhou Q, Huang H K, Lou S L. Authenticity and integrity of digital mammography images. IEEE Translation Medical Imaging, 2001, 20(8): 784-791.

[93] Coatrieux G, Maitre H, Sankur B, et al. Relevance of watermarking in medical imaging. Third IEEE / EMBS International Conference on Information Technology Applications in Biomedicine, 2000: 250-255.

[94] Coatrieux G, Maitre H, Sankur B. Strict integrity control of biomedical images. Proceedings of SPIE, 2001: 229-240.

[95] 郭小涛. 面向医学对象的无损数字水印系统的研究. 上海: 上海交通大学, 2008.

[96] Gray R M, Olshen R A, Ikeda D. Measuring quality in computer-processed radiological images. Conference Record of the Twenty-Ninth Alomar Conference on Signals, System and Computers, 1995, 1(5): 489-493.

[97] Wakatani A. Digital watermarking for ROI medical images by using compresses signature image. HICSS, 2002, 2(4): 157-158.

[98] Coatrieux G, Puentes J, Lecornu L, et a1. Compliant secured specialized electronic patient record platform. Proceedings of D2H2, 2006: 1045-1052.

[99] Digital imaging and communications in medicine. National Electrical Manufactures Association, 2003.

[100] 熊新兵，陈亚光．远程医疗图像通信系统中的安全机制．计算机与现代化，2005，12(1)：45-47.

[101] 白净，张永红．远程医疗概论．北京：高等教育出版社，2000.

[102] Dietrich M E. Picture archiving and communication systems (PACS) for medical applications. International Journal of Biomedical Computing, 1994: 35-91.

[103] 王中锋，徐明．PACS 设计与实现中的几个关键问题．计算机工程与应用，2001，16(1)：155-158.

[104] Huang H K. PACS—basic principles and applications. New York: John Wiley, 1999: 116-119.

[105] Lu C S. Multipurpose watermarking for image authentication and protection. IEEE Transactions on Image Processing, 2003, 10(10): 1579-1592.

[106] 陈碧．基于数字水印的 PACS 模型及其关键算法研究．武汉：武汉理工大学，2009.

[107] 田捷，赵明昌，何晖光．集成化医学图像算法平台．北京：清华大学出版，2003.

[108] Gulsrud O T, Husoy J H. Optimal filter-based detection of micro calcifications. IEEE Transactions on Biomedical Engineering, 2001: 1272-1281.

[109] Zhou Z, Huang H K, Liu B J. Digital signature embedding (DSE) for medical image integrity in a data grid off-site backup archive. Proceedings of SPIE, 2005: 306-317.

[110] Feng B. Tailored reversible watermarking schemes for authentication of electronic clinical atlas. IEEE Transactions on Information Technology in Biomedicine, 2005: 554-563.

[111] Rajendra A U, Subhanna Bhat P, Sathish K. Transmission and storage of medical images with patient information. Journal of Computers in Biology and Medicine, 2005, 33(7): 303-310.

[112] Licks V, Jordan R. On digital image watermarking robust to geometric transformations. Conference on Image Processing, Vancouver, Canada, 2000: 690-693.

[113] Moulin P, O'Sullivan J A. Information-theoretic analysis of information hiding. IEEE Transactions on Information Theory, 2003: 563-593.

[114] Wang H, Lu Z M. Image retrieval based on shape and texture watermarks. The Workshop of 2005 International Conference on Computational Intelligence and Security, Xi'an, China, 2005: 242-246.

[115] 翦环．基于数字水印的医学图像版权保护研究．长沙：中南大学，2012.

[116] Coatrieux G, Lecornu L, Sankur B, et al. A review of image watermarking applications in healthcare. Engineering in Medicine and Biology Society, New York, 2006: 4691-4694.

[117] Barni M, Bartolini F. Data hiding for fighting piracy. IEEE Signal Processing Magazine, 2004, 21(2): 28-39.

[118] 朱戈，张卫东．数字化医院的网络安全问题．医疗设备信息，2006，21(9)：55-56.

[119] Navas K A, Sasikumar M. Survey of medical image watermarking algorithms. 4th International Conference: Sciences of Electronic, Technologies of Information and Telecommunications, Tunisia, 2007: 25-29.

[120] 李京兵, 杜文才. 二维和三维医学图像稳健数字水印技术. 北京: 知识产权出版社, 2012.

[121] Wu H T, Huang J W. Reversible image watermarking on prediction errors by efficient histogram modification. Signal Processing, 2012, 92(12): 3000-3009.

[122] 黄继武, 谭铁牛. 图像隐形水印综述. 自动化学报, 2000, 26(5): 645-655.

[123] 吴崇明, 王晓丹. 数字水印系统的鲁棒性和常见的攻击. 空军工程大学学报(自然科学版), 2002, 3(1): 90-94.

[124] Cox I J, Miller M L, Bloom J A. Robust Digital Watermarking. Sans Francisco, USA: Morgan Kaufmann Publishers, 2004.

[125] Munch H, Englemann U, Schroter A, et al. The integration of medical images with the electronic patient record and their web based distribution. Journal of Academic Radiolog, 2004, 11(6): 661-668.

[126] 钟晓燕, 冯前进, 陈武凡, 等. 基于 Hash 函数敏感性的医学图像精确认证. 中国图象图形学报, 2008, 13(2): 204-208.

[127] Bhatnagar G, Wu Q M J, Liu Z. Human visual system inspired multi-modal medical image fusion framework. Expert Systems with Applications, 2013, 40(5): 1708-1720.

[128] Wu Y H, Guan X, Kankanhalli M S, et al. Robust invisible watermarking of volume data using the 3D DCT. Proceedings of Computer Graphics International, Hong Kong, 2001: 359-362.

[129] 隋淼. 基于 Arnold 置乱和变换域的医学图像鲁棒水印算法研究. 海口: 海南大学, 2014.

[130] 刘九芬, 黄达人, 黄继武. 图像水印抗几何攻击研究综述. 电子与信息学报, 2004, 26(9): 1495-1503.

[131] Wakatani A. Digital watermarking for ROI medical images by using compressed signature image. Proceedings of the 35th Annual Hawaii International Conference on System Sciences, 2002: 2043-2048.

[132] Schyndel R G V, Tirkel A Z, Osborne C F. A digital watermark. IEEE International Conference on Image Processing, Austin, 1994, 2: 86-90.

[133] Kong X, Rui F. Watermarking medical signals for telemedicine. IEEE Transactions on Information Technology in Biomedicine, 2001, 5(3): 195-201.

[134] Trichili H, Boublel M, Derbel N, et al. A new medical image watermarking scheme for a better telediagnosis. IEEE International Conference on Systems, Man and Cybernetics, Tunisia, 2002: 556-559.

[135] Rajendra A U, Acharya D, Subbann B P, et al. Compact storage of medical images with patient information. IEEE Transactions on Information Technology in Biomedicine, 2001, 5(4): 320-323.

[136] Zhou Z. Lossless digital signature embedding for medical image integrity assurance. Losangeles City, California, USA: University of Southern California, 2005.

[137] Chao H M, Hsu C M, Miaou S G. A data-hiding technique with authentication, integration, and confidentiality for electronic patient records. IEEE Transactions on Information Technology in Biomedicine, 2002, 6(1): 46-53.

[138] Dong C H, Zhang H Q, Li J B, et al. Robust zero-watermarking for medical image based on DCT. Computer Sciences and Convergence Information Technology, Seogwipo, 2011: 900-904.

[139] Dong C H, Li J B, Huang M X, et al. The medical image watermarking algorithm with encryption by DCT and logistic. Web Information Systems and Applications Conference, Haikou, 2012: 119-124.

[140] 刘旺, 姜守达, 孙圣和. 基于三维 DCT 变换的体数据鲁棒数字水印嵌入算法. 电子学报, 2005, 33(12): 2174-2177.

[141] Fung W L, Kunisa A. Rotation, scaling, and translation-invariant multi-bit watermarking based on log-polar mapping and discrete Fourier transform. IEEE International Conference on Multimedia and Expo, Amsterdam, 2005: 14-18.

[142] Dong C H, Li J B, Chen Y W, et al. Zero watermarking for medical images based on DFT and LFSR. IEEE International Conference on Computer Science and Automation Engineering, 2012: 22-26.

[143] Li J B, Dong C H, Han X H, et al. DFT based multiple watermarks for medical image robust to common and geometrical attacks. Information Science and Service Science and Data Mining, 2012: 472-477.

[144] 陈凌剑. 基于整数小波变换的医学图像易碎水印技术. 广州: 第一军医大学, 2005.

[145] Engin M, Çidam O, Engin E Z. Wavelet transformation based watermarking technique for human electrocardiogram(ECG). Journal of Medical Systems, 2005, 29(6): 589-594.

[146] Giakoumaki A, Pavlopoulos S, Koutouris D. A medical image watermarking scheme based on wavelet transform. IEEE Conference on Engineering in Medicine and Biology Society, IEEE, 2003, 1: 856-859.

[147] Cui L, Li W. Adaptive multiwavelet-based watermarking through jpw masking. IEEE Transactions on Image Processing, 2011, 20(4): 1047-1060.

[148] 刘岩, 张春田. 感兴趣区图像数字水印认证方法. 天津大学学报, 2004, 37(2): 100-104.

[149] Yassin N L, Salem N M. C14. Robust watermarking scheme for telemedicine applications. 30th National Radio Science Conference, Cairo, 2013: 247-255.

[150] Sun G X, Sun H Q, Sun X H, et al. Combination independent content feature with watermarking annotation for medical image retrieval. Innovative Computing, Information and Cntrol, Kumamoto, 2007: 607-610.

[151] Li J B, Bai Y, Du W C, et al. 3D DWT-DCT based multiple watermarks for medical volume data robust to geometrical attacks. Electronics, Communications and Control, Ningbo, 2011: 605-609.

[152] Sun X S, Bo S K. A blind digital watermarking for color medical images based on PCA. Wireless Communications, Networking and Information Security, Beijing, 2010: 421-427.

[153] Li J B, Bai Y, Du W C, et al. Robust multiple watermarks for volume data based on 3D-DWT and 3D-DFT. Electronics, Communications and Control, Ningbo, 2011: 446-450.

[154] Kalker T, Haitsma J, Oostveen J C. Issues with digital watermarking and perceptual hashing. International Symposium on the Convergence of IT and Communications, International Society for Optics and Photonics, 2001: 189-197.

[155] Fridrich J, Goljan M. Robust hash functions for digital watermarking. International Conference on Information Technology: Coding and Computing, Las Vegas, 2000: 178-183.

[156] Swaminathan A, Mao Y, Wu M. Robust and secure image hashing. IEEE Transactions on Information Forensics and Security, 2006, 1(2): 215-230.

[157]Jing F, Li M, Zhang H J, et al. An efficient and effective region-based image retrieval framework. IEEE Transactions on Image Processing, 2004, 13(5): 699-709.

[158] Ghouti L. Robust perceptual color image hashing using quaternion singular value decomposition. IEEE International Conference on Acoustics, Speech and Signal Processing, Florence, 2014: 3794-3798.

[159] Monga V, Mhcak M K. Robust and secure image hashing via non-negative matrix factorizations. IEEE Transactions on Information Forensics and Security, 2007, 2(3): 376-390.

[160] Tang Z J, Zhang X Q, Zhang S C. Robust perceptual image hashing based on ring partition and NMF. IEEE Transactions on Knowledge and Data Engineering, 2014, 3(26): 711-724.

[161] Hu Y Y, Niu X M. Image hashing algorithm based on robust bits extraction in JPEG compression domain. Information Technology Journal, 2010, 9(1): 152-157.

[162] Venkatesan R, Koon S M, Jakubowski M H, et al. Robust image hashing. IEEE International Conference on Image Processing, Vancouver, 2000, 3: 664-666.

[163] Li C M, Song H M. A geometrically robust watermarking scheme based on perceptual hashes and genetic algorithm. 4th International Conference on Computer Science & Education, Nanning, 2009: 673-678.

[164] Hanen R, Achraf M, Hmida B, et al. Self-authentication scheme based on semi-fragile watermarking and perceptual hash function. IEEE International Conference on Image Processing, Application and Systems, Tunisia, 2014: 1-6.

[165] Haitsma J, Kalker T. A highly robust audio fingerprinting system.3rd International Conference on Music Information Retrieval, Paris, 2002: 107-115.

[166] Monga V. Perceptually based methods for robust image hashing. Austen City, Texas, USA: The University of Texas at Austin, 2005.

[167] Cannons J, Moulin P. Design and statistical analysis of a hash-aided image watermarking system.

IEEE Transactions on Image Processing, 2004, 13(10): 1393-1408.

[168] Khelifi F, Jiang J. Perceptual image hashing based on virtual watermark detection. IEEE Transactions on Image Processing, 2010, 19(4): 981-994.

[169] Gong X, Lu H M. Robust perceptual image hashing based temporal synchronization for watermarked H.264 frames. 5th International Conference on Intelligent Information Hiding and Multimedia Signal Processing, Kyoto, 2009: 153-156.

[170] Hae Y K, Mayer J. Data hiding for binary documents robust to print-scan, photocopy and geometric distortions. Brazilian Symposium on Computer Graphics and Image Processing, Minas Gerais, 2007: 105-112.

[171] 黄安安. 变换域视频水印技术研究. 成都: 西南交通大学, 2014.

[172] May R. Simple mathematical models with very complicated dynamics. Nature, 1976, 261(5560): 459-467.

[173] Chen G, Mao Y B, Chui C K. A symmetric image encryption scheme based on 3D chaotic cat map. Chaos, Solitons & Fractals, 2004, 12(2): 749-761.

[174] 秦红磊, 郝燕玲, 孙枫. 一种基于混沌的图像置乱网络的设计. 计算机工程与应用, 2002, 38(7): 104-106.

[175] 邓绍江, 李传东, 廖晓峰. 基于耦合 Logistic 映射的伪随机位发生器及其在混沌序列密码算法中的应用. 计算机科学, 2003, 30(12): 95-98.

[176] 邓绍江, 肖迪, 涂凤华. 基于 Logistic 映射混沌加密算法的设计与实现. 重庆大学学报, 2004, 27(4): 61-63.

[177] 孙鑫, 易开祥, 孙优贤. 基于混沌系统的图像加密算法. 计算机辅助设计与图形学学报, 2002, 14(2): 1-4.

[178] 单梁, 强浩, 李军, 等. 基于 Tent 映射的混沌优化算法. 控制与决策, 2005, 20(2): 179-182.

[179] 刘建东, 付秀丽. 基于耦合帐篷映射的时空混沌单向 Hash 函数构造. 通信学报, 2007, 28(6): 30-38.

[180] 范九伦, 张雪锋. 分段 Logistic 混沌映射及其性能分析. 电子学报, 2009, 37(4): 720-725.

[181] 毛雷波. Arnold 变换及其逆变换研究.重庆工商大学学报(自然科学版), 2012, 29(3): 16-18.

[182] Massimiliano C, Elisa D G, Touradj E, et al. Watermarked 3D mesh quality assessment. IEEE Transactions on Multimedia, 2007, 9(2): 247-256.

[183] Bors A G. Watermarking mesh-based representations of 3D objects using local moments. IEEE Transactions on Image Processing, 2006, 15(3): 687-701.

[184] 郎方年, 袁晓, 周激流, 等. 小波变换系数冗余性分析. 自动化学报, 2006, 32(4): 568-577.

[185] 牛夏牧, 焦玉华. 感知哈希综述. 电子学报, 2008, 36(7): 1405-1411.

[186] 张慧. 图像感知哈希测评基准及算法研究. 哈尔滨: 哈尔滨工业大学, 2009.

[187] 欧阳杰, 高金花, 文振焜, 等. 融合 HVS 计算模型的视频感知哈希算法研究. 中国图象图形

学报, 2011, 16(10): 1883-1889.

[188] Oostveen J, Kalker T, Haitsma J. Visual hashing of digital video: Applications and techniques// Tescher A G. Applications of Digital Image Processing XXIV, Volume 4472 of Proceedings of SPIE, San Diego, CA, USA, 2001: 121-132.

[189] Venkatesan R, Koon S M, Jakubowski M H, et al. Robust image hashing. Image Processing, 2000 International Conference on, IEEE, 2000, 3: 664-666.

[190] Mihçak M K, Venkatesan R. New iterative geometric methods for robust perceptual image hashing. Security and Privacy in Digital Rights Management, 2002: 13-21.

[191] 王亚男. 基于感知哈希的图像认证算法研究. 哈尔滨: 哈尔滨工业大学, 2009.

[192] Monga V, Banerjee A, Evans B L. A clustering based approach to perceptual image hashing. IEEE Transactions on Information Forensics and Security, 2006, 1(1): 68-79.

[193] Monga V, Evans B L. Perceptual image hashing via feature points: Performance evaluation and tradeoffs. IEEE Transactions on Image Processing, 2006, 15(11): 3452-3465.

[194] Han S H, Chu C H. Content-based image authentication: Current status issues, and challenges. ICSC 2007 International Conference on Semantic Computing, 2007: 630-636.

[195] 张斌. 基于感知哈希与数字水印图像内容认证技术研究. 北京: 北京邮电大学, 2011.

[196] 埃里克·托普. 颠覆医疗. 北京: 电子工业出版社, 2013.

[197] 温泉, 孙锬锋, 王树勋. 零水印的概念与应用. 电子学报, 2003, 31(2): 214-216.

[198] 叶天语. 抗 JPEG 压缩和几何攻击的鲁棒零水印算法. 光子学报, 2012, 41(2): 210-217.

[199] Li J B, Du W C, Du F, et al. 3D-DFT Based robust multiple watermarks of medical volume data. 3rd International Conference on Multimedia Information Networking and Security, Shanghai, 2011: 483-488.

附录A 数字水印常用名词英汉对照

3D animation	三维动画
absolute phase	绝对相位
absolute shift	绝对偏移
adaptive encoding	自适应编码
additive color synthesis	加色合成法
affine transform	仿射变换
AGNCM（Additive Gaussian Noise Channel Model）	加性高斯噪声信道模型
AIFF（Audio Interchange File Format）	音频交换文件格式
all pole filter	全极点滤波器
analog video	模拟视频
analysis	分析
analysis synthesis methods	分析合成法
analysis filter bank	分析滤波器组
anonymous	匿名
arnold transform	Arnold 变换
attacker	攻击者
attenuation	衰减
audio	音频
audio psychoacoustic model	音频心理学模型
authentication	认证
authorization	授权者
autocorrelation	自相关特性
auto-Covariance	自协方差
average absolute difference	平均绝对差
average power	平均功率
back propagation	反向传播
basic attack	基本攻击
benchmark	基准
bidirectional frame	双向帧
bimodal watermarks	双模水印
binary	二进制
binary image	二值图像
binary wavelet filter	二值小波滤波器
bit decomposition	位分解
blind echo cancellation	盲回声消除
blind watermarking	盲水印
carrier	载体

causal prediction	因果预测
CBIR (Content Based Image Retrieval)	基于内容的图像检索
centroid method	质心检测法
channel estimation error	信道估计误差
chaotic sequence	混沌序列
chaotic system	混沌系统
chip-rate	片率(切片速率)
chrominance	色调
circular regions	圆域
collage theorem	拼贴定律
collusion	共谋
collusion attack	共谋攻击
comment	注释
common attack	常规攻击
communication channel	通信信道
complex computation	复数计算
compressed domain	压缩域算法
compressed video stream	压缩视频流
computational feasibility	计算有效性
conjugate	共轭
contract	合同
contrast sensitivity threshold	对比度门限
convex	凸的
cooperative working session	远程合作会议
copyright protection	版权保护
copyright infringement	侵权
copyright marking	版权标记
correlation	相关
correlation function	互相关函数
correlation quality	相关质量
counterfeit	篡改伪造
cover message	载体信息
CPTWG (Copyright Protection Technique Working Croup)	版权保护技术工作组
critical bands	临界频带
cross-correlation function	互相关函数
cryptograph	密文
CSF (Contrast Sensitivity Function)	对比度敏感度函数
CT (Computed Tomography)	计算机 X 光断层扫描成像
cut	剪切
data hiding capacity	数据隐藏容量
dB (decibels)	分贝
DCT transform domain	DCT 变换域
DCT (Discrete Cosine Transform)	离散余弦变换

DE (Difference Expansion)	差值扩展
deadlock	死锁
decrypt	解密
degradation	退化
degree of certainty	置信度
degree of homogeneity	均匀度
delay	延时
deliver	传递
DES (Data Encryption Standard)	数据加密标准
detail	细节
detecting algorithm	检测算法
detect threshold	检测门限
detector	检测器
deviation	偏差
DEW (Differential Energy Watermarking)	差分能量水印
DFT (Discrete Fourier Transform)	离散傅里叶变换
DHSG (Data Hiding Subgroup)	数据隐藏小组
DICOM (Digital Imaging and Communications in Medicine)	医学数字成像和通信
difference distortion metric	差分度量
differential entropy	微分熵
digital signal processing	数字信号处理
digital signature	数字签名
digital watermarking	数字水印
dimension matching	维数匹配
discrete memoryless channel	离散无记忆信道
distortion	畸变
dither modulation	扰动调制
document	文档
double blind triple stimulus test	双盲三刺激测试
DSSS (Direct Sequence Spread Spectrum)	直接序列扩频
DTS (Digital Time Stamps)	时间戳
DVD (Digital Versatile Disk)	数字视频光盘
DWT (Discrete Wavelet Transform)	离散小波变换
E-business	电子商务
echo	回声
echo encoding	回声编码
edge	边缘
edge masking	边缘掩蔽
EPR (Electronic Patient Records)	电子病历
electronic watermark	电子水印
embedding	嵌入
embedding algorithm	嵌入算法
encoding	编码

encrypted data	密码
entropy encoder	熵编码器
equalizer	均衡器
error accumulation	误差累计
error correcting coding	纠错编码
error estimation	误差估计
extracting	提取
extracting algorithm	提取算法
exhaustive search attack	穷尽攻击法
expectation	期望
false alarm probability	虚警概率
feasibility	可行性
FFT transform domain	FFT 变换域
filter	滤波器
final scale information	细节分量
finger print	指纹
fractal	分形
fractal transform	分形变换
fragile watermarking	易碎水印
frame sequence	帧序列
frequency characteristic	频率特性
frequency masking	频率掩蔽
Gaussian noise	高斯噪声
Gaussian white noise	高斯白噪声
GC（Grid Computing）	网格计算
generalized geometrical transformations	广义几何变形
generalized gray-code transformation	广义 Gray 码变换
geometric attack	几何攻击
geometric deformation	几何变形
GGD（General Gauss Distribution）	广义高斯分布
global sigma signal to noise ratio	全局希格玛方差信噪比
GOP（Group of Pictures）	图片组
gray image	灰度图像
gray value	灰度值
group delay distortion	群延时失真
HAS（Human Auditory System）	人类听觉系统
hash	Hash 值
hidden auxiliary channel	隐蔽附加信道
high correlation	高度相关性
high-quality image	高质量图像
Hilbert curve	Hilbert 曲线
HIS（Hospital Information System）	医院信息系统
histogram equalization	直方图均衡

histogram similarity	直方图相似性
Huffman coding	霍夫曼编码
human auditory characteristic	人类听觉特性
HVS (Human Visual System)	人类视觉系统
hybrid coding	混合编码
identification code	标志码
identify	鉴定
image authentication	图像认证
image blur	图像模糊
image fidelity	图像保真度
image processing	图像处理
inaudible	不可听
information hiding	信息隐藏
instantaneous sample frequency	瞬态采样频率
intellectual property right	知识产权
interfere	干扰
intra-coded frame	帧内编码画面
invisible	不可见
invisible watermarking	不可见水印
ISBN (International Standard Book Number)	国际标准图书编码
ISRC (International Standard Recording Code)	国际标准记录码
JBIG (Joint Bi-level Image Experts Group)	一种二值图像压缩标准
Jensen's inequality	詹氏不等式
jittering	抖动
JND (Just Noticeable Difference)	可见性差值
joint stereo coding	联合立体声编码
JPEG (Joint Picture Experts Group)	联合图像专家组
key	密钥
key domain	密钥空间
key uniqueness	密钥唯一性
Laplace distribution	拉普拉斯分布
Laplacian mean square error	拉普拉斯均方误差
layered syntax	分层语法
least square algorithm	最小二乘算法
line shift encoding	行位移编码
line shifting	行移
linear constraint	线性约束
linear matching filter	线性匹配滤波
linear quantization	线性量化
local perceptual	局部感知
logarithmically scaled quantization	对数分度量化
lower bound	下界
low-pass filtering	低通滤波

LSB（Least Significant Bit）	最低有效位
LSR（Local Search Region）	局部寻找区域
luminance（brightness）	亮度
m sequence	m 序列
macro block	宏块
MAE（Mean Absolute Error）	平均绝对误差
MAP（Maximum a Posteriori Probability）	最大后验概率
masker	掩蔽音
masking grid	掩蔽栅格
masking object	掩蔽对象
maximum difference	最大差
maximum likelihood detector	最大似然判决
MDCT（Modified Discrete Cosine Transform）	修正离散余弦变换
mean square error	均方误差
meaningful watermarking	有意义水印
media	媒体
median filtering	中值滤波
medical image	医学图像
medical watermarking image	医学水印图像
medical volume data	医学体数据
mesh watermarking	网格水印
message Authentication Code	消息认证码
methods of sample and quantization	采样量化方法
miss probability	漏报概率
modify	修改
motion compensation	运动补偿
motion vector	运动矢量
MPSNR（Masked Peak Signal to Noise Ratio）	掩蔽峰值信噪比
MRI（Magnetic Resonance Imaging）	核磁共振成像
multimedia	多媒体
multiplex stream	多路复合流
multi-resolution analysis	多分辨分析
multi-resolution detection	多分辨检测
multi-watermarking	多重水印
mutual information	互信息
narrow band signal	窄带信号
network agent	网络代理
neural network	神经网络
NMI（Nuclear Medical image Instrument）	核医学成像装置
noise sensitivity index	噪声敏感指数
noised channel	有噪信道
non-blind watermarking	非盲水印
non-convergence	不收敛

noninvertible	不可逆
nonlinear dynamic systems	非线性动力系统
non-meaningful watermarking	无意义水印
non-periodic	非周期
normal average absolute difference	平均绝对差范数
normal distribution	正态分布
normalized	正则化
normalized cross-correlation	归一化互相关系数
normalized mean square error	归一化均方误差
NVF (Noise Visibility Function)	噪声可见度函数
order	级数
ownership	所有权
PACS (Picture Archiving and Communication Systems)	影像归档和通信系统
patch	补丁
patchwork	拼凑
PDF (Probability Density Function)	概率分布函数
peak signal to noise ratio	峰值信噪比
perceptual headroom	可辨认空间
perceptual similarity	感知相似性
perceptual threshold	感知门限
periodical sequence	周期序列
phase dispersion	相位离差
phase encoding	相位编码
private	所有权
pixel	像素
playback	回放
post-masking	向后掩蔽
power spectral density	功率谱密度函数
power spectrum	功率谱
predicted flame	预测帧编码画面
predictive coding	预测编码
predictive error	预测误差
pre-masking	向前掩蔽
product dependency	产品依赖性
progressive weighting	渐变加权
proof or forgery	伪造提示
pseudorandom	伪随机
pseudorandom noise pattern	伪随机噪声图案
pseudorandom number generator	伪随机数发生器
PSNR (Peak Signal to Noise Ratio)	峰值信噪比
pyramid structure	金字塔结构
QIM (Quantization Index Modulation)	量化索引调制
quality factor	质量因子

quantitative distortion metric	量化失真度量
quantitative metric	定量度量方法
quantization	量化
quefrency	倒频率
random access	随机存取
random geometrical distortions	随机几何攻击
random number	随机数
RBF（Radial Basis Function）	径向基函数
RBA（Random Bend Attack）	随机扭曲攻击
real time	实时
recognition	识别
recorder	录像机
redundancy	冗余
reference phase	参考相位
regional perceptual classifier	局部感知分类器
relative phase	相对相位
reliable detection	检测可靠性
reliability	可靠性
RIS（Radiological Information System）	放射信息系统
robust watermarking	稳健性水印
robust	鲁棒性
rotate	旋转
ROI（Region of Interest）	感兴趣区域
RONI（Region of Non-Interest）	非感兴趣区域
RSA	一种公钥加密算法
RST（Rotation, Scale and Translation）	旋转，缩放和平移
run-level coding	行程编码
salt-pepper noise	椒盐噪声
scale transform	尺度变换
scanned image	扫描图像
scrambling	置乱
secret information	秘密信息
security	安全性
seed	种子
segmentation	分割
semi non-blind watermarking	半盲水印
sensitive index	敏感指数
sensitivity dependency	敏感依赖性
serial number	序列号
set-up box	机顶盒
shift register	移位寄存器
sigma signal to noise ratio	希格玛方差信噪比
sigma to error ratio	希格玛误差比

sign correlation detector	符号相关检测器
signal patch	信号拼接
signal processing	信号处理
signal to noise ratio	信噪比
simultaneous masking	同时掩蔽
SOFM (Self-Organization Feature Map)	自组织映射
sound pressure level	声压级
space-scale analysis	空间-尺度分析
spatial masking effect	空间域掩蔽效应
speech coding	语音编码
spread spectrum communication	扩频通信
spread spectrum coding	扩频编码
spread spectrum modulation	扩频调制
standard deviation	标准差
standardization	标准化
statistical decision	统计决策
statistical detection theory	统计检测理论
stereo mode	立体声模式
stretching	拉伸
structure content	结构化容量
sub-band channel	子带信道
subjective test	主观测试
sample	采样
sub-sampling	子抽样
SVM (Support Vector Machine)	支持向量机
synchronize	同步
synchronous code (sync-word)	同步码
tamper	篡改者
tamper proof	篡改提示
tamper proofing	篡改保护
TBIR (Text Based Image Retrieval)	基于文本的图像检索
telediagnosis	远程诊断
telesurgery	远程手术
temporal masking	时域掩蔽
texture masking	纹理掩蔽
3D DCT (Three Dimensional Discrete Cosine Transform)	三维离散余弦变换
3D DWT (Three Dimensional Discrete Wavelet Transform)	三维离散小波变换
3D DFT (Three Dimensional Discrete Fourier Transform)	三维离散傅里叶变换
threshold	阈值
time-frequency analysis	时-频分析
TNS (Temporal Noise Shaping)	时域噪声整形
tonal component	纯音分析
topology	拓扑

transfer	传输
transform	变换空间
transform domain	变换域
trap filter	陷波滤波
traversal	遍历
twin peaks attack	双峰攻击
uncertainty	不确定性
uniform with either high or low intensity	低亮度或高亮度均匀的
uniform with moderate intensity	中等亮度均匀的
upper bound	上界
US（Ultrasonography）	超声
variance	方差
VCD（Video Compact Disc）	视频压缩光盘
VDB（Visual Decibels）	视觉分贝数
vector quantization coding	矢量量化编码
vector-valued pixel	像素向量
video	视频
video player	视频播放机
visible watermarking	可见水印
VLC（Variable Length Code）	变长码
volume data	体数据
VOD（Video on Demand）	视频点播
watermarking carrier	水印载体
watermark identification	水印识别
watermark verification	水印检验
WAV（Windows Visible Audio）	可视音频格式
wavelet analysis	小波分析
wavelet transform domain	小波变换域
wavelet zero trees coding	小波零树编码
weighted coefficient	加权系数
white noise signal	白噪声信号
word shift encoding	字移编码
xeroxing	复印
zero-cross-inserts	零插值

附录B 简写符号对照表

3D DCT	Three Dimension Discrete Cosine Transform
3D DWT	Three Dimension Discrete Wavelet Transform
3D DFT	Three Dimension Discrete Fourier Transform
BER	Bit Error Rate
CSG	Constructive Solid Geometry
CT	Computed Tomography
DES	Data Encryption Standard
DCT	Discrete Cosine Transform
DFT	Discrete Fourier Transform
DICOM	Digital Imaging and Communications in Medicine
EPR	Electronic Patient Records
FFT	Fast Fourier Transform
DWT	Discrete Wavelet Transform
DVD	Digital Versatile（Video）Disk
HVS	Human Visual System
JND	Just Noticeable Difference
JPEG	Joint Photographic Experts Group
LPM	Log Polar Map
LSB	Least Significant Bit
MPEG	Motion Picture Experts Group
MRI	Magnetic Resonance Imaging
MSE	Mean Square Error
NMSE	Normalized Mean Square Error
NC	Normalized Cross-Correlation
ROI	Region of Interest
RONI	Region of Non-Interest
RST	Rotation, Scale and Translation
PACS	Picture Archiving and Communication Systems
PSNR	Peak Signal to Noise Ratio
SNR	Signal to Noise Ratio
TFA	Temporal Frame Averaging
TSQ	Triangle Similarity Quadruple
TVR	Tetrahedral Volume Ratio
VFA	Vertex Flood Algorithm

附录 C　水印研究相关网址

从事水印和信息隐藏技术开发的部分公司如下。

(1) Digimarc 公司：http://www.digimarc.com.

(2) Alp Vision 公司：http://www.alpvision.com.

(3) Cognicity 公司：http://www.cognicity.com.

(4) Signum Technologies：http://www.signumtech.com.

(5) Blue Spike 公司：http://www.bluespike.com.